W0279895

MensSana
BEI KNAUR

Über die Autorin:
Alexa Kriele studierte Philosophie und Psychologie und war als Journalistin und Seminarleiterin für Manager tätig. Seit 1994 legt sie den Schwerpunkt ihrer Tätigkeit auf das Dolmetschen der Engel.

ALEXA KRIELE

Sprich mit deinem Körper

Engel weisen
Wege zur Heilung

MensSana
BEI KNAUR

Besuchen Sie uns im Internet: www.droemer-knaur.de
Alle Titel aus dem Bereich MensSana finden Sie im Internet unter
www.mens-sana.de

Vollständige Taschenbuchausgabe Mai 2010
Knaur Taschenbuch. Ein Unternehmen der Droemerschen Verlagsanstalt
Th. Knaur Nachf. GmbH & Co. KG, München

Umschlaggestaltung: ZERO Werbeagentur, München
Umschlagabbildung: Avenue Images
Satz: Pinkuin Satz und Datentechnik, Berlin
Druck und Bindung: GGP Media GmbH, Pößneck
Printed in Germany
ISBN 978-3-426-87373-1

2 4 5 3 1

Inhalt

2. Teil: Die Organvertreter im Einzelnen

Vorwort

Dieses Buch beruht auf Informationen von Engeln. Es fasst die Ergebnisse meiner achtjährigen Zusammenarbeit mit psychotherapeutisch arbeitenden Ärzten zusammen. Die Initiative dazu ist Frau Dr. med. Roswita Hietel-Weniger (Wangen im Allgäu) zu verdanken. Sie stieß in ihrer ärztlichen Praxis auf Fragen, die die medizinische Wissenschaft mit ihren Methoden bisher nicht klären konnte und vielleicht auch prinzipiell nicht klären kann. Sie stellte verblüfft fest: Die Engel konnten tatsächlich Hinweise geben, die sich als überaus hilfreich erwiesen.

Das veranlasste sie, solche Grenzfragen systematisch anzugehen und die Engel um einen regelrechten Kursus zu bitten. Wo immer Zweifel und Unklarheiten übrigblieben, drängte sie hartnäckig auf weitere Klärung, Differenzierung und Vertiefung. Die Engel sind mit Freude auf dieses Wechselspiel zwischen Mitteilung ihrer Weltsicht und ärztlicher Praxis eingegangen.

Fragen stellten auch die Diplom-Psychologin Dr. Lotte Hartmann-Kotteck (Kassel), Fachärztin für psychotherapeutische Medizin, Psychiatrie und Psychotherapie, Nervenheilkunde und innere Medizin, Erste Vorsitzende des Vereins ärztlicher Gestalttherapeuten, Prüfungsvorsitzende für das Staatsexamen der Psychologischen Psychotherapeuten in Hessen, ferner Gabriele Lieb-Koltai, Fachärztin für Psychotherapie (Salem) sowie der Logotherapeut und existenzanalytische Berater Klaus Pölzl (Weiler im Allgäu). Schließlich ist auch manches aus meinen (im Übrigen vertraulichen) Privatstunden in das Buch eingeflossen.

Mein Ehemann Prof. Dr. Martin Kriele übernahm die Aufgabe, aus der Fülle des Materials ein lesbares, auf das Wichtigste begrenztes Buch zusammenzustellen sowie Anmerkungen, Glossar und Nachwort beizufügen. – Der Text wurde sowohl von Frau Dr. Hietel-Weniger als auch von den himmlischen Beratern erneut überprüft, korrigiert, ergänzt oder gestrafft.

Das Buch gibt – zum Teil neuartige – Hinweise auf die Zusammenhänge zwischen körperlichen Erkrankungen und psychischen Problemen. Es wendet sich an jeden, der seine Selbstheilungskräfte aktivieren will, um gesund zu werden und zu bleiben, und an die Vertreter von beratenden Berufen, die andere dabei unterstützen, wie Psychologen, Pädagogen, Seelsorger, Heilpraktiker, Pfleger und Betreuer. Es will und kann aber die Inanspruchnahme von Ärzten nicht ersetzen, sondern nur ergänzen: Wer erkrankt ist, gehört in die Hände des Arztes. Bei schwerwiegenden psychischen Erkrankungen sollte das Buch grundsätzlich nur in Abstimmung mit dem Arzt zu Rate gezogen werden.
Das Buch wendet sich auch an Ärzte und an Forscher auf dem Gebiet der psychosomatischen Medizin. Es erhebt aber keinen wissenschaftlichen Anspruch. Sein Text stammt von Engeln und wurde von mir nur »gedolmetscht«. Wer sicher zu wissen glaubt, Engel gebe es gar nicht oder sie könnten sich nicht auf diese Weise mitteilen, möge den Text auf sich beruhen lassen. Wer aber eine gewisse persönliche Aufgeschlossenheit mitbringt, wird die Erfahrung machen, dass sich die Anregungen der Engel im praktischen Leben bewähren.

Alexa Kriele

Am Fest der Auferstehung 2007

1. TEIL:

Grundlagen

Körper – Person – Seele

Die drei Ebenen des Menschen

Der Engel Elion: Es gibt drei Ebenen, auf denen ihr Krankheit und Gesundheit betrachten könnt:

1. *Die Ebene des Körpers:* Die von der naturwissenschaftlichen Medizin in den letzten Jahrhunderten erzielten Erkenntnisse in Fragen der Diagnose, der Therapie und auch der Vorbeugung verdienen uneingeschränkte Anerkennung. Der Kranke gehört in die Hände gutausgebildeter und erfahrener Ärzte und sollte ihre Anweisungen und Ratschläge befolgen.
2. *Die Ebene der Person:* Dazu zählen *erstens* die »Psyche«, also alles Wollen, Fühlen und Denken einschließlich Erinnerung, Zukunftserwartung, archetypische Bilder und so weiter, *zweitens* das gesamte in der Psyche verankerte Geflecht der Beziehungen eines Menschen zu seinem sozialen Umfeld, zu sich selbst und zum Himmel.
   Unstimmigkeiten auf dieser Ebene, zum Beispiel psychische Belastungen in Familie oder Beruf, können sich in körperlichen Erkrankungen niederschlagen, körperliche Krankheiten können mit Depression, Selbstwertproblemen, Ängsten, Vereinsamung oder sogar religiöser Verzweiflung einhergehen. Das geht nicht nur Ärzte etwas an, sondern jeden Menschen, der um eine möglichst gesunde Lebensführung bemüht ist. Oft geht der körperlichen Erkrankung ein Problem auf der psychisch-sozialen Ebene voraus, liegt

ihr zugrunde, bedingt und befördert sie. Wird das Problem rechtzeitig gelöst, hilft das, die Erkrankung zu vermeiden, zu überwinden oder ihr Neuentstehen abzuwenden.

3. *Die Ebene der Seele:* Der Himmel versteht unter »Seele« nicht dasselbe wie unter »Psyche«. Dieser griechische Begriff wird zwar meist mit »Seele« übersetzt, das hat aber zu vielen Verwechslungen und Missverständnissen geführt. Wir verstehen unter »Seele« die einst vom Schöpfer geschaffene geistige Individualität des Menschen, die unsterblich ist. Die »Person« hingegen ist sterblich: Sie ist gebunden an den Körper, den sie besitzt und auf den sie angewiesen ist. Wenn der Körper stirbt, stirbt auch die Person. Denn die Lebendigkeit der Psyche setzt die Funktionsfähigkeit des Gehirns voraus. Die Seele aber lebt weiter und kehrt in den Himmel zurück. Von der »Seele« spricht man in Zusammenhängen der Religion, der Theologie, der Spiritualität, der Mystik, der philosophischen Weisheit, von der »Psyche« in Zusammenhängen der Psychologie, der Soziologie und der psychosomatischen Medizin.
   Die Seele ist niemals krank. Gesundheitsprobleme entstehen aber, wenn die Beziehung der Psyche zur Seele und damit zum Himmel, das heißt zu Gott und den Gottesboten, nicht intakt ist. Sie entstehen dann aber auf der Ebene der Person, die die Seele reflektiert. Wie bewusst ist sich die Person, dass sie nur die vorübergehende Wohnstatt der Seele ist? Welche Blockaden hindern sie an dieser Erkenntnis, welche Weltanschauung hat sie übernommen oder sich zurechtgelegt, wie wirkt sich diese auf ihr Selbstverständnis, ihre sozialen Beziehungen, ihre psychosomatische Gesundheit aus? Wie realitätsnah ist ihre Beziehung zum Himmel? Hat sie zum Beispiel erfasst, dass Gott wirklich existiert und dass er ein liebender Vater ist? Wenn wir im Folgenden vom »Vater« sprechen, so meinen wir immer Gott, es sei denn, es wird ausdrücklich auf den irdischen Vater Bezug genommen.

Die Heilkunde kann sich mit der Seele nur befassen, soweit sie sich im Psychischen Geltung verschaffen und durch sie hindurch nach außen ausstrahlen kann. Aber das gehört nicht in den Rahmen der *wissenschaftlichen* Medizin und Ausbildung. Psychosomatische Zusammenhänge liegen zwar nicht prinzipiell außerhalb des wissenschaftlich Erforschbaren, wohl aber soweit es um spirituelle Zusammenhänge geht, um die Beziehung der Person zum Himmel im Allgemeinen und zu ihrer Seele im Besonderen.

Diese Zusammenhänge sind aber wichtig, wenn es darum geht, rundherum gesund zu sein. Denn vollständige Gesundheit ist nur erreichbar, wenn das gesamte Beziehungsgeflecht der Person intakt ist, einschließlich ihrer Beziehung zur Seele. *Wer körperlich krank wird, war schon krank. Wer rundherum gesund wäre, könnte gar nicht körperlich erkranken.* Er kann natürlich verletzt, infiziert, vergiftet, überanstrengt werden und ermüden, er wird auch einmal an Altersschwäche sterben. Aber er hat keine innere Disposition zur Erkrankung, und er verfügt über starke Abwehr- und Selbstheilungskräfte.

Es ist doch eigentümlich: Während ihr sehr fortgeschrittene Wissenschaften entwickelt habt, um Körper und Psyche zu verstehen, versteht ihr nicht die Seele, die ihr eigentlich seid, und wundert euch dann über eure ungelösten Gesundheitsprobleme. Die Seele ist im Himmel zu Hause, sie ist in ihrem Erdenleben zu Gast auf der materiellen Welt. Solange sie dort weilt, ist sie bekleidet mit einem Körper und einer psychisch-sozialen Person. Sie bringt aber ihre Vorerfahrungen mit, und sie hat ein zukünftiges Ziel, auf das sie zuschreitet. Die auf der psychosozialen Ebene angesiedelte Person ist der Besitzer des Körpers, die Seele ist für die Zeit ihrer Erdeninkarnation der Besitzer der Person und des Körpers. Sie wirkt in der Person und durch sie hindurch.[1]

Die Einbeziehung der Seele, die Wissenschaft und die Theologie

Die Einbeziehung der Seele ist nur verständlich für Menschen, die sich einer religiösen Weltsicht nicht prinzipiell verschlossen haben. Sie ist deshalb nicht Bestandteil der medizinischen Wissenschaft und der auf ihr basierenden ärztlichen Kunst. Diesen wird damit selbstverständlich die Anerkennung nicht versagt, im Gegenteil: Sie genießen den vorbehaltlosen Respekt des Himmels. In diesem Buch geht es um ergänzende Hinweise, die sich der Wissenschaft nicht ohne weiteres erschließen. Es ist für Menschen bestimmt, die bereit sind, sich auf diese Aspekte der Wirklichkeit einzulassen. Damit eröffnen sich ihm neue Möglichkeiten, für seine Gesundheit selbst etwas zu tun.

Es ist für das Verständnis dieser Zusammenhänge wichtig, dass ihr euch eine möglichst konkrete und realitätsnahe Vorstellung von der Seele bildet. Sie ist, auch wenn sie nicht inkarniert ist, der sterblichen »Person« in vieler Hinsicht ähnlich: Sie hat einen Willen und verfolgt ihre Pläne und Absichten. Sie hat Gefühle, empfindet zum Beispiel Freude und Sympathien, kennt Menschenseelen, zu denen sie sich besonders hingezogen fühlt und mit denen sie sich gern immer wieder verbindet, hat Sinn für das Schöne, Gute und Wahre. Sie hat Verstand, sie kann sich erinnern, kann logisch denken, geeignete Wege zur Erreichung ihrer Ziele suchen. Und sie hat eine Beziehung zur göttlichen Trinität und ihren Engeln. Sie kann sogar in die materielle Welt hineinsehen und -hören. Die Sinnesorgane des menschlichen Körpers sind irdische Nachbildungen seelischer Fähigkeiten.

Das Problem des sogenannten »Darwinismus«, der Tiefenpsychologie und der Hirnforschung liegt nicht in den Ergebnissen der wissenschaftlichen Forschung, sondern in kurzschlüssigen weltanschaulichen Folgerungen, die von diesen Ergebnissen gar nicht gedeckt sind, vor allem: Es gebe keinen Geist ohne Gehirn; zum Beispiel sind die Tierarten zu verstandesmäßigen Leistungen in der Lage, deren die Gehirne der einzelnen Tiere nicht fähig sind. Die Wissenschaft spricht von »Instinkt« und angeborenem Verhalten. Sie nennt das »intelligenzanaloges Verhalten« in der Meinung, von »Intelligenz« dürfe sie nur reden, wo ein materielles Gehirn als Urheber in Betracht kommt. So bleibt das Phänomen unerklärt.

Ebenso unerklärt bleibt die Grundlage aller Evolution: das Faktum der Fortpflanzung und der Sexualität. Unerklärt bleibt auch der phantasievoll-kreative Einfallsreichtum in den Mutationen und ihre erstaunliche Rationalität, die zum Beispiel die wahrscheinliche Reaktion möglicher künftiger Feinde in Erwägung zieht, etwa in der Mimikry oder der Herstellung von Attrappen.[2]

Die Annahme, Geist könne nur durch ein materielles Gehirn hervorgebracht werden, hatte ursprünglich einen verständlichen Sinn. Man wollte die Naturerklärung von religiösen Vorgaben unabhängig machen und einfach mal schauen, ob und wie weit man ohne sie auskommt. Sie hatte also den Charakter einer wissenschaftlichen Hypothese, die sich nicht aus wissenschaftlichen Erkenntnissen ergibt, sondern ihnen vorgegeben wird. Inzwischen ist das vergessen, sie ist zu einem weltanschaulichen Dogma erstarrt. Dieses lässt sich nur aufrechterhalten, indem man unerklärte Naturphänomene einfach nicht mehr anschaut und aufhört, Fragen zu stellen. Wir Engel haben uns damit abzufinden, dass wir nicht mehr in Betracht gezogen werden, weil es uns gar nicht geben könne, ebensowenig Gott, die Inkarnation und Auferstehung des Gottessohnes, ebensowenig den Heiligen Geist und ebensowenig menschliche Seelen, die sich inkarnieren und nach dem Sterben fortleben.

Das wissenschaftliche Weltbild, das den Verlauf eines Lebensschicksals allein aus genetischer Veranlagung und äußeren Umständen zu erklären versucht, hat einen wesentlichen Teil der Realität aus dem Blick verloren. Denn es hat sich auf eine Weltanschauung festgelegt, die nur anerkennt, was »allgemeingültig« und »beweisbar« ist. Auf diese Weise sind in der Tat viele wesentliche und richtige Erkenntnisse gefunden worden. Es gibt aber Wahrheiten, die sich nur von einem darüber hinausgehenden Wahrheitssinn erfassen lassen und deren Einsicht deshalb von vornherein auf einen Kreis von religiös aufgeschlossenen Menschen begrenzt bleibt.
Ihr solltet die Person als die Gestalt sehen, in die sich die Seele während ihres Erdenlebens kleidet. Die Seele bedient sich der Person als ihres Werkzeugs, sie muss freilich auch deren Begrenzungen hinnehmen. Sie selbst ist niemals krank.
Normalerweise strebt die Seele danach, in einem gesunden Körper und einer gesunden Psyche durchs Leben zu gehen. Sie hat sich vorgeburtlich eine Lebensaufgabe gesetzt: Sie will etwas Bestimmtes vom Himmel auf die Erde bringen, und dazu braucht die Person, in der sie durchs Leben geht, Kraft und Souveränität. Die sie begleitenden Engel werden alles daransetzen, sie darin zu erhalten. Wenn aber die Person nicht in stimmigen Beziehungen lebt und sich nicht korrigiert, so gelingt ihnen die Gesunderhaltung nicht; es kommt zu psychischen und körperlichen Problemen. Es kommt nicht nur auf die stimmigen Beziehungen zu sich selbst und den sozialen Gemeinschaften an, sondern auch auf die stimmige Beziehung zur Seele und damit zum Himmel.
Skeptiker könnten sich von der Existenz der Seele sogar durch empirische Beweise überzeugen, wenn sie zum Beispiel die zahlreichen Berichte über die sogenannten Nahtoderfahrungen ernst nähmen, ebenso über die vielfach belegten Rückerinnerungen an eine frühere Inkarnation. Wer solche Berichte von vornherein nicht zur Kenntnis nimmt, weil sie ja unmög-

lich wahr sein können, ist nicht skeptisch, sondern ideologisch festgelegt.

Das gilt nicht nur für die Verfechter der materialistischen Weltanschauung, sondern auch für die einer Theologie, die sich darauf beruft, dass die kirchliche Tradition den Gedanken der »Inkarnation« der menschlichen Seele nicht anerkannt hat, erst recht nicht die Möglichkeit wiederholter Inkarnation. Das ist ja richtig, aber die Frage, ob es sie gibt oder nicht, ist damit nicht entschieden. Sie steht überhaupt nicht zur Disposition verbindlicher »Entscheidungen«, so wenig wie die Frage nach dem Lauf der Gestirne oder nach der biologischen Evolution. Deren Verläufe sind, wie sie sind – völlig unabhängig von theologischen Vorgaben. Die Meinung, ihren Verlauf anders darstellen zu müssen, um die Glaubwürdigkeit der christlichen Botschaft zu retten, ruiniert ebendiese Glaubwürdigkeit, so als hätten die göttlichen Wahrheiten keinen Platz in der realen Welt.

Die ältere Theologie versuchte auf zweierlei Weise, ihre Ablehnung des Inkarnationsgedankens auszugleichen: zum einen durch die Annahme, die menschliche Seele werde erst bei der Zeugung oder der Geburt oder irgendwann dazwischen geschaffen (Kreationstheorie), sodann durch die Annahme, ein Korsett aus Glauben und Moralvorschriften genüge, den Menschen im lichten Bereich zu halten. Doch das sind Simplifikationen, mit denen sie der Dominanz der materialistischen Weltanschauung vorgearbeitet hat. Ihre Verfechter spürten zwar, dass dies einen wesentlichen Teil der Realität ausblendet, und wollten dem etwas entgegensetzen; sie wussten aber nicht recht, was in die Lücke gehört. Was sie vorbrachten, wirkt in der modernen Welt immer weniger überzeugend. Es bestätigt im Gegenteil die materialistische Weltanschauung, ist also, wie ihr zu sagen pflegt, »kontraproduktiv«. Wird die Inkarnation der Seele nicht ernst genommen, so ist es auf Dauer schwierig, ihre Exkarnation und damit ihr Fortleben nach dem

Sterben glaubwürdig erscheinen zu lassen. Damit entfällt zugleich der wesentliche Unterschied zwischen Mensch und Tier. Es ist nun einmal so, dass sich die menschliche Seele wiederholt in einer menschlichen Person und einem menschlichen Körper inkarniert. Damit gewinnt sie an Fülle und Vielfalt verschiedenartiger Erfahrungen. Es ist, wie wenn ihr euch im Karneval verkleidet: mal als Troubadour, mal als Indianer, mal als Bäuerin.[3]

In Bezug auf die Naturwissenschaften haben zumindest die traditionellen Kirchen inzwischen eingesehen, dass ihr Widerstand ein Irrweg war, in Bezug auf den Inkarnationsgedanken aber noch nicht, weil die Vertreter der Wissenschaft ihn auch noch nicht als bewiesen ansehen. Diese Tatsache verschafft den Theologen Spielraum für Zweckmäßigkeitserwägungen wie: Welche unerwünschten Nebenfolgen könnte es nach sich ziehen, wenn wir ihn als einen immerhin auch möglichen Gedanken gelten ließen? Wenn es nur darauf ankommt, sollte mitbedacht werden, dass die Ablehnung des Inkarnationsgedankens als machtvolle Bestätigung der materialistischen Weltanschauung gewirkt hat und wirkt.

Es liegt auf der Hand, dass die Einbeziehung der Seele von großer Bedeutung für die Gesundwerdung ist – für die Diagnose, für die Therapie, für die Vorbeugung und die gesamte Lebensführung. Es bedarf hier keiner theoretischen Diskussion der materialistischen Weltanschauung, weil die Erfahrung eine stärkere Macht als die Theorie ist. In der Praxis wird sich zeigen, wie fruchtbar es ist, der geistig-seelischen Individualität als einem dritten Faktor neben Veranlagung und Umwelt Geltung zu verschaffen und therapeutische Konsequenzen zu ziehen.

Zwar pflegen weltanschauliche Theorien ein starkes Beharrungsvermögen zu entwickeln. Werden sie durch Erfahrungen in Frage gestellt, versuchen ihre Verfechter meist, diese, solange es geht, zu ignorieren, zu leugnen oder wegzuinterpretieren und die Mängel ihrer Argumentation durch gesteigerte Intensität auszugleichen. Erfahrungen lassen sich aber nicht auf Dauer ausblenden, die Theorie kann sich ihnen nicht generationenlang entgegenstemmen, sie kann nicht umhin, sich ihnen schlussendlich zu öffnen.[4]

Abstammung – Umwelt – Freiheit

Die Seele, die geistige Individualität, die in der Person präsent ist, hat ein beachtliches Maß an Freiheit. Der Lebenslauf eines Menschen wird nämlich nicht bloß durch genetische Veranlagung und Außeneinflüsse, sondern auch durch seine Seele, seine geistige Individualität bestimmt. Diese ist eine Facette aus der Innenwelt Gottes, die eine lange Entwicklungsgeschichte hinter sich hat. Sie hat sich in der Absicht inkarniert, etwas Bestimmtes vom Himmel auf die Erde zu bringen, etwas zum Heil der Welt beizutragen.

Sie hat darüber eine Lebensabsprache mit ihrem Sonnenengel getroffen (siehe den Abschnitt »Die Lebensabsprache« im Kapitel »Das Wirken der Seele in der Person«), das heißt einen Plan, wo und in welchen Verhältnissen sie geboren werden will und in welchen Umrissen sich der Lebenslauf idealerweise vollziehen könnte. An dieser Lebensabsprache hat sie sich mehr oder weniger orientiert oder sie vielleicht auch aus dem Blick verloren. Das alles wirkt sich auf ihre Motivationsstruktur aus, damit auf ihre ganze Lebensführung und damit auf ihre innere Disposition zu Gesundheit oder Krankheit.

Im menschlichen Leben wirken also nicht zwei, sondern drei Faktoren zusammen, und zwar ungefähr in folgendem Verhältnis: 30 bis 40 Prozent entfallen auf die genetische Veranlagung, 30 Prozent auf die äußeren Einflüsse und wieder 30 bis 40 Prozent auf die Seele, die geistige Individualität. Das sind nur grobe Durchschnittswerte, im Einzelfall kann der eine oder andere Faktor stärker oder schwächer sein. Noch etwas pauschaler kann man von einem Verhältnis »von einem Drittel zu einem Drittel zu einem Drittel« sprechen. Jedenfalls kann eine Betrachtung nur dann der Wirklichkeit gerecht werden, wenn sie den Faktor der geistigen Individualität einbezieht.

Damit stellen sich die Fragen, wie viel Freiheit die Seele, die Individualität hat, welche Gestaltungsmöglichkeiten ihr gegeben und wie diese zu erkennen und zu nutzen sind. Denn die Seele ist als eine freie geschaffen. Schon dass sie sich inkarniert hat, beruht auf einem freien Entschluss. Sie hatte die Absicht, ihre Talente und Vorerfahrungen in den Dienst des Himmels zu stellen. Die Freiheit, ihrer Lebensabsprache zu folgen, verliert sie nicht, sie ist aber begrenzt, zum einen durch die erbgut- und umweltbedingten Faktoren der Person, in der und durch sie auf Erden wirkt, zum anderen aber auch durch die äußeren Umstände, die ihr begegnen; und zu denen gehört auch die Freiheit der anderen.

Wenn sich die Seele inkarniert, begibt sie sich nicht nur »ins Fleisch«, also in den Körper, sondern auch in die Person mit ihren genetisch und umweltbedingten Begrenzungen hinein. Sie versucht, in ihr und durch sie hindurch zu wirken und nach außen auszustrahlen, so gut Person und Körper das eben mitmachen. Ist ein Mensch blind oder taub, kann die inkarnierte Seele den Mangel nicht durch ihre eigenen Fähigkeiten ersetzen. Ist ein Mensch psychisch krank, so ist er das auf der Ebene der Person und meistens auch auf der körperlichen Ebene. Dasselbe gilt, wenn er geisteskrank ist: Dann sind sein Denken, Fühlen und Wollen beeinträchtigt, und es können auch körperliche Defekte im Gehirn vorliegen. Die Seele kann dann nur im begrenzten Maße auf die Person einwirken, die Person sich nur in begrenztem Maße auf die Seele beziehen.

Stirbt der Mensch, verlässt die Seele Körper und Person und erweist sich als vollständig gesund. Die Begrenzungen entfallen, sie ist wieder im Vollbesitz ihres Vermögens, zu sehen, zu hören und zu denken. Sie ist also während ihrer Inkarnation auf Person und Körper angewiesen, sie braucht sie, um wirken zu können. Aber sie geht in ihnen nicht auf. Sie bedient sich ihrer, lenkt und leitet sie im Rahmen der Möglichkeiten und entwickelt sich dadurch weiter auf ihr Endziel zu. Die Seele bedarf der Psyche, um aus der Fülle und Vielfalt ihrer Vorerfahrungen und Stärken heraus etwas auf Erden bewirken zu können. Zugleich wird sie darin aber durch die Eigenarten und Schwächen der Psyche begrenzt, so wie ja auch der Körper die Möglichkeiten der Psyche begrenzt.

Die Seele kann der Begrenzung durch die Psyche nicht dadurch ausweichen, dass sie sich unmittelbar in einem Körper inkarniert, sich sozusagen zur Person macht. Sie braucht die Psyche als Bindeglied zwischen sich und dem Körper. Sie würde sich sonst schmerzlich an ihm reiben, so wie sich Knochen ohne Bandscheiben, Knorpel und Gelenke aneinanderreiben. Die Psyche hält die Reibungen gering. Sie ermöglicht *erstens*, dass Seele und Körper sanft und geschmeidig miteinander umgehen. Sie filtert *zweitens* aus, was aus dem äußeren Umfeld eindringen will, was aber die Seele in dieser Inkarnation nichts angeht. Sie ermöglicht *drittens* der Seele, nach außen auszustrahlen – allerdings nur in dem Maße, in dem die Psyche durchlässig ist wie ein klares Fenster, das die Ausstrahlung weder blockiert noch verzerrt. Sie sollte also einerseits klar und fest sein, andererseits aber auch flexibel und veränderungsfähig, so dass sie sich auf die sich ändernden äußeren Umstände einstellen kann. Das ist eine anspruchsvolle Aufgabe.

Für die »Moderne« ist nicht nur eine zunehmende *Differenzierung* der Erkenntnisse und der gesellschaftlichen Rollen kennzeichnend, sondern auch die zunehmende Bedeutung der *freien* Entscheidung und Selbstverantwortung. Diese Tendenz zeigt sich ebenso darin, dass man sich seiner Mitverantwortung für das eigene Gesundbleiben oder -werden zunehmend bewusst wird.

Die menschliche Einheit

Wollt ihr erfahren, inwiefern und aus welchen Gründen eure Gesundheit beeinträchtigt oder gefährdet ist und was ihr zur Wiederherstellung oder Stabilisierung der Gesundheit unternehmen solltet, ist zunächst wichtig, dass ihr euch als eine Einheit versteht. Die verschiedenen Ebenen solltet ihr nicht als voneinander getrennte Schichten verstehen, sondern als verschiedene Aspekte einer Ganzheit. Ihr seid inkarnierte Menschen; das heißt, ihr lebt mit allen Ebenen *in carne*, im Fleisch. Betrachten wir zunächst das Verhältnis von Körper und Psyche.

Ihr habt die Erfahrung gemacht, dass ihr mit einem chemisch wirksamen Medikament eure gesamte Stimmungslage aufhellen, euch in ein freundlicheres Verhältnis zu euren Tätigkeiten, eurer Umgebung, sogar zum Himmel bringen könnt. Ihr habt auch die umgekehrte Erfahrung gemacht: Psychische Erlebnisse lösen körperliche Reaktionen aus, zum Beispiel: Etwas »nimmt euch den Atem«, »geht euch an die Nieren« oder »schlägt euch auf den Magen«, ihr errötet, erblasst, zittert, erstarrt.

Bei genauer Betrachtung lässt sich die strikte Unterscheidung von rein körperlichen, rein psychischen und daneben auch von psychosomatischen Erkrankungen kaum aufrechterhalten. Es gibt nur Erkrankungen, und diese zeigen sowohl körperliche als auch psychische Symptome, wenn auch bei einzelnen Menschen und Krankheiten in unterschiedlicher Weise und Inten-

sität. In eurer körperlich-psychischen Ganzheit wirkt sich alles körperliche Geschehen psychisch, alles psychische Geschehen körperlich aus. Die psychischen Auswirkungen wirken wieder zurück auf den Körper, die körperlichen auf die Psyche.
Das lässt sich nur verstehen, wenn man berücksichtigt, dass die materielle Ebene der Körperlichkeit nicht etwas prinzipiell anderes ist als die psychisch-soziale Ebene. Euer Körper ist nur die unterste Stufe eurer geistig-psychischen Ganzheit. Eure Leber zum Beispiel ist nicht nur einfach ein materieller Klumpen Fleisch, sondern Organ eines lebendigen Körpers. Sie besteht aus Zellen, die Informationen aufnehmen und speichern. Die Zellen bestehen aus Atomen und Atomteilchen und diese letztlich aus Schwingungen, und solche liegen ja auch euren psychischen und spirituellen Erfahrungen zugrunde. Nicht nur die Person will etwas, sondern auch der Körper, und manchmal will er etwas anderes als die Person. Er ist zum Beispiel gesättigt, der Person schmeckt's aber noch; oder er ist überanstrengt und will ruhen, die Person will aber weitermachen.

Dass auch der Körper etwas »wollen« kann, erfasst ihr am deutlichsten, wenn ihr den religiösen Hintergrund nicht ganz aus eurem Bewusstsein ausgeblendet habt. Dann wisst ihr, dass auch die Materie zur Schöpfung gehört, die Gott aus sich heraus gesetzt hat. Sie ist aus dem paradiesischen Zustand reiner Lichthaftigkeit durch den sogenannten »Fall der Engel« in einen weiter von Gott entfernten Zustand »herabgesunken«, sie ist ein »verletzter« Teil der Schöpfung. Sie existiert aber nicht losgelöst von ihrem göttlich-geistigen Ursprung. So etwas gibt es nicht. Sie kann nur existieren, weil der Vater – bildlich gesprochen – nach wie vor eine Hand über sie hält, ebenso wie über die gefallenen Hierarchien. Sie ist also nicht vollständig geistlos, sondern geistdurchpulst, die Natur »will etwas« (siehe den Abschnitt über das autonome Nervensystem im 2. Teil des Buches).

So gesehen lässt sich euer Körper als ein Glied eurer Psyche verstehen und beide während eures Erdenlebens als Wohnstatt eurer Seele. Nur weil das so ist, kann es zu einem Informationsaustausch zwischen den verschiedenen Ebenen kommen. Ihr erfasst das Psychische nicht nur in eurer Biographie mit ihren Beziehungen, Erinnerungen und Fotoalben. Es ist auch im Körperlichen verankert: in euren Genen, aber auch in den neuronalen Funktionen des Gehirns, von denen auch die Hirnforscher nicht wissen, wo das Materielle aufhört und das Psychische anfängt und wie es zum Umschlag des einen in das andere kommt.

Wenn ihr euch die enge Verbindung der drei Ebenen Körper, Psyche und Seele vergegenwärtigt, wird euch der Gedanke nicht abenteuerlich erscheinen, dass eure Organe euch »etwas sagen wollen«. Sie tun das vor allem, wenn sie nicht normal funktionieren oder gar schmerzen. Meist nehmt ihr sie erst dann bewusst wahr. Die Lunge »meldet sich« in der Atemnot, das Herz im schnellen oder unregelmäßigen Klopfen, der Magen in Übersäuerung und Übelkeit, der Darm in der Verstopfung und so weiter. Damit verlangen die Organe, dass ihr euch ihrer bewusst werdet, euch ihnen zuwendet, etwas für sie tut. Wenn sie gar schmerzen, teilen sie euch mit, dass dies jetzt einmal besonders dringlich ist. Sie wollen euch ja dienen, sie wollen für euch arbeiten. Aber sie haben ihre Bedürfnisse und Notwendigkeiten, und wenn ihr denen nicht Rechnung tragt, können sie euch auf kürzere oder längere Sicht nicht mehr so hilfreich zur Verfügung sein, wie sie das möchten und wie ja auch ihr das wollt.

Körperliche Erkrankungen sind ein Zeichen dafür, dass im psychosozialen Bereich des Menschen etwas nicht in Ordnung ist. Ihr könnt an eurem körperlichen Befinden wie in einem Buch lesen, was da korrekturbedürftig ist. Es geht darum, die Sprache dieser Zeichenschrift verstehen zu lernen und die Ursprünge der Krankheitsdisposition aufzuhellen. Wenn sie erkannt sind, können sie auch korrigiert werden. Auf diese Weise lässt sich der Heilungsprozess wesentlich fördern. Unter Umständen lässt sich sogar von vornherein das Hineingleiten in die Erkrankung oder in gravierendere Erscheinungsformen vermeiden.

Die Hoffnung, so zu einem rundherum gesunden Leben finden zu können, wäre allerdings übertrieben. Die Summe der geistig-psychischen Facetten, die beachtet, geschützt, kultiviert, bewusst gelebt werden sollten, ist so groß, dass niemand sie alle gleichzeitig im Blick haben kann. Deswegen wird es auch immer wieder zu dieser oder jener Erkrankung kommen, das Leben lang.

Nicht einmal Jesus war frei von gesundheitlichen Problemen. Denn er war nicht nur Gottes Sohn, sondern auch Mensch. Auch er hatte mal Kopfschmerzen, Erkältungen oder geschwollene Füße – nichts Gravierendes, aber immerhin. Dann wusste er, dass er irgendetwas nicht genügend beachtet hatte. Er nahm das Zeichen mit humorvollem Lächeln: »Danke, dass ihr mich darauf hingewiesen habt« – und er nutzte die Gelegenheit, seinen Jüngern die psychosomatischen Zusammenhänge zu erklären. Die Jünger hielten das nicht für so wichtig, dass sie es überliefert hätten.

Jetzt aber ist die Zeit reif, sich in diese Zusammenhänge zu vertiefen. Man sollte vor allem darauf achten, welche Organe eines Menschen besonders krankheitsanfällig sind, zum Beispiel der Magen, die Leber, die Schilddrüse, und daraus dann Schlussfolgerungen auf die psychisch-sozialen Probleme ziehen, denen der Mensch seine Aufmerksamkeit in erster Linie zuwenden sollte. Hundertprozentige Gesundheit gibt es für inkarnierte Wesen nicht. Es geht darum, dass ihr die Erkrankungen als Zeichen versteht, an denen ihr ablesen könnt, was krank war, bevor ihr krank wurdet. Dann macht euch keinen Vorwurf, sondern sagt einfach: »Oh, danke! Das habe ich übersehen.«

Jesus Christus hat euch aufgefordert, euren Nächsten zu lieben wie euch selbst. Wie aber kann man sich selbst in einem Körper lieben, der vielleicht krank ist und schmerzt, der altert und ergraut, gebrechlich und hinfällig wird und überhaupt gar nicht so schön erscheint, wie ihr es gerne hättet? Beginnt, das Gesetz der Liebe in Bezug auf euren eigenen Körper zu leben. Wendet ihm Fürsorge zu, übernehmt Verantwortung für ihn, werdet ihm ein liebevoller Partner. Dann wird es euch leichter fallen, auch für andere Verantwortung zu übernehmen, ihnen aus der Not zu helfen, sie zu verstehen.

Das Wirken der Seele in der Person

Die Lebensabsprache

Um das Wirken der Seele in der Person zu verstehen, ist zunächst wichtig, sich eine Vorstellung von der »Lebensabsprache« zu machen, und dazu gehört eine Vorstellung von eurem »Sonnenengel«. Ihr wisst im Allgemeinen, dass ihr von einem Schutzengel begleitet seid, der euch vor Gefahren zu warnen und zu behüten sucht. Das gelingt nicht immer, zumal, wenn ihr nicht gewohnt seid, seiner leisen inneren Stimme Beachtung zu schenken. Bedenkt aber einmal, wie vielen Gefahren ihr in eurem Leben schon entronnen seid, und dankt ihm dafür. Viele Menschen haben sich auch schon bewusst gemacht, welche glücklichen Wendungen sie den Fügungen ihres Führungsengels zu verdanken haben: zum Beispiel Begegnungen mit ihrem Lebenspartner, einem hilfreichen Menschen, einem weisen Buch.

Wenig bekannt ist aber, dass ihr auch zu einem Sonnenengel gehört. Dieser befindet sich auf einer Ebene oberhalb der Engel, Erzengel und »Archai« oder »Kräfte«, nämlich auf der sogenannten der »Exsusiai« (oder »Mächte« und »Gewalten«).[5] Der Sonnenengel wacht und leuchtet über eurem Leben wie die Sonne. Er begleitet eure Seele durch alle eure Inkarnationen und besitzt einen vollständigen Überblick über alle Zusammenhänge. Nach dem Sterben findet eure Seele bei ihm eine vorläufige Heimat, und zwar im Kreis von zwölf Seelen, die zu demselben Sonnenengel gehören, sozusagen euren »Schwesterseelen«. Diese zwölf teilen einander ihre auf Erden gemachten Erfahrungen in einer so intensiven Weise mit, dass es ist, als hätte eine jede die Erfahrungen jeder anderen selbst gemacht.[6]

Wenn es Zeit ist, sich wieder zu inkarnieren, bespricht eure Seele mit ihrem Sonnenengel einen Lebensentwurf. Das bedeutet: Ihr seid freiwillig auf die Welt gekommen und habt euch bei selbstgewählten Eltern freiwillig in eure Lebenssituation hineininkarniert. Ihr wolltet in eurem Leben bestimmte Stärken ausbilden, Schwächen ausgleichen, Erfahrungen machen, etwas Gutes und Schönes bewirken, etwas vom Himmel auf die Erde bringen. Ihr habt euch in groben Umrissen für einen Lebensplan entschieden, wie wenn man eine Weltreise plant, auf der man bestimmte Länder und Menschen kennenlernen will. Diesen Lebensplan habt ihr mit eurem Sonnenengel abgesprochen, der euch von jeher aufs Genaueste kennt. Stellt euch vor, er hat mit euch einen Spaziergang gemacht und euch Vorschläge unterbreitet. Ihr habt vielleicht Gegenvorstellungen erhoben und mit ihm diskutiert. Schließlich habt ihr in beiderseitigem Einverständnis eure »Lebensabsprache« getroffen.[7]

An dieser orientiert sich euer Führungsengel, der bemüht ist, die vorgesehenen Begegnungen und Lebenschancen zu fügen. Daran wiederum orientieren sich auch alle anderen euch begleitenden Engel und Heiligen und alle Wesen in euren Innenräumen. Ihr seid aber als inkarnierte Wesen nicht ohne weiteres gewohnt, die Impulse, die sie euch zu geben versuchen, ernst zu nehmen und zu verstehen. Ihr folgt von Zeit zu Zeit den sie übertönenden verführerischen Gegenimpulsen eures Doppelgängers. Der legt es darauf an, dass ihr von eurer Lebensabsprache abweicht. Das könnt ihr tun; ihr seid ja freie Wesen.

Hinzu kommt, dass ihr es im Leben mit vielen anderen freien Wesen zu tun habt, die euch für eure eigenen Ziele einzuspannen versuchen und die euren durchkreuzen. So kommt es zu

Diskrepanzen zwischen eurer Lebensführung und dem, was ihr im Grunde eigentlich seid und wollt.
Das alles hat dazu geführt, dass ihr ständig Angriffen auf die Stimmigkeit eurer Beziehungen ausgesetzt seid. Es geht darum, die Stimmigkeit wiederherzustellen, bis ihr schließlich mit der ganzen Schöpfung in die Innenwelt des Vaters heimkehren könnt. Vor diesem Hintergrund wird euch einleuchten, dass die Frage von Gesundheit und Krankheit schlussendlich eine Frage der Stimmigkeit oder Unstimmigkeit eurer Beziehungen ist. Diese Stimmigkeit stellt sich her, wenn ihr im Bewusstsein behaltet, dass alle Seelen eine Facette aus der Innenwelt Gottes sind. Ihr liebt sie, weil er sie liebt. Ihr kehrt damit zu eurer ersten großen Liebe zurück und erneuert zugleich die Erfahrung seiner Liebe.
Idealerweise wird das Wollen vom Fühlen und Denken bestimmt, zum Beispiel das Hungergefühl bestimmt den Willen zu essen, der Gedanke, dass ihr Bewegung und frische Luft braucht, bestimmt den Willen, Sport zu treiben. Zwar geht es häufig andersherum, zum Beispiel bestimmt der Wille zum Wahlsieg den Gedanken, dass die eigene Partei immer recht hat und die andere unrecht, und er bestimmt Sympathie und Antipathie gegenüber den jeweiligen Führungspersonen. Aber dann sind das Denken und Fühlen nicht in Ordnung; so etwas führt zu Kurzschlüssen und ungerechten Urteilen.
Also fasst den Beschluss: Ab heute arbeite ich an meinem Denken und Fühlen und damit an dem Wollen, das durch sie bestimmt wird. Dann erst könnt ihr sinnvoll beten: »Dein Wille geschehe«, denn damit sagt ihr: »Er geschehe durch mich, ich mache deinen Willen zu meinem Willen.«[8] Ihr habt das Recht zu wollen, ja, ihr habt die Pflicht zu wollen. Ihr habt ja auf die Welt kommen wollen, und zwar da, wo ihr geboren seid, sonst wärt ihr nicht hier. Fehlflüge gibt es nicht bei Seelen, die inkarnieren. Ihr wolltet etwas Bestimmtes vom Himmel auf die Erde bringen und habt darüber eine Lebensabsprache mit eu-

rem Sonnenengel getroffen. Wo ein Wille ist, ist ein Weg. Der Sonnenengel hat darauf geachtet, dass ihr nichts beschließt, was sich nicht auch praktisch umsetzen ließe.

Wenn ihr euch das klarmacht, hat das einen zunächst unangenehmen Folgeeffekt: Ihr habt etwas zu tun, ihr werdet etwas ändern – bei euch und bei den Umständen, in denen ihr steht. Dann könnt ihr euch auch dem göttlichen Wollen anschließen. Ihr seid sein Ebenbild und Gleichnis auch insofern, als er ein Wollender war und ist. Ihr arbeitet mit an dem, was er will, ihr wollt es auch. Dann wird das Leben ganz praktisch: Ihr krempelt die Ärmel hoch, ihr tut etwas mit den Händen, den Füßen, dem Kopf.

Es wird Widerstände und Rückschläge geben, es wird euch nicht alles gleich gelingen, ihr werdet schwach werden und auch einmal fallen. Aber dann steht wieder auf und setzt eure Arbeit fort: »Ich will das jetzt.« Der ganze Himmel wird euch darin unterstützen. Wenn der Weg, den ihr eingeschlagen habt, durch andere blockiert ist, dann wird er neue Wege für euch finden.

Die Seele hat diese Bereitschaft in ihre Inkarnation mitgebracht, stößt dort aber auf Grenzen. *Erstens* werden Körper und Person bestimmt durch die genetische Abstammung und durch die Umstände, in die ihr hineingeboren seid, zum Beispiel in die sozialen, wirtschaftlichen und politischen Verhältnisse, in die Art und Weise wie Erziehung und Ausbildung gepflegt werden, in die jeweilige Kultur und Religion, in die herrschenden Meinungen. *Zweitens* leistet der Doppelgänger Widerstand. *Drittens* ist eure Freiheit durch die Freiheit der anderen begrenzt, und die anderen wollen nicht immer nur Gutes. Die Frage ist: Wie weit gelingt es der Seele, Einfluss auf Person und Körper zu nehmen, ihnen ihr Denken, Fühlen und Wollen aufzuprägen, sie zu durchdringen, sie umzumodellieren? Wie weit gelingt es ihr, den Gegenströmungen standzuhalten, sie zu überwinden?

Das gelingt ihr natürlich immer nur bis zu einem gewissen Grad, die Widerstand leistenden Faktoren sind starke Mächte. Ihr solltet euch nicht zu viel abverlangen, weil ihr sonst an euch verzweifeln würdet. Ihr solltet aber die Macht der Seele auch nicht unterschätzen, euch also weder über- noch unterfordern. Im Laufe verschiedener Inkarnationen werdet ihr Fortschritte machen, wenn auch auf Umwegen und mit Rückschlägen. Aber die Vielfalt der Erfahrungen wird euch aufs Ganze gesehen weiterbringen.

Der Doppelgänger

Die Orientierung an der Lebensabsprache verlangt von euch Disziplin im Denken, Fühlen, Wollen und dann auch im Handeln. Der Doppelgänger wird alles daransetzen, euer Denken zu manipulieren, euer Fühlen zu vernebeln, euer Wollen zu lähmen oder irrezuleiten, euer Handeln zu unterbinden. Deshalb ist es nötig, den Leser kurz mit der Gestalt des Doppelgängers und seinen Techniken vertraut zu machen.
Mit dem »Fall der Engel« ist die Schöpfung aus dem paradiesischen Zustand in ein ständiges Ringen zwischen Licht und Dunkel gesunken. Der Doppelgänger ist ein gefallener Engel. Er gesellt sich dem Menschen während seiner Erdeninkarnation zu, um ihn auf die dunkle Seite zu ziehen. Er begleitet ihn an seiner linken Seite und versucht ständig, ihn mit seinen Einflüsterungen zu verführen und zu verwirren.
Seine Anwesenheit hat aber auch etwas Gutes. Sie ist notwendig, damit ihr eure Inkarnation in der materiellen Welt überhaupt durchstehen könnt. Sie »erdet« euch; das heißt, sie verankert euch in dieser verwundeten Realität, so dass ihr euch in ihr zurechtfinden könnt. Sie nötigt euch ab, ihre Bedingungen

so weit zu akzeptieren, dass ihr überleben könnt. Ihr braucht ein gewisses Maß an Durchsetzungsvermögen, um lebenstüchtig zu sein, zum Beispiel um euch im Beruf zu behaupten, seinem Wettbewerb gewachsen zu sein, Verantwortung in Staat oder Gesellschaft zu übernehmen, für eure Familie zu sorgen, etwas zu leisten. Ihr könnt nicht über alle Maßen heilig sein und wie das Sterntalerkind im Märchen euer letztes Stückchen Brot wegschenken, ihr würdet verhungern.
Ihr braucht auch eine Grunderfahrung, zum Beispiel an Schmerz und an Angst vor Schmerzen. Denn sie warnt, macht euch wachsam, bewahrt euch vor Unvorsichtigkeiten, die Leben oder Gesundheit kosten könnten. Ihr braucht ein gewisses Maß an Bereitschaft, andere kritisch zu beurteilen. Denn es bewahrt euch davor, ausgenutzt und übertölpelt zu werden. Ihr braucht die Zweifel an der religiösen Tradition, in die ihr hineingewachsen seid. Denn durch sie hindurch könnt ihr zu einer viel gefestigteren Glaubensüberzeugung finden.
Kurz, ihr braucht die Impulse des Doppelgängers, um sicher durchs Leben zu gehen. Der Doppelgänger wirkt wie das Gewicht, das einen Ballon auf der Erde festhält, damit er nicht davonschwebt. Eure Seele ist inkarniert, also soll sie das Leben auch meistern und nicht vorzeitig wie ein Engel in den Himmel zurückfliegen. Es kommt aber auf das Maß an.
Der Doppelgänger tut nämlich mehr: Er möchte euch dazu bringen, dass ihr euch dem Dunklen öffnet und dem Lichten verschließt, ohne zu merken, was ihr tut. Er will zum Beispiel bewirken, dass ihr die Realität verzerrt wahrnehmt, die himmlische wie die irdische. Er zeigt sie euch wie in einem Zerrspiegel, in dem jedes Gesicht als Grimasse erscheint. Wenn ihr darauf hereinfallt, werdet ihr zu einer Karikatur eurer selbst. Euer Denken ist manipuliert, euer Fühlen vernebelt, euer Wollen gelähmt oder irregeleitet. Er weiß, wo er seinen Menschen am besten zu fassen kriegt, wo seine Schwachstellen liegen, welche neuralgischen Punkte er nur zu berühren braucht, um

eine übersteigerte Reaktion auszulösen. Er verfügt über einen großen Katalog verschiedenartiger Tricks und findet schnell die auf euch passende Mischung. Für euch kommt es darauf an, sie zu durchschauen und ihnen aus eurer Freiheit heraus zu widerstehen.

Einige seiner Techniken beziehen sich auf die Probleme von Krankheit und Gesundheit. Er hätte euch gern krank – psychisch oder körperlich oder beides. Er möchte, dass ihr die geeigneten Wege zur Gesundheit nicht findet und möglichst hilflos bleibt. Einige Beispiele für seine Techniken in diesem Zusammenhang:

Das *Denken* verwirrt er nicht nur, indem er euch veranlasst, eine Weltanschauung zu übernehmen oder euch zurechtzulegen, in der für den Himmel und die unsterbliche Seele kein Platz ist. Er verwirrt es auch, indem er dafür sorgt, dass ihr euch weder über das medizinisch Mögliche noch über die für euch geeigneten Ärzte und Heilverfahren informiert. Ihr sollt zum Beispiel die Vorstellung haben: »Davon verstehe ich sowieso nichts; ich bin bloß der Patient, das heißt der geduldig Leidende. Medizin ist eine Wissenschaft, die der Arzt studiert hat und die mir unzugänglich bleibt.« – »Die Wissenschaft« ist dann in die Rolle eingetreten, die früher die kirchliche Dogmatik innehatte, als »Laien« nicht einmal die Bibel lesen konnten.

Eine gesteigerte und generalisierte Variante dieser Technik zeigt sich in den politischen Modellen, denen zufolge nicht einmal der Arzt mitzureden hat, sondern schlicht und einfach anwenden soll, was »die Wissenschaft« ihm vorschreibt. Ein Medikament oder Heilverfahren gilt nur als hilfreich, wenn seine Wirksamkeit wissenschaftlich erwiesen ist; und nur dann sollen die Kosten von den Krankenkassen übernommen werden. Darüber entscheidet ein niemandem verantwortlicher Ausschuss, dessen Mitglieder von den Verbänden der Ärzte und Krankenkassen delegiert werden und deren Entscheidungen weder Arzt noch

Patient in Frage zu stellen haben. Der Patient vermag ihnen allenfalls auszuweichen, wenn er sich die Privatfinanzierung leisten kann, wenn die freie Arztwahl gewährleistet ist, wenn es überhaupt noch Ärzte gibt, die alternative Wege gehen, und wenn sie das ohne allzu großes Risiko tun können.

Auch die dadurch herausgeforderte Opposition kann sich der Doppelgänger nutzbar machen; zum Beispiel polemisieren Verfechter alternativer Heilverfahren manchmal gegen die so genannte »Schulmedizin«, als seien ihr keine wesentlichen Fortschritte zu verdanken. Schlimmer noch: Es gibt unter ihnen manche Angeber, die sich weniger auf wirkliche Erfahrungen als auf selbsterfundene, mehr oder weniger skurrile Theorien stützen. Wirkliche Heilkunst kann sich nur entfalten, wenn sie sich von beiden Extremen – der Unter- wie der Überschätzung des gegenwärtigen Standes der Wissenschaft – fernhält.

Für euch kommt es zunächst nur auf eines an: Finde ich die für mich passende, genau auf mich zugeschnittene Kombination von Maßnahmen, die mir dienlich sind, und bei wem? Von dieser Frage sucht euch der Doppelgänger mittels des »Schulenstreits« abzulenken. Die Diskussion darüber kann endlos weitergeführt werden, sie nutzt dem Erkrankten nichts. Er hat herauszufinden, wer ihm wirklich helfen kann, sei es durch Operation, sei es durch Medikamente, sei es durch Kräuter, Akupunktur, Homöopathie oder was sonst – was immer darüber gestritten wird.

Hinzu kommt dann die Eigenleistung, die ein jeder selbst zu vollbringen hat. Euer Leben könnt nur ihr selbst verändern, niemand kann das für euch tun.

Das *Fühlen* sucht der Doppelgänger zum Beispiel so zu vernebeln, dass der Mensch seinem Körper mit einer Art Gefühllosigkeit gegenübersteht; er ist unsicher, was für ihn stimmig ist, ob er überhaupt krank ist oder sich das nur einbildet, ob er sich wohler fühlen könnte oder ob eigentlich alles in Ordnung ist. Oder er wird depressiv: »Mir kann sowieso keiner helfen.

Andere können gesund werden, ich aber nicht. Ich bin immer ein Verlierer.« Hat er sich darauf festgelegt, hat er sich dazu verdammt, immer nur hilflose Helfer zu finden, nie aber den, der ihm wirklich helfen könnte.

Das *Wollen* sucht der Doppelgänger vor allem mit der Droge »Aber« zu lähmen, zum Beispiel: »Der Arzt rät mir zwar, das Essen umzustellen, er hat das auch begründet, *aber* was soll das schon bringen? Andere essen dasselbe und sind nicht krank. Außerdem ist es mühsam – da erleide ich lieber den jetzigen Zustand.« Einwände, die dieses »Aber« rechtfertigen, lassen sich in unerschöpflicher Fülle finden: »Es ist zu anstrengend; es hilft höchstens vorübergehend; es mutet meiner Familie zu viel zu; ich habe nicht genau verstanden, was ich machen soll; es mag für andere geeignet sein, aber nicht für mich; meine Krankheit ist erblich bedingt« und so weiter und so fort. Der Doppelgänger ist da sehr einfallsreich.

Ist das Wollen gelähmt oder irregeleitet, ist damit auch das Handeln unterbunden. Was immer der Arzt rät, wird vielleicht eingesehen, aber mit einem »Aber« abgetan: »Na gut, kann ja vernünftig sein, ich tue es aber nicht oder jetzt noch nicht, vielleicht später einmal.«

Zu einer nachhaltigen Heilung kann es nur kommen, wenn ihr Impulse solcher Art als das durchschaut, was sie sind – Versuche, euch im kranken Zustand festzuhalten –, und wenn ihr entschlossen seid, ihnen zu widerstehen.

Unstimmigkeiten

Bestimmte Unstimmigkeiten führen bestimmte Krankheitsdispositionen herbei. Deshalb stellt sich die Frage, was unter »Unstimmigkeiten« zu verstehen ist.

1. Häufig handelt es sich um *Kränkungen*, die nicht schnell wieder verfliegen, weil sie so massiv sind, dass sie einen zutiefst treffen und erschüttern. Man ist zum Beispiel Opfer einer infamen Verleumdungskampagne oder eines perfiden Mobbings am Arbeitsplatz oder einer ungerechten Strafverurteilung. Das ist, als würde man nicht von einem Federball getroffen, sondern von einem Fußball umgehauen.
   Besonders massiv ist die Kränkung, wenn sie auf eine schon früher erlittene Verletzung trifft, womöglich gar zum wiederholten Mal. Man hat euch zum Beispiel schon als Kind gesagt: »Aus dir wird nie etwas«, und nun hört ihr so etwas vom Chef. Oder ihr habt Alkoholismus oder eine sonstige Sucht, werdet immer wieder rückfällig und verzweifelt an euch. Oder ihr stammt aus einer Familie, in der Frauen immer wieder gebrochen wurden und nicht gewagt haben, sich zu emanzipieren und ihre Würde zu verteidigen; und nun findet ihr euch in derselben Lage. In solchen Fällen trifft die Kränkung einen neuralgischen Punkt. Irgendwann ist die Kondition aufgebraucht, das Fass läuft über, ihr erkrankt.
2. Ebenso tiefgreifend können menschliche *Enttäuschungen* wirken – über andere oder über sich selbst. Ein Mensch macht zum Beispiel die Erfahrung, dass er immer wieder verlassen wird und dass das vielleicht an der eigenen Beziehungsunfähigkeit liegt. Er findet keinen Ausweg, vereinsamt, verzweifelt an sich und der Welt. Das schlägt leicht auf die körperliche Ebene durch.
3. Schwierig wird es, wenn psychisches Leiden mit Fragen der Weltorientierung, des Menschenbildes, der Selbsteinschätzung, der sozialen Einordnung zusammenhängt, also mit Fragen, die nicht nur psychologischer, sondern auch *philosophischer* Natur sind. Zwischen ihnen und dem körperlichen Zustand gibt es Wechselwirkungen verschiedenster Art.
   Wer sich zum Beispiel ein pessimistisches Welt- und Men-

schenbild zurechtgelegt hat, wird es immer von neuem bestätigt finden. Er hält sich für einen Realisten und andere, die auch das Schöne und Ermutigende wahrnehmen, für Illusionisten. Unbelehrbare Menschen werden leicht bitter und unangenehm. Das kann erhebliche Auswirkungen auf die körperliche Ebene haben. Da wird ihm aber selbst ein sehr kluger und lebenserfahrener Arzt kaum helfen können. Der Kranke ist persönlich gefordert; er kann sich nur selbst über seine innere Unstimmigkeit Klarheit verschaffen. Da können ihm seine Organvertreter (siehe das Kapitel »Die Organvertreter«) Auskunft geben. – In der Regel wird er sich allerdings auf das Gespräch mit ihnen erst in einer tiefgreifenden Lebenskrise einlassen.

4. Erst recht gilt das, wenn die *spirituelle* Einstellung betroffen ist, also das innere Verhältnis zum Himmel, zu Gott und den Gottesboten, zum Ganzen der Welt und ihrer Sinnhaftigkeit. Die Wechselwirkungen zwischen der spirituellen und der philosophischen Orientierung sind evident. Unstimmigkeiten in der spirituellen Orientierung schlagen auf das verstandesmäßig zurechtgezimmerte Weltbild durch und von da auf die psychische und die körperliche Ebene. Da kann kein Arzt helfen, da bedürfte es des weisen Priesters, des Seelsorgers, des spirituellen Lehrers, des väterlichen Freundes und Begleiters. Die spirituelle Unstimmigkeit hat aber zur Folge, dass er sich einem solchen Rat von vornherein kaum öffnen wird. Das Verhältnis zum Himmel ist eine Sache der ganz persönlichen Entscheidung.
   Mit der Grundentscheidung, sich dem Himmel zu öffnen, sind die Unstimmigkeiten dieser Ebene noch keineswegs überwunden, aber die spirituellen Fragen tauchen wenigstens auf und werden ernst genommen. Wenn es im Gespräch mit den Organvertretern gelingt, euch über ein stimmiges Verhältnis zum Himmel aufzuklären, werden die Abweichungen zu voll bewusster Klarheit gebracht. Die

Unstimmigkeiten können eigenverantwortlich korrigiert werden und belasten die Gesundheit künftig nicht mehr. Allerdings setzt auch diese Wendung in der Regel den Durchgang durch eine Lebenskrise voraus.

Die Abweichungen von eurer *Lebensabsprache* sind euch meistens nicht klar bewusst. Ihr wisst zwar genau, welche Automarke ihr bevorzugt, welche Hunderasse, welche Speisen und Getränke, welchen Ferienort und so weiter. Ihr wisst aber nicht mit gleicher Entschiedenheit, was ihr eigentlich auf der Welt wollt, wer ihr seid, woher ihr kommt, wohin ihr strebt, was ihr vom Himmel auf die Erde bringen wolltet. Infolgedessen drängen sich irrige Vorstellungen von Sinn und Ziel eures Lebens in den Vordergrund eures Bewusstseins. Es geht euch zum Beispiel um die Erlangung von Wohlstand, Ansehen, Einfluss; ihr habt aber vergessen, dass ihr diese Güter eigentlich zu dem Zweck erlangen wolltet, etwas für die Gerechtigkeit, den Umweltschutz, die Gesundheit anderer bewirken zu können. Solche Unklarheiten und Verwirrungen sind euch im Allgemeinen zwar nicht völlig bewusst, doch andererseits auch nicht gänzlich unbewusst. Ihr spürt die Unstimmigkeit zumindest in einer gewissen Unzufriedenheit mit eurer Lebenssituation.

Die Vorstellung, dass es so etwas wie eine Verdrängung ins *»Unbewusste«* gebe, ist nicht richtig. Eure Verhaltensweisen, eure Entscheidungen, die Art und Weise, in der ihr eure Beziehungen pflegt, sind euch vertraut. Das Problem ist aber, dass euch die Frage, ob sie stimmig sind, nicht wichtig genug erscheint, um sie in den Vordergrund des Bewusstseins treten zu lassen. Sie bleiben im Hintergrund des Bewusstseins, im Unklaren, Dämmrigen, Diffusen, Unreflektierten. Würdet ihr genauer hinschauen, würden euch die Unstimmigkeiten sehr wohl klar werden. Oft gibt es sogar Augenblicke der Klarheit, aber die blendet ihr sofort wieder aus.

Darin zeigt sich die Verführung des Doppelgängers, der euch glauben machen will: »Für das, was in deinem ›Unbewussten‹ geschieht, bist du nicht verantwortlich! Lass also die Unstimmigkeit nicht ans Tageslicht des Bewusstseins treten! Sie ist nicht wichtig, sie ist hinnehmbar, nebensächlich, unbedeutend. Einmal ist keinmal, zweimal und dreimal ist auch egal.«

In eurer leib-seelischen Ganzheit bleibt es nicht aus, dass eure Organe empfindlich auf Probleme solcher Art reagieren. Im Falle von gravierenden Unstimmigkeiten werden die jeweils angesprochenen Organe geschwächt und können erkranken. Krankheit erzieht zum Wichtignehmen, zur Exaktheit, zur Ordnung. Nichts wird wichtiger genommen als ein nicht richtig funktionierendes oder gar schmerzendes Organ: Das tritt in den Vordergrund des Bewusstseins, bekommt plötzlich zentrale Bedeutung.
Gesundheit ist also eine Frage, die euch als ganzheitliche Einheit angeht. Alle Ebenen eures Wesens stehen in innerem Zusammenhang, in vielfältigen Wechselbeziehungen. Allerdings wäre der Umkehrschluss nicht berechtigt, jede Unstimmigkeit führe zu einer organischen Erkrankung. Viele Menschen halten sie gesundheitlich aus. Das ist aber zumindest dann nicht der Fall, wenn die Unstimmigkeit etwas betrifft, was euch in eurer Lebensabsprache wichtig gewesen ist, also etwas, worauf es euch in diesem Leben besonders ankommt. Dann wird das jeweils betroffene Organ darauf reagieren.
Wenn die Disposition zu einer Erkrankung genetisch angelegt ist, wenn zum Beispiel Kinder dieselben Anfälligkeiten zeigen wie ihre Eltern oder Großeltern, dann könnt ihr meist davon ausgehen, dass sich die Seele bei ihrer Inkarnation diese Schwachstelle als Aufgabe ausgesucht hat, um sich durch die Erfahrung zu disziplinieren. Sie wollte sich herausfordern, einen Fehler, den sie in früheren Inkarnationen gemacht hat, nicht zu wiederholen, und stimmige Lebensbedingungen herstellen.

Es kommt aber auch vor, dass eine Seele sich aus freiem Entschluss in eine Familie inkarniert, um eine seit Generationen übermittelte genetische Disposition oder unglückliche Familienkonstellation zu heilen und damit zugleich die Vorfahren zu erlösen, die unter ihr gelitten haben. Ebenso kommt es vor, dass sich eine Seele bewusst in eine Ansteckungssituation – zum Beispiel durch Aids – hineinbegeben hat, um sich mit einem Volk zu solidarisieren, das darunter in besonderem Maße zu leiden hat, vielleicht weil sie sich in einem früheren Leben an der kolonialen Ausbeutung dieses Volkes beteiligt hat und dies nun wiedergutmachen will. Da gibt es viele Varianten.
Der Faktor Lebensabsprache kann also manchmal auch bei genetisch und bei den durch äußere Umstände bedingten Krankheiten eine hintergründige Rolle spielen.

Freiheit

Das göttliche Prinzip der Freiheit, das euch Jesus Christus gelehrt hat, ist in der kurzen Zeit von 2000 Jahren schon vielfach aufgegriffen und verstanden worden und hat sich auch in Aufklärung und Rechtsinstitutionen niedergeschlagen, nicht nur in der sogenannten »westlichen« Zivilisation. Es ist ein dem Menschen schlechthin zugehöriges Prinzip; denn Erwachsenwerden bedeutet, dass der Mensch sein Leben durch selbst zu verantwortende Entscheidungen gestaltet. Die geschichtliche Entwicklung der Menschheit befindet sich insgesamt in der Phase des allmählichen Mündigwerdens.[9] Die Schritte, die ihr »im Westen« getan habt, sind sozusagen ein – noch keineswegs abgeschlossenes – »Pilotprojekt«, dem andere Zivilisationen mit der Zeit folgen werden.
Der gesamte Himmel arbeitet auf dieses Ziel hin. Denn Freiheit

ist zwar immer missbrauchbar und bedarf der Begrenzung durch die Freiheit der anderen. Wo sie aber unterdrückt wird – gleich, ob in Familie, Gesellschaft, Staat oder religiösen Institutionen –, wird es sehr schwer, Christus nachzufolgen. Es ist die freie Entscheidung, worauf es ankommt, die Risiken überfordern aber die meisten Menschen. Nur auf der Grundlage der Entscheidung zur Nachfolge könnt ihr auch die gefallenen Wesen überzeugen und auf die schlussendliche Heimkehr der gesamten Schöpfung hinarbeiten.
Jesus Christus wollte das Denken der Menschen ändern, nämlich ihre Weltsicht und die Sicht auf sich selbst. Darüber hat er bei jeder Gelegenheit gelehrt und wollte, dass die Menschen ihm zuhören: Wacht auf, schaut hin, denkt mit. Er wagte es, Wahrheiten zu sagen, die sein Leben gefährdeten. Er war das durch die Welt wandelnde Wort, das alles bis in die letzte Zelle ergreift.
Er war also der Aufklärer schlechthin. Eure Tradition der Aufklärung ist aufs engste mit ihm verknüpft. Die Aufklärer folgten – auch wenn ihnen das wenig bewusst war – seinem Ruf: »Folget mir nach!« Heute geht es darum, die Tradition der Aufklärung konsequent fortzusetzen und auch auf die Realität des Himmels zu erstrecken. Christsein heißt, es ihm gleichzutun, ihm ähnlich zu werden, ihn zu spiegeln. Also zum Beispiel zu denken, bevor man spricht, anderen die Freiheit zu lassen, auch etwas zu denken, und das eigene Denken am Wahren, Schönen und Guten zu orientieren. Der Denker, der sich Christus öffnet, ist der Aufklärer schlechthin. Damit unterscheidet sich das Christentum von Religionen, die im Schweigen Erleuchtung suchen oder die meinen, im traditionellen Glauben und im Einhalten von Moralvorschriften Erlösung zu finden.

Das Christsein erschöpft sich natürlich nicht im Denken und Lehren, es manifestiert sich erst in einem an Christus orientierten Wollen und einem darauf gegründeten Handeln. Da das Wollen aber durch das Denken bestimmt wird, kommt es darauf an, dass dieses Denken ein im umfassenden Sinn aufgeklärtes ist. Das heißt, dass es sich an den Fragen orientiert: Würde Christus das auch so denken? Sind meine Gedanken auch die seinen? Stehen sie in seinem Dienst, kann ich sie ihm zumuten oder sogar seinen Eingebungen zuschreiben? Würde er die Dinge auch so beurteilen? Wenn ich in sein Antlitz schauen könnte, würde ich in ein erfreutes oder in ein betrübtes Gesicht blicken?

Solche Fragen haben sich diejenigen nie oder zumindest nicht aufrichtig gestellt, die im Namen Gottes zum Beispiel Menschen folterten, verbrannten, verleumdeten oder die Krieg und Unterdrückung auslösten oder begünstigten. Sie standen Christus fremder gegenüber als die Aufklärer, die sich bemühten, solche Praktiken zu überwinden, und die sich dabei vielleicht gar nicht klarmachten, dass sie von Gedanken Christi inspiriert waren.

Macht euch klar, dass *erstens* jede Handlung – sei es eine Aktion oder eine Reaktion auf das Tun eines anderen – die Umsetzung eines Wollens ist, und dass *zweitens* das Wollen vom Denken und Fühlen bestimmt wird. Für euer Denken, Fühlen und Wollen seid ihr selbst verantwortlich. Als Mensch seid ihr weder spontan reagierende Tiere noch Automaten. Bevor ihr handelt, habt ihr gewollt. Ihr habt das Leben geführt, das ihr wolltet. Wenn ihr von einem Tun sagt: »Das habe ich nicht gewollt«, ist das falsch und besagt, korrekt ausgedrückt: »Jetzt will ich nicht mehr, dass ich das gewollt habe.« Selbst wenn ihr Entscheidungen ausgewichen seid, habt ihr gewollt, nicht zu wollen.

Zu eurem *Wollen* habt ihr meistens kein sehr freundschaftliches, klares Verhältnis. Bestenfalls wisst ihr, was ihr jedenfalls nicht wollt. Was ihr positiv wollt, pflegt ihr umzumodeln in die harmlose Form des Wünschens; und das kann sich auch auf das Unerreichbare beziehen. Wenn einer etwas will, regt sich der Verdacht, das sei unverschämt und habe mit Anmaßung und Machtanspruch zu tun. Kindern bringt ihr bei, nicht mehr zu sagen: »Ich will …«, sondern: »Ich möchte bitte …« Wenn ihr so durchs Leben geht, macht ihr euch zu Sterntalerkindern: Der Himmel soll eure Wünsche erfüllen, vielleicht mit Hilfe der Eltern oder des Sozialstaats.

Ihr habt also nicht nur euer Denken und Wollen, sondern auch euer Fühlen zu korrigieren, nämlich euch intuitiv dem Himmel zu öffnen. Intuition ist etwas anderes als Inspiration. Diese übermittelt eine Idee, die den Keim zu einem Werk legt, das alsdann auszuarbeiten ist, sei es in einem Werk der Kunst, sei es in wissenschaftlichen Forschungen oder Entdeckungen, sei es in der Therapie. Der inspirierte Denker kann zwar geniale aufklärerische Gedanken auf die Welt bringen und die Gedankenwelt anderer verstehen und beurteilen. Wer sich dem Himmel aber intuitiv öffnet, weiß unmittelbar, worauf es ankommt, er spürt es »im Herzen«. Es bedarf keiner Argumente und ist durch solche auch nicht zu verunsichern. Wenn er zum Beispiel ein Haus betritt, spürt er, wie sich die Menschen, Tiere und Dinge fühlen, wie viel Trauer und Freude aus vergangenen Ereignissen hier anwesend sind. Er blickt umher, schweigt, lächelt und tut, ohne viel zu erklären, das Richtige.

Will der *Denker* einen Gegenstand bildlich darstellen, so beginnt er, seine Umrisse zu zeichnen. Der *Fühlende* hingegen wird Farben mischen und malen. Denn das Fühlen umfasst immer eine komplexe Mischung von verschiedenen, gleichzeitig vorhandenen Gefühlen, zum Beispiel: »Heute fühle ich mich wohl. Das Wetter ist schön, der Ort, an dem ich mich befinde, gefällt mir. Ich fühle keine Schmerzen, aber dennoch spielen auch Verletzungen und andere schmerzliche Erinnerungen aus der Vergangenheit hinein, ebenso Sorgen um nahestehende Menschen, düstere Zukunftserwartungen.« Oder: »Ich habe etwas zu bereuen.« Oder: »Ich bin unsicher, ob ich schaffen werde, was ich mir vorgenommen habe.« Nacheinander könntet ihr viel denken, aber nicht gleichzeitig. Eure Gefühlslage hingegen wogt in vielen übereinanderliegenden Schichten. Sie zu durchdringen und zu läutern ist viel schwieriger, als gedanklich zu arbeiten. Deshalb wählen die meisten Menschen das gedankliche Lernen als Ausbildungsweg und vernachlässigen darüber die Kultivierung des Fühlens.

Betrachten wir einmal, was wäre, wenn die Seele in idealer Weise in der Person wirken könnte. Das Denken, Fühlen und Wollen der Person würde das Denken, Fühlen und Wollen der Seele in sich aufnehmen wie die Seele das Denken des Sohnes, das Fühlen der Mutter und das Wollen des Vaters. Person und Seele befänden sich in vollkommenem Einklang. Die Person wäre vollständig gesund, und der Körper würde zumindest keine psychisch bedingten Krankheiten erleiden. Die Grundkräfte des Himmels würden sich in ihm spiegeln, die Materie kehrte in ihren Urzustand heim. Dann hättet ihr einen Leib wie Jesus, in dem er auferstehen, sich also immer wieder mal materialisieren, seinen Jüngern erscheinen und wieder entmaterialisieren konnte, bis er ihn in seiner »Himmelfahrt«, also in seiner endgültigen Rückkehr zum Vater, mit sich nahm.[10]

Das ist nur ein Ideal. Person und Körper bieten der Seele zu viele Begrenzungen, um es vollständig erreichbar zu machen. Die Seele kann sie nur teilweise durchdringen, um aus ihnen herauszustrahlen, aber immerhin: Sie kann es teilweise. Ihr könnt sagen: »Christus ist mein Meister, dem ich nachfolge. Er ist mein Vorbild, ich will lernen, so zu denken wie er. Die himmlische Mutter ist meine Mutter. Wir blicken uns an und verstehen einander. Ihr Fühlen ist mein Fühlen, ihre intuitive Fülle ist in mir zu Hause. Und Gott ist mein Vater, sein Wollen ist das meine und mein Wollen das seine.«

Dann bringt ihr nicht mehr nur den Himmel auf die Erde, sondern auch die Erde in den Himmel. Gott trägt die heimgekehrte

Schöpfung, sie ruht vollständig auf seinem Wollen. Er schaut zu ihr hinauf, so wie ihr zuvor zum Himmel hinaufgeblickt habt, und sagt: »Danke.« Er ist um eine wesentliche Erfahrung reicher, nämlich wie es ist, nachdem er das Prinzip Freiheit ins Werk gesetzt hat: Nach einem gefährlichen, kraftraubenden Ringen führt auch dieses Prinzip zu ihm zurück. Doch bis dahin ist es noch ein langer Weg.

Heilung

Harmonie von Körper, Person und Seele

Wenn ihr »Ich« sagt, meint ihr mal den Körper, mal die Person, mal die Seele, mal die Einheit der Person mit dem Körper oder mit der Seele, mal aber auch die Einheit aller drei. Meint ihr alle drei, so meint ihr zugleich ein Viertes darüber hinaus, nämlich das Selbstbewusstsein, das die drei in ihrer Zusammengehörigkeit begreift, sie zusammenfasst, sie zur Einheit integriert. Selbstbewusstsein ist nicht identisch mit dem Verstand, der weiß und darüber nachdenkt, dass ihr Körper, Person und Seele seid. Zum Selbstbewusstsein gehört darüber hinaus, dass ihr deren Einheit auch erspürt, realisiert, ausstrahlt, sie als ein in sich stimmiges Ganzes erlebt.

Wenn ein Mensch einen der drei Aspekte vernachlässigt und nicht integriert, wird sich dieser auf seine Weise Gehör verschaffen. Der *Körper*, um dessen Wohlergehen man sich nicht genügend gekümmert hat, wird aufhören, so reibungslos zu funktionieren, es wird Schmerzen und sonstige Probleme geben. Damit sagt er: »Nimm mich endlich zur Kenntnis, nimm meine Bedürfnisse wichtig, kümmere dich. Geh zum Arzt, nimm eine bewusste Beziehung zu mir auf.«

Auf *personaler* Ebene geschieht das Entsprechende. Wenn man sein Denken, Fühlen und Wollen und das darin verankerte Beziehungsgeflecht nicht sorgsam gepflegt hat, gibt es gravierende Krisen, zum Beispiel in den sozialen Beziehungen oder im Beruf, die die Aufmerksamkeit erzwingen. Ein häufiger Fall ist, dass die Beziehung der Person zur *Seele* – und damit zum

Himmel – nicht stimmig ist. Dann kann es sein, dass sich auch die Seele meldet: »Du vergisst, wer du eigentlich bist, woher du kommst und wohin du gehst – dass du nämlich ein himmlisches Wesen bist. Du vergisst, was du dir für diese Erdeninkarnation vorgenommen hast und was du in ihr eigentlich wolltest. Du hast es zumindest in den Hintergrund gedrängt. Erinnere dich!«

Wenn sich die Person oder die Seele meldet, pflegt ihr von einer »Krise« zu sprechen, zum Beispiel von der »Ehekrise« oder »Sinnkrise«. Den Begriff »Krankheit« beschränkt ihr meistens auf die Problematiken des Körpers. Aber auch da habt ihr es mit einer Krise zu tun, da Körper, Person und Seele eng verflochten sind. Körperliche Erkrankungen können mit Beziehungskrisen oder Sinnkrisen zusammenhängen, ein Symptom für sie sein, durch sie bedingt und manchmal auch ursächlich für sie. Die Begriffe »Erkrankung« und »Krise« sind insofern austauschbar. Immer geht es darum, den vernachlässigten Teil eurer Dreiheit so zu integrieren, dass er seinen angemessenen Platz innehat und das Ganze wieder zusammenstimmt.

Die Wiederherstellung der verlorenen Ganzheit ist das, was wir im Folgenden unter »Heilung« verstehen wollen. Heilung in diesem Sinn setzt also die Einbeziehung der Seele voraus.

Malt einmal eine Art »Selbstporträt« derart, dass ihr drei Gestalten nebeneinander skizziert, die Körper, Person und Seele repräsentieren sollen. Versetzt euch dabei in einen träumerischen Zustand, schaltet den Verstand und alle durch ihn bedingten Vorurteile aus. Dann schaut: Wie groß, wie dominant, wie prächtig gekleidet ist die eine oder andere dieser Gestalten? Wie kümmerlich und blass erscheinen daneben die anderen? Was drückt ihre Haltung und Mimik aus? Damit bekommt ihr einen Zugriff auf die Frage, welche von ihnen mehr Interesse, mehr Zuwendung brauchen, wo ihr unbedingt etwas nachbessern solltet.

Wenn ihr Heilung sucht, kommt es zunächst einmal darauf an, dass ihr selbst etwas tut:

1. Euer Selbstbewusstsein nimmt wahr, dass Körper, Person oder Seele unzufrieden sind und größerer Zuwendung bedürfen. Manchmal hilft dazu ein Hinweis durch andere Menschen, manchmal bedarf es eines größeren Drucks durch Schmerz und Leidenserfahrungen.
2. Gesteht euch ein: »Ja, es stimmt etwas nicht. Wegschauen, verdrängen, beschwichtigen hilft nicht, ich brauche Heilung.«
3. Es schließt sich die Frage an: »Was genau stimmt denn nicht? Wo könnte die Wurzel des Problems stecken? Vor allem: Könnte die körperliche Erkrankung ihren Ursprung in der personalen Ebene haben, zum Beispiel in Beziehungs- oder Sinnkrisen? Könnte der Körper erkrankt sein, um die Hilferufe von Person und Seele zu unterstützen?«
4. Zieht ihr diese Möglichkeiten ernstlich in Betracht, dann begebt euch auf die Suche nach dem geeigneten Helfer. Ist der Körper erkrankt, bedürft ihr in jedem Fall zunächst einmal eines Arztes. Manchmal bedürft ihr eines qualifizierten Psychotherapeuten oder Psychologen, vielleicht kann auch ein guter Freund behilflich sein. Spielen Glaubenszweifel oder Sinnkrisen eine Rolle, hilft vielleicht ein einfühlsamer Priester, möglicherweise auch ein Buch oder eine Kombination von diesem und jenem.

Es gibt auch Situationen, in denen keiner mehr helfen kann; allenfalls gelingt ihm eine Linderung oder eine vorübergehende, nicht nachhaltige Heilung. Das kann am altersbedingten Verschleiß des Körpers liegen: Er schafft es nicht mehr, die revitalisierenden Impulse der Psyche aufzunehmen und umzusetzen, er ist müde, träge, an seinen Zustand gewöhnt, er mag sich nicht noch einmal verjüngen. Es kann aber auch

daran liegen, dass die Seele eine Heilung gar nicht will – sie hat zum Beispiel die Erkrankung aus bestimmten Gründen auf sich genommen. Oder sie sieht keinen Sinn mehr in einer Verlängerung des Lebens, zum Beispiel weil dies nur zu einer Wiederholung immer des Gleichen führen würde. Oder es liegt daran, dass der Patient nicht die Eigenleistung erbringt, die zur Heilung gehört und die zu erbringen unerlässlich ist. Die in Frage kommenden Gründe sind sehr komplex.
Es gibt eben Faktoren, auf die kein Arzt Einfluss hat, selbst der mächtigste Helfer nicht. In einem solchen Fall wird aber auch die vergeblich versuchte Heilung nicht ganz ohne günstigen Einfluss auf die Psyche bleiben. Zumindest kann sie bewirken, dass sich der Kranke mit seinem Schicksal versöhnt und zu innerem Frieden mit sich und der Welt findet.

Eine durchgreifende und nachhaltige Heilung würde bewirken, dass der Mensch rundherum gesund ist; und das heißt: Die Beziehungen der Person zu sich und ihrer Umwelt, zu ihrem Körper und zu ihrer Seele sind wieder stimmig. Kein Aspekt kommt mehr zu kurz, alle drei Wesensglieder des Menschen arbeiten harmonisch zusammen. Was die Seele vom Himmel auf die Erde bringen wollte, will auch die Person; und der Körper macht kraftvoll und freudig mit. Die Krisen sind überwunden, der Mensch steht fröhlich, tüchtig und aktiv im Leben. Am Ende wird er auf sein Dasein als auf ein gelungenes Kunstwerk zurückblicken können.

Es genügt allerdings nicht, dass der Erkrankte sich sagt: »Ich lass den Doktor mal machen und schaue, was es bringt. Wenn es nichts bringt, hat eben auch er versagt.« Der Kranke hat das Seine beizutragen. Nur wenn er wirklich will, dass die Harmonie zwischen Körper, Person und Seele wiederhergestellt wird und bleibt, kann der Heilungsakt zum Erfolg führen – und nur wenn dieser Wille dann auch in Handeln umgesetzt wird.

Es gehört dazu, dass der Gesundete von nun an mit seinem *Körper* pfleglich umgeht und die Ratschläge befolgt, die der Arzt ihm gegeben hat – dass er zum Beispiel seine Ernährung umstellt, täglich ausreichend Wasser trinkt, den Alkoholkonsum reduziert, für genügend Bewegung sorgt oder dergleichen. Auf der Ebene der *Person* gehört dazu, dass er sein Denken, Fühlen und Wollen bewusster kontrolliert und dass er sich ernstlich bemüht, seine gestörten Beziehungen in Ordnung zu bringen. Zu diesen gehört auch die Beziehung zu seiner *Seele* und zum Himmel überhaupt. Auf der Ebene der *Seele* braucht er nichts zu tun, die Seele ist ohnehin gesund. Problematisch ist nur seine Beziehung zu ihr, und die ist auf der Ebene der Person angesiedelt.

Nun könnte einer sagen: »Ja, wenn ich das alles selbst zu bewerkstelligen habe, dann hätte ich keinen Arzt gebraucht, das hätte ich auch allein herbeiführen können.« Ja, wenn er es denn gewollt und getan hätte! Aber er hat gar nicht gewusst, dass das überhaupt möglich ist und welche Wege dafür zu beschreiten sind. Er war ja mit den Zusammenhängen zwischen der körperlichen und der psychisch-personalen Ebene nicht vertraut. Und noch weniger mit der gesundheitlichen Bedeutung, die die Beziehung der Person zum Himmel und zu ihrer unsterblichen Seele hat. Dieses Buch ist dazu da, ihm den Blick für diese Zusammenhänge zu öffnen und ihn spüren zu lassen, was es bedeutet, wenn sich alle drei Wesensglieder in Harmonie befinden und der vernachlässigte Teil wieder angemessen integriert ist.

Der Moment der Integration lässt den »Odem des Lebens« – das heißt die Lebenskraft, die Vitalität, die Selbstheilungskräfte – wieder fließen, er hat die Tür geöffnet. Alsdann geht es nur noch darum, dass die Tür nicht wieder zugeknallt und der Fluss nicht wieder verstopft wird.

Beziehungen

Die grundlegenden Aspekte des Menschseins lassen sich als ein komplexes Geflecht von Beziehungen beschreiben. Das gilt schon für die körperlich-anatomische Ebene. Das Atom ist ein Beziehungsgeflecht: Der Atomkern ist aus Protonen und Neutronen zusammengesetzt und mit negativ geladenen Elektronen umgeben. Die Zelle ist ein Beziehungsgeflecht aus Atomen, das Organ eines aus Zellen. Die Organe stehen untereinander in – verschieden gestaffelten – Beziehungen.

Entsprechendes gilt für die Ebene der Person. Der Mensch steht in Beziehungen

1. zum Himmel, zu seinem Woher und Wohin, zu der Lebensabsprache seiner Seele;
2. zur Natur und dem sozialen Umfeld, zu Freunden, Nachbarn, Kollegen, Vorbildern, zu seinen Gegnern, zum sogenannten Zeitgeist;
3. in besonderer Weise zur Familie, das heißt zu dem Dreieck Vater-Mutter-Kind, und zwar
   - zu seinen Eltern,
   - zu der Familie, die er mit seinem Partner und seinen Kindern bildet,
   - zum himmlischen Vater, zur himmlischen Mutter und zum Sohn;
4. zu sich selbst, zu seiner inneren Struktur, zu der Facette aus der Innenwelt des Vaters, die er repräsentiert, zu seinen Werten, zu dem, was ihm heilig und wichtig ist;
5. zu seiner Behaustheit, das heißt zu der im Leben vollbrachten Leistung, zu dem Vermächtnis, das er hinterlassen wird, zu Herkunft, Beruf und anderen Gegebenheiten, durch die

er seine Identität definiert und aus denen er seinen Selbstwert bezieht.

Beziehungen ankern in der Psyche, das heißt im Wollen, Fühlen und Denken. Es bedarf *erstens* des Wollens, sie einzugehen, sie zu pflegen, ihnen treu zu bleiben. Ihre Harmonie prägt und färbt *zweitens* die Gefühlslage. Und sie werden *drittens* durch Gründe des Verstandes gestützt oder in Frage gestellt.
Das Denken spielt eine besonders große Rolle bei den Beziehungen zu sich selbst und zum Himmel. Welche Weltanschauung hat sich einer zurechtgelegt oder übernommen? Denkt einer, die wissenschaftlichen Erkenntnisse zum Beispiel der Religionsgeschichte, der Psychologie, der Astronomie, der Evolutionslehre oder der Hirnforschung schlössen die Existenz der Seele und ihrer himmlischen Herkunft aus?
Das ganze menschliche Leben lässt sich erzählen als Abfolge von gelingenden oder nicht gelingenden Beziehungen, wobei mal die eine, mal die andere im Vordergrund steht. Ideal wäre das Gelingen aller und damit ihre vollständige Harmonie. Die ist euch natürlich nicht erreichbar. Euer seelisches Wohlbefinden wird aber davon bestimmt, dass ihr euch nicht allzu weit und nicht dauerhaft von ihr entfernt.
Für unseren Zusammenhang ist nun wichtig, dass auch eure körperliche Gesundheit davon beeinflusst wird. Jedes eurer Organe steht in einer besonderen Beziehung zu mindestens einem dieser fünf Beziehungsfaktoren; genauer: zu mindestens einem seiner Aspekte. Misslingende Beziehungen kränken das betreffende Organ und lösen die Disposition zu seiner Erkrankung aus. Wenn ihr das wisst, werdet ihr die Krankheit als einen Wink verstehen, dass etwas in euren Beziehungen nicht stimmt.
Je genauer ihr diesen Zusammenhang kennt, desto leichter könnt ihr herausfinden, was in dem Geflecht eurer Beziehungen vordringlich in Ordnung gebracht werden sollte. Wenn ihr an diesem Problem erfolgreich arbeitet, schwindet die

Krankheitsdisposition. Entsprechend erhöht sich die Chance, dass die Krankheit geheilt werden kann und dann auch nicht wiederkehrt.

Es gibt zwar Fälle, in denen sie so weit fortgeschritten ist, dass eine Heilung nicht mehr möglich ist und die Krankheit vielleicht sogar unabwendbar zum Sterben führen wird. Doch auch dann sollte es für den Kranken von Interesse sein, welche Beziehungsdefizite die Krankheitsdisposition herbeigeführt haben. Vielleicht kann er das Misslungene noch ein wenig korrigieren, er sollte es wenigstens versuchen. Das wird ihn versöhnlich stimmen und sich auch für sein Leben nach dem Sterben als hilfreich erweisen.

Wenn ihr euch mit den Zusammenhängen zwischen Beziehungsproblemen und körperlicher Erkrankung vertraut macht, so ersetzt das nicht die ärztliche Therapie. Das Verstehen der psychosomatischen Zusammenhänge, die in diesem Buch aufgehellt werden sollen, wird euch aber *erstens* ermöglichen, erste Symptome einer Organerkrankung zu deuten und vielleicht sogar den vollen Ausbruch der Krankheit abzuwenden. *Zweitens* hilft es, die ärztliche Therapie begleitend zu unterstützen und ihre Erfolgschancen erheblich zu vergrößern. *Drittens* kann es für den Psychotherapeuten hilfreich sein, sich vom Patienten sagen zu lassen, welche körperlichen Schwachstellen – zum Beispiel des Magens oder der Lunge – immer wieder zu Erkrankungen geführt haben; denn das erlaubt ihm Rückschlüsse auf die Wurzeln dessen psychischer Probleme.

Selbsterkenntnis

Wer für seine Gesundheit selbst etwas tun will, für den ist der Weg über die Selbsterkenntnis unabdingbar. Diese betrifft zunächst den *Körper* und geht über die objektiven Befunde des Arztes hinaus. Ihr habt Erfahrung damit, was und wie viel der Körper zu leisten vermag, wie viel Schlaf er braucht, wie viel Flüssigkeit und wie viel Bewegung, welche Ernährung ihm guttut und welche nicht, wie erkältungsanfällig er ist und wie ihr euch anziehen sollte, überhaupt: wie er funktioniert, was er mitmacht und was nicht.

Für den *psycho-sozialen* Bereich ist die Grundfrage, ob die Beziehungen stimmen:

1. Stimmt zum Beispiel die Beziehung zu meinem *Körper?* Nehme ich seine Bedürfnisse ernst, gehe ich vorsichtig und pfleglich mit ihm um?
2. Stimmt die Beziehung zu meinen *Eltern und Erziehern?* Wie behütet war die Kindheit, welche Verletzungen wirken nach? Stimmt die Beziehung zu den Traditionen, in denen ich aufgewachsen bin; gehe ich respektvoll mit ihnen um? Haben die Brüche der Pubertätsepoche schmerzliche Wunden hinterlassen?
3. Stimmt die Beziehung zu *mir selbst?* Definiere ich mich durch Herkunft, Wohlstand, Beruf, Erfolg, Interessen, Begabung, Zugehörigkeit zu bestimmten Gemeinschaften? Welche Visionen und Ziele habe ich? Wie viel Anerkennung oder Ablehnung erfahre ich von wem, und wie wichtig ist mir das?
4. Stimmt die Beziehung zu meinem Lebenspartner, meinen Kindern, meinen Verwandten, meinen Nachbarn, Kollegen, Freunden und Gegnern: Stimmt die Nähe oder Ferne, die Menge, die Intensität?

5. Stimmt die Beziehung zu meinem Land, zu meiner Zeit, zu ihren Themen, Gedanken und Werten?
6. Stimmt die Beziehung zu Gott, zu den mich begleitenden Engeln, zu meiner Lebensabsprache?

Solche und ähnliche Fragen zu klären ist nicht einfach. Es bedarf nicht nur großer Bemühung, sondern auch unbedingter Aufrichtigkeit, manchmal auch der Hilfe durch einen guten Freund oder Therapeuten. Denn die Selbsterkenntnis könnte Erinnerungen zutage fördern, die man nicht anschauen mag und von denen man nichts hören will, zum Beispiel weil sie peinlich und beschämend sind, alte Wunden wieder aufreißen oder das Selbstwertgefühl verletzen.
Solche Erinnerungen hat man ins sogenannte Unbewusste verdrängt und wünscht, sie dort zu belassen. Was das Bild beschädigt, das man sich von der eigenen Identität, vom Profil seiner Persönlichkeit gemacht hat, will man einfach nicht wahrhaben: »Bei mir stimmen alle Beziehungen bestens, und wo etwas nicht stimmt, bin ich machtloses Opfer äußerer Umstände und kann leider nichts ändern. Die anderen sind schuld, die müssten etwas tun.«

Die Alternative wäre, die eigene Biographie noch einmal neu und gründlich zu bedenken. Dazu braucht es den Mut, sich einzugestehen, dass das sogenannte Unbewusste gar nicht unbewusst ist. Es ist vielmehr das Weggesperrte, das, von dem ihr entschieden habt, es nicht mehr zur Kenntnis zu nehmen. Es ist, als hättet ihr eine Kammer im Keller, in die ihr alles hineinstopft, was ihr nicht mehr sehen wollt, nach dem Motto: Wenn ich nicht mehr reingucke, ist es weg. Ihr könnt die Kammer jedoch öffnen und mit einem Lichtstrahl hineinleuchten, aber nur, wenn ihr bereit seid, den Schmerz des Anschauens um der Therapie willen zu ertragen. Es ist eine Willensfrage.

Es gibt kein qualitativ Unbewusstes in dem Sinn, dass es prinzipiell nicht bewusst gemacht werden könnte. Es gibt nur das derzeit nicht mehr Bewusste oder das im Moment gerade nicht Bewusste oder das noch nicht Bewusste. Um es bewusst zu machen, bedarf es des Interesses, der Hinwendung, der Mühe, der Beleuchtung, der Zeit und Geduld.

Deshalb seid ihr indirekt auch verantwortlich für das, was ihr unbewusst tut oder unterlasst. Denn ihr habt euch fragen zu lassen: Warum habt ihr nicht hingeguckt? Warum habt ihr die Zeit und Mühe nicht auf euch genommen? Die ehrliche Antwort müsste lauten: »Es war mir nicht wichtig, es gab Vordringlicheres, die Trägheit hat gesiegt.«

Wenn einer diesen Willen zum Hinschauen nicht aufbringt, ist er nicht therapierbar. Ihr solltet dann aber nicht sagen: »Er ist an seiner Krankheit selber schuld.« Denn »Schuld« ist ein großes Wort, und es steht euch nicht zu, andere zu richten. Was ihr aber sagen könnt, ist, dass die Ursachen seiner Probleme in seiner eigenen Erkenntnisträgheit liegen und dass ihr bedauert, ihm *deshalb* nicht helfen zu können.

Anders liegt die Sache, wenn einer zwar zur Selbsterkenntnis findet, aber zu spät: Die Beziehungen, auf deren Heilung es angekommen wäre, sind endgültig verspielt, der andere ist verstorben, oder es ist bereits zu so schweren Erkrankungen gekommen, dass der Körper nicht mehr umsteuern kann. Dann ist die Selbsterkenntnis dennoch hilfreich, wenn sie dazu führt, dass der Kranke vergeben kann: sich selbst, dem anderen und auch dem Körper. Damit gewinnt er an Souveränität und innerer Freiheit und gesundet wenigstens auf der psycho-sozialen Ebene.

In jedem Fall ist die Selbsterkenntnis ein unerlässlicher Schritt auf dem Weg zur Gesundheit, allerdings lediglich der erste Schritt. Er führt nur zum Ziel, wenn man auch den zweiten Schritt tut, nämlich Konsequenzen im Handeln zu ziehen. Die Selbsterkenntnis nutzt wenig, wenn einer mit den Schultern zuckt und sagt: »ich mache trotzdem so weiter« oder »ich ändere es, aber nur halb« oder »Ich ändere es nicht sofort, aber vielleicht später einmal«. Zur Heilung gehören beide Schritte: die Selbsterkenntnis und die Bereitschaft, aus ihr Konsequenzen zu ziehen.

Das Schöne und das Heilige

Eine Heilung ist einem Kunstwerk vergleichbar, sie ist etwas wunderbar Schönes und Heiliges. Denn sie stellt die Harmonie von Körper, Person und Seele wieder her. Jesus war Meister in dieser Kunst, aber auch manch einem in seiner Nachfolge gelang es, eine gewisse Meisterschaft in ihr zu erlangen.

Heilung verhilft dem Geheilten dazu, aus seinem ganzen Leben ein gelungenes Kunstwerk zu machen. Wenn ihr dereinst im Himmel auf euer vergangenes Leben zurückblicken und Rechenschaft ablegen werdet, dann steht ihr nicht vor einem Gericht, das Strafen zumisst. Der Himmel moralisiert und straft nicht. Seine Frage ist viel tiefgründiger, beschämender und wirkungsvoller, nämlich: »Findest du das schön?« [11]

Wenn ihr insgesamt anschaut, was ihr in eurem Leben getan habt, werdet ihr diese Frage nicht ohne Vorbehalt und Einschränkungen bejahen. Aber vielleicht könnt ihr doch sagen: »Es war alles ein wenig dramatisch oder romanhaft. Aber aus meinen Schwierigkeiten und Umwegen habe ich gelernt und letztendlich etwas Schönes vom Himmel auf die Erde gebracht, so wie ich es mir in meiner Lebensabsprache vorgenommen hatte.« Wer das sagen kann und dazu auch die Zustimmung des Himmels findet, der ist in seinem irdischen Dasein ein Lebenskünstler gewesen.

Ihr braucht das Wort »Lebenskünstler« meist in einem oberflächlichen Sinn: Lebenskünstler ist einer, der sein Dasein vergnügt und mit mehr oder weniger überflüssigem Treiben verbringt, ohne die Last einer Verantwortung zu tragen und ohne die Stimme seines Gewissens zu hören. Für den Himmel ist der Lebenskünstler einer, dem es gelingt, aus seinem Leben ein in sich vollendetes Kunstwerk zu machen. Am Ende kann er dieses Kunstwerk sozusagen »signieren«: »Das kann ich vorzeigen, es ist gelungen. Dass ich auf dieser Welt gelebt habe, war nicht nur für mich schön, sondern auch für andere: Sie gedenken meiner mit Liebe, Respekt und Dankbarkeit. Ich hinterlasse eine Spur, nämlich die Erinnerung an ein wertvolles Kunstwerk: mein irdisches Dasein.«

Heilung, wie der Himmel diesen Begriff versteht, führt dazu, dass der Mensch sein Leben als die Arbeit an einem Kunstwerk begreift und nicht nur als eine Aneinanderreihung von Zumutungen, Überflüssigkeiten, Sinnlosigkeiten, Pflichten, Quälereien, Streitigkeiten und Langeweile. Wer in dem Bewusstsein lebt, dass die Gestaltung des Lebens Arbeit an einem Kunstwerk ist, hat ein gutes Fundament für die Stabilität seiner Gesundheit.

Für dieses Bewusstsein ist es äußerst hilfreich, einen Sinn für Kunst und überhaupt für ästhetische Qualität entwickelt zu haben. Auch deshalb ist es so wichtig, Kinder nicht nur intellektuell und sportlich zu unterrichten, sondern sie auch zum Malen, Musizieren oder zu szenischen Aufführungen anzuleiten und darauf zu achten, dass sie mit bloßem Gekritzel, Geklimper oder Gestammel nicht zufrieden sind. Jugendliche sollten mit den großen Meisterwerken der Kunst, Literatur und Musik vertraut gemacht werden. Wenn dieser Schatz sie durchs Leben begleitet, ist schon viel für die Stabilität ihrer Gesundheit getan.

Ebenso wichtig wäre es, Städte, Wohnungen und Möbel nicht ohne Rücksicht auf Ästhetik nur nach funktionalen Gesichtspunkten zu gestalten. Ihr ahnt vielleicht gar nicht, wie ge-

sundheitsschädlich es für ein Kind ist, in einem schmucklosen Plattenbau oder einem Slum aufzuwachsen und weder Bäume noch Blumen noch überhaupt schöne Landschaften zu Gesicht zu bekommen, ja, nicht einmal ein schönes Stadtzentrum mit Brunnen, einer Kathedrale und prachtvollen Fassaden. Auch Arbeitsplätze ohne jedes Element von Schönheit und Behaglichkeit machen übellaunig und haben schon deshalb eine krankmachende Wirkung. Würde das mehr beachtet und würden öffentliche und unternehmerische Gelder entsprechend investiert, könnten eure Krankenkassenbeiträge gesenkt werden.
Leben ohne Teilhabe am Schönen schwächt nicht nur den Einzelnen, sondern ganze Gesellschaften. Wenn Historiker den Untergang vergangener Kulturen einmal unter diesem Gesichtspunkt analysieren, werden sie meistens solche Symptome einer Schwächung der Gesellschaft entdecken. Um dieser Schwächung wirksam zu begegnen, ist es nicht erforderlich, dass die großen Meisterwerke, auch wenn sie öffentlich zugänglich gemacht werden, allen Menschen verständlich sind. Auch Volkstheater, Volksmusik, Popmusik und so weiter enthalten genügend ästhetische Elemente, um den Sinn für das Schöne anzusprechen und zu kultivieren.
Was ein Kunstwerk zu einem großen Meisterwerk macht, ist nicht nur das vorzügliche technische Können, sondern auch der direkte oder indirekte Bezug zum Himmel: Entweder es spiegelt seine Nähe, oder es gibt der Verzweiflung über seine Ferne Ausdruck.
Das gilt nicht nur für religiöse, sondern auch für profane Kunst. Ein Landschaftsbild vermittelt ein Element von Lobpreis für die Schönheit der Schöpfung oder von Wehmut angesichts der zerstörerischen Kräfte. Der Held eines Romans oder Dramas ringt mit dunklen Mächten und zeigt entweder Tugenden wie zum Beispiel Tapferkeit oder Standfestigkeit oder die unglücklichen Folgen ihres Fehlens. Für die Meisterwerke der Musik ist »das Lächeln unter Tränen« charakteristisch.

In euren schulischen Lehrplänen sollte die literarische, musische und künstlerische Ausbildung eine wichtige Rolle spielen. Der intellektuelle Unterricht im Umgang mit Technik, Wissenschaft, Wirtschaft und Politik ist auch wichtig. Seine Dominanz oder Ausschließlichkeit aber führt zu einer Schwächung eurer Gesellschaften. Das gilt ebenso für eure Fernsehprogramme, wenn dort der Grundsatz herrscht: »Quote geht vor Qualität«, selbst bei manchen öffentlich-rechtlichen Rundfunkanstalten.

Es zeigt sich auch im *Internet.* Dieses ist nicht im Prinzip zu beanstanden. Im Gegenteil, es bringt etwas vom Himmel auf die Erde, nämlich die Chance, sich schnell und problemlos über alles zu informieren, was in der aktuellen Situation zu wissen nötig ist – eine der Möglichkeiten, die bisher nur dem Himmel zur Verfügung standen. Während aber die über die Menschheit verteilten Engel stets nur zuverlässige Auskünfte geben, mischen im Internet die Doppelgänger der Menschen kräftig mit. Es fehlt bisher noch an dem technischen und rechtlichen Instrumentarium, um wenigstens die kriminellen Auswüchse auszuschalten und den Erfordernissen des Jugendschutzes gerecht zu werden.
Nun stellt euch Leute vor, die sich täglich stundenlang von eurer Medienwelt berieseln lassen und die in ihrer Jugend keine Gelegenheit hatten, ästhetische Urteilskraft auszubilden und sich in ihr zu festigen. Meint ihr, da könne der »Odem des Lebens« durch Körper, Person und Seele fließen und alle drei in Harmonie integrieren? Nein, in einem solchen gesellschaftlichen Umfeld ist es sehr schwer, nicht krank und pflegebedürftig zu werden. Ihr habt euch mit Recht den demographischen Problemen zugewandt, die eure Gesundheitskosten in die Höhe treiben. Aber alle Maßnahmen eurer »Gesundheitsreform« werden wenig nutzen, solange nicht auch die krank machende Wirkung eines Lebens ohne Schönheit, ohne

»Lebenskunst« im eigentlichen Sinn des Wortes bedacht und berücksichtigt ist.
Am gravierendsten wirkt dabei die fehlende Beziehung der Person zu der ihr innewohnenden Seele. Um diese Beziehung zu finden, braucht der Mensch zumindest in der Kindheit und Jugend eine Teilhabe am religiösen Leben. Sie vermittelt ihm den Sinn für heilige Orte und heilige Zeiten und damit – mehr noch als der Umgang mit Kunst – für Schönheit.
Es trägt viel zur Stabilität eurer Gesundheit bei, wenn ihr zum Beispiel Kirchen und Kapellen, den »Herrgottswinkel« in Wohnstuben und Gaststätten, die Marterln und Marienbilder am Wegesrand mit Respekt, Wertschätzung und Dankbarkeit seht, wenn ihr spürt, wie viel Ruhe, Frieden, Würde, Freude, Festlichkeit an diesen Orten walten, wenn ihr wahrnehmt, wie ehrfürchtig gläubige Menschen sich dort bewegen, was für einen Blick sie haben, in welcher Tonlage sie sprechen, wie viel Gottesverehrung in alldem zum Ausdruck kommt. Die historische Bilderstürmerei hatte eine krank machende Wirkung. Heilige Orte sind heilende Orte, und Orte, wo einmal eine Heilung stattgefunden hat, wurden dadurch zu heiligen Orten.
Entsprechendes gilt für heilige Zeiten. Seht ihr in Weihnachten bloß ein traditionelles Familienfest, an dem man Geschenke macht und ein bisschen Kitsch erlaubt ist, dann hat das keinen Einfluss auf eure Gesundheit, allenfalls einen negativen, wenn ihr zu viel esst. Höchst förderlich für die Harmonie von Körper, Person und Seele ist es hingegen, wenn ihr richtig Weihnachten feiert: die Geburt Jesu, die Menschwerdung des göttlichen Logos. Dann werdet ihr schon in der Adventszeit mit ihren Vorbereitungshandlungen in eine feierliche Stimmung geraten und in der Heiligen Nacht in den Jubel der Engelchöre einstimmen wollen. Und in der Osternacht feiert ihr die Auferstehung Christi und nicht bloß ein kindliches Frühlingsfest, an dem Hasen Eier legen und verstecken.

Je mehr ihr die Seele in eure Ganzheit integriert, desto öfter und desto lieber werdet ihr all die verschiedenen Jahresfeste mitfeiern. Auch der sonntägliche Gottesdienst wird euch nicht mehr als eine traditionelle Zeremonie erscheinen, bei der man unbeteiligt einer Opferung beiwohnt, obwohl in Wirklichkeit gar nichts geopfert wird, und man langweiligen Predigten ausgesetzt ist. Vielmehr werdet ihr Sinn und Bedeutung von Eucharistie und Kommunion verstehen, als eine heilige Feier erleben und Wert darauf legen, dass diese festlich begangen wird: in einem schön gestalteten und geschmückten heiligen Raum und mit schöner Musik.

Die tiefe Freude, mit der euch das Mitfeiern heiliger Zeiten erfüllt, kommt nicht von ungefähr. In ihr spiegelt sich die Stimmigkeit der Beziehung eurer Person zum Himmel und zu eurer Seele. Deren Integration kann schwerlich gelingen, wenn ihr den Sonntag nur als Gelegenheit zum Ausschlafen und zum Gaststättenbesuch anseht – und ebenso wenig, wenn Religion zur Theologie schrumpft und diese zur historisch-kritischen Wissenschaft. Ich weiß, es ist nicht gerade in Übereinstimmung mit der von der »Moderne« für gültig gehaltenen Weltanschauung zu sagen: Teilhabe am religiösen Leben ist ein wesentlicher Beitrag zur Stabilität eurer Gesundheit.

Sie allein genügt freilich nicht. Es kommt auch noch darauf an, dass ihr euer Denken, Fühlen und Wollen entsprechend orientiert und die Beziehungen auch zu euch selbst, zu eurem sozialen Umfeld und zu eurem Körper korrigiert, so weit sie nicht stimmig waren. Diese Umstellung der Lebensführung wird aber wesentlich begünstigt, wenn zunächst die Beziehung zwischen Person und Seele den Realitäten angenähert ist. Ohne das bleibt sie schwierig und kann kaum gelingen. Deshalb gehört zu einer wirklichen Heilung die Öffnung des Menschen für das Schöne und für das Heilige.

Die seelischen Organvertreter

Was bedeutet »Organvertreter«?

Es ist auf den ersten Blick eine ungewohnte und deshalb schwierige Vorstellung, dass zum Beispiel eure Leber euch »etwas sagen« will und dass ihr sie fragen könnt, woran es ihr fehlt und was ihr für sie tun könnt. Stellt euch deshalb vor, die Leber werde durch einen »Organvertreter« in menschenähnlicher Gestalt repräsentiert. Gestattet euch diesen Kunstgriff. Sagt euch: Da ist ein lebendiges Organ, das aus energetischen Schwingungen besteht, das in mir pulsiert, das Informationen und Erinnerungen speichert, das Vorgänge steuert. Kleidet die Leber in eurer Vorstellung in eine bildhafte Darstellung in menschenähnlicher Gestalt.

Wenn eines eurer Organe nicht funktioniert oder gar schmerzt, dann ruft es euch auf: »Bitte wende mir deine Aufmerksamkeit zu, mach dir bewusst, dass ich da bin und meine Bedürfnisse und Notwendigkeiten habe. Nimm sie wahr, nimm sie ernst, sprich mit mir.« Ihr könnt mit ihm sprechen, indem ihr mit dem Organvertreter redet. Er kann euch sagen, wie es dem Organ geht, nämlich so, wie es *ihm* geht: Er ist das Organ in geistiger Gestalt. Lasst euch von ihm erklären, mit welchen psychischen Unstimmigkeiten die Erkrankung zusammenhängt.

Auch ohne Anzeichen für eine Erkrankung solltet ihr ab und zu einmal den Lichtstrahl des Bewusstseins auf ihn richten und euch Gewissheit darüber verschaffen, dass er sich wohl fühlt und alles in bester Ordnung ist. Deshalb könnt ihr euch auch jederzeit bewusst machen, wie es den Organen geht, die ihr normalerweise nicht bewusst wahrnehmt und über deren Bewegungen ihr keine Kontrolle habt, zum Beispiel den Darm.

Die Organvertreter sind aber nicht nur eine Fiktion eurer Vorstellungskraft. Sie haben eine reale Existenz in eurer Seele. Sie sind die *Repräsentanten der Seele in eurem Körper*, das Wesen des Organs in Geist und Gestalt. Es gab sie, bevor es das körperliche Organ gab. Sie lebten schon vorgeburtlich in den Innenräumen eurer Seele, bewegten sich frei und fröhlich in ihnen herum, kommunizierten miteinander und mit den anderen dort waltenden Wesen.

Nach der Zeugung umgaben sie zunächst die befruchtete Eizelle wie eine Art Licht- und Klangkugel. Ihre Strahlungsenergie gab den Zellen die Signale, was sie wann zu tun haben, damit die Organe wie vorgesehen zusammengestellt werden. Ihre Informationen steuerten die Entwicklung wie Bauanleitungen.

So erklärt sich aus Himmelssicht, was geschieht, wenn sich der Embryo zu entwickeln beginnt. Sobald das Organ dafür reif ist, gehen die Organvertreter in es ein, machen es zu ihrer Wohn- und Wirkungsstätte und sorgen für sein intaktes Funktionieren. Sie passen sich den individuellen Strukturen ihres Menschen an, werden durch sie geprägt und gefärbt. Deshalb sieht zum Beispiel der Lebervertreter des einen ein wenig anders aus als der des anderen.

Wird ein Organ entfernt, so bleibt der Organvertreter anwesend und verwaltet den Mangel, so gut er kann. Wird das Organ eines anderen Menschen implantiert, so verbindet er sich mit diesem. Wenn die Seele den Leib verlässt, kehren die Organvertreter in sie zurück und gehen mit ihr, und zwar wieder in ihrer ursprünglichen Form. Das heißt, die individuellen Prägungen lassen sie zurück. Sie sind aber um die Erinnerung an die Erfahrungen des vorangegangenen Erdendaseins bereichert. Sie sind nicht nachtragend, die erfahrenen Kränkungen lassen sie hinter sich. Hingegen nehmen die Organvertreter grundsätzlich alles mit, was ihnen guttat, sie stärkte, förderte, freute, beglückte.

Ihr kennt den Begriff des Organvertreters auch aus der Juristerei. Verschiedene Körperschaften und Anstalten sind »Organe des Gemeinwesens«, und diese werden durch Vertreter repräsentiert: Minister, Landrat, Bürgermeister und so weiter. Der juristische Begriff des Organvertreters ist nicht der ursprüngliche, er wurde vielmehr aus der Vorstellung entwickelt, das Gemeinwesen sei einem menschlichen Körper vergleichbar, der sich aus verschiedenen Organen – Herz, Lunge, Leber und so weiter – zusammensetzt und auf diese Weise als Einheit funktioniert. Wenn wir im Folgenden den Begriff »Organvertreter« verwenden, so in seinem eigentlichen, nicht in einem bloß analogen Sinn.

Ob ihr euch auf diesen Kunstgriff einlasst, steht in eurer Freiheit. Wenn ihr das aber tut, dann könnt ihr euch das Aussehen und die Eigenschaften des Organvertreters nicht willkürlich ausdenken, sondern habt der Realität und damit den Eigentümlichkeiten des jeweiligen Organs Rechnung zu tragen. So wie eine Leberzelle nicht genau so beschaffen ist wie eine Herzzelle, so haben alle Organvertreter der Leber ihre Eigenart. Diese unterscheidet sich von den Eigenarten der Vertreter des Herzens, der Lunge und so weiter und lässt sich in einer für alle Menschen gleichermaßen gültigen Weise beschreiben. Der Organvertreter der Leber ist bei einem kleinen Mädchen nicht prinzipiell anders als bei einem Greis. Wie gesagt gibt es zwar individuelle Unterschiede, die sind aber nicht erheblich.

Der Vertreter jedes Organs hat andere Aufgaben, Fragen und Forderungen an euch. Jeder von ihnen hat andere Bedürfnisse, einen anderen Horizont und steht in seinen jeweils besonderen Problemzusammenhängen. Ihr seid bei jedem Organvertreter mit den speziellen Realitäten des jeweiligen Organs konfrontiert. Wenn ihr euch entschließt, eure Organvertreter zu akzeptieren, wie sie sind, und das Gespräch mit ihnen zu suchen, gewinnt ihr eine ebenso spannende wie hilfreiche Möglichkeit, mit eurem Körper partnerschaftlich umzugehen. Ihr könnt der Leber, dem Herzen und so weiter sozusagen »ins Gesicht schauen«, sie ernst nehmen, sie hegen und pflegen, ihre Nöte und Sorgen verstehen, ihr Freund werden. Die Vertrautheit mit den Organvertretern eröffnet euch die Möglichkeit, ein liebevolles Verhältnis zu eurem Körper aufzubauen.

Der Organvertreter veranlasst natürlich nicht, dass das Organ krank wird, damit ihr auf die Unstimmigkeit aufmerksam werdet. Aber er erstattet euch Bericht. Er gibt euch *erstens* eine Zustandsbeschreibung, *zweitens* eine Erklärung für den Zustand und *drittens* einen Hinweis darauf, wie ihr den Zustand korrigieren könnt, sofern das noch möglich ist. Da ihr mit Leib und Seele eine ganzheitliche Einheit bildet, kann er euch zur klaren Bewusstwerdung und damit zur Selbstheilung verhelfen.

Zu erwähnen ist noch die Verflochtenheit der Organvertreter untereinander. Diese kann lockerer oder enger sein. Es kann zwischen zwei oder drei Organvertretern, die auf den ersten Blick anscheinend nichts miteinander zu tun haben, so etwas wie *Assoziationen* geben. Zum Beispiel reagiert der Vertreter des Dickdarms auf Störungen in der Beziehung zu euch selbst, derjenige der Haut auf Störungen in den Beziehungen zu eurer Umwelt, derjenige der Lunge auf Störungen eurer Beziehungen zum Himmel, insbesondere auf Abweichungen von der Lebensabsprache. In allen drei Fällen geht es um Beziehungsstörungen. Diese können in einem inneren Zusammenhang stehen und sich wechselseitig bedingen. Das macht verständlich, warum beispielsweise gleichzeitig Erkrankungen des Darms, der Haut und des Bronchialsystems auftreten können.

Über diese besonderen Assoziationen hinaus gibt es Wechselbeziehungen zwischen allen Organen. Eure Gesundheit ist eine Frage eurer Gesamtverfassung. Deshalb solltet ihr von

Zeit zu Zeit eine *Vollversammlung* eurer Organvertreter einberufen und ein Gespräch mit ihnen führen. Stellt euch vor, irgendwo in eurem Gehirn gebe es einen Versammlungssaal, in dem sie alle halbkreisförmig wie in einem Amphitheater sitzen. Ihr tretet vor und fragt sie: »Führe ich zu nachlässig oder zu streng? Fehlt mir überhaupt die richtige Vision von Führung? Wie ist eure Grundstimmung? Wenn ihr mich als Vorsitzenden zu wählen hättet, mit wie viel Prozent würdet ihr für mich stimmen? Wer von euch hat Beschwerden vorzubringen? Wer hat für wen unter euch besondere Sympathien oder Antipathien und warum?«
Wenn ihr hört, jemand sei krank, pflegt ihr zu fragen: »Was fehlt ihm denn?« Diese Sprachformel ist sehr treffend. Kranksein ist tatsächlich Ausdruck eines Verlustes. Es mangelt dem Menschen an Funktionstüchtigkeit seiner Organe, an psychischer Ausgeglichenheit, mentaler Offenheit oder spiritueller Verbindung mit dem Himmel. Es fehlt ihm meist mehr, als die Ärzte mit Medikamenten oder guten Ratschlägen ausgleichen können: vor allem die Übereinstimmung mit dem, was er eigentlich ist und will, und die klare Bewusstheit dieses Mangels. Darauf reagiert das jeweils betroffene Organ, und das Gespräch mit dem Organvertreter wird dem Kranken hilfreich sein.

Das Gespräch mit den Organvertretern

So unentbehrlich die naturwissenschaftlich fundierte medizinische Heilkunst ist – ein weiser Freund wird euch oft noch etwas Wesentliches sagen, was der Arzt nicht wissen kann, weil es Vertrautheit mit eurer Person und Lebensführung voraussetzt. Angenommen, jemand krankt an einem Magengeschwür, der Arzt wird ihm Medikamente verschreiben. Der

Freund, der die individuelle Lebenssituation genauer kennt, wird ihm sagen: »Solange du in Stress und Sorgen lebst und zum Beispiel die Beziehung zu deinem Ehepartner nicht in Ordnung gebracht hast, wirst du die Disposition zu deiner Erkrankung nicht los und kaum endgültig gesunden können.«

Solcherart sind die Hinweise, die euch die Organvertreter geben können. Sie sind weise Freunde, die mit eurer Persönlichkeit innig vertraut sind. Sie kennen eure Unstimmigkeiten im Verhältnis zu euch selbst, zu eurer Umgebung und zum Himmel.

Stellt euch die Organvertreter in menschlicher Gestalt vor – erlaubt euch diesen Kunstgriff. Dann seht ihr schon an ihrem Gesicht, ob sie missmutig, traurig, ärgerlich, besorgt sind, sich zum Beispiel verletzt, gekränkt, zumindest unangenehm berührt fühlen. Das ist für euch ein Warnsignal: »Vorsicht! Das Organ ist geschwächt und hat die Disposition zu erkranken.« Vielleicht zeigt sich diese Disposition schon in einigen Symptomen. Dann kann der Arzt das Seine tun. Die gründliche und nachhaltige Gesunderhaltung oder Heilung aber setzt voraus, dass ihr die eigentliche Ursache der Krankheitsdisposition erkennt, sie konsequent angeht und korrigiert.
Stellt euch vor, ihr setzt euch mit dem gekränkten Organvertreter zusammen und fragt ihn, woran es ihm fehlt. Er wird vielleicht antworten: »Liebes Kind, du hast erst Symptome der Krankheit kuriert, aber die Disposition des von mir vertretenen Organs zur Erkrankung nicht überwunden. Das wird sich früher oder später zeigen – und dann vielleicht so schlimm, dass eine Gesundung immer schwieriger wird.«
Dann werdet ihr fragen, wie es zu dieser Krankheitsdisposition gekommen ist. Er wird euch erklären, was in eurer Lebensführung, in eurer Weltsicht oder in eurem Selbstverständnis mit Bezug auf den Himmel nicht stimmig ist. Je nachdem, um welches Organ es sich handelt, wird er euch beispielsweise sa-

gen: »Deine Einordnung in die Gemeinschaft ist nicht stimmig, es hakt in deinen Beziehungen, deiner Verantwortung, der Art und Weise, wie du mit Konflikten in Familie oder Mitarbeiterkreis umgehst.«
Ein anderer Organvertreter wird sagen: »Deine Selbstbewertung stimmt nicht: Du überschätzt oder unterschätzt dich, überforderst dich oder forderst dich nicht genug.« Wieder ein anderer Organvertreter wird sagen: »Dein Menschenbild ist zu pessimistisch oder zu optimistisch, du bist ein ständiger Nörgler oder ein zu idealistischer Leichtfuß.« Wiederum ein anderer wird sagen: »Dein Verhältnis zum Himmel entspricht nicht dem, was du im Grunde eigentlich weißt und willst.«

In solchen Gesprächen finden sich die Organvertreter also in einer Doppelrolle, einerseits ist das Organ krank und hilfsbedürftig, der Organvertreter bringt seine Beschwerden vor und erwartet, dass ihr tätig werdet und helft. Andererseits ist er gleichzeitig euer Lehrer. Er klärt euch über Hintergründe der Krankheitsdisposition auf, er mahnt euch zur Besinnung und Änderung eurer Grundeinstellungen und Verhaltensweisen. Der Hilfsbedürftige wird zum Helfer, Lehrer, Warner und Mahner. Indem er Gelegenheit findet, euch zu raten, gewinnt er darüber hinaus auch einen ihn selbst kräftigenden inneren Schub.
Die verschiedenen Organe des Körpers stehen in Verbindung zu verschiedenen Facetten eures seelischen und geistigen Lebens. Die jeweilige Unstimmigkeit macht das jeweils zugeordnete Organ verletzbar und anfällig. Das kann andere Organe in Mitleidenschaft ziehen, sie werden ebenfalls überfordert und geraten aus dem Takt.
Sie führt nicht bei jedem Menschen zur Erkrankung – mancher Mensch hat eine robuste Gesundheit und hält die Unstimmigkeit aus. Er nimmt sie gar nicht wahr. Er meint zum Beispiel, an seinen Beziehungsproblemen seien immer nur die anderen

schuld. Er macht sich keine Gedanken, nimmt sein Gewissen nicht zur Kenntnis, will nichts sehen, hören und sagen als: »Mich betrifft das alles nicht.« Das ist eine bestimmte Art von Dummheit, die ihn wie ein Panzer ziemlich geschützt durchs Leben bringen kann und insofern sogar etwas Kluges hat. Aber sie schafft in jedem Fall eine Disposition für organtypische Erkrankungen. Der Gemeinschaft sind solche Menschen nicht förderlich. Zwar können sie auch mal als Puffer zwischen anderen nützlich werden, aber allzu viele sollten es nicht sein.

Wer bereit ist, sich sagen zu lassen, welche Unstimmigkeiten welche Krankheitsdisposition auslösen, kann von den Organvertretern auch erfahren, was er zu überdenken und zu korrigieren hat, wenn er seine Gesundheit stabilisieren oder wiederherstellen will. Dann erst werden die ärztlichen Maßnahmen zu dauerhaften Erfolgen führen. Er wird gesünder und glücklicher durchs Leben gehen.

Wenn ihr Kontakt mit dem Organvertreter aufnehmt, hat das *erstens* einen aufklärenden Charakter. Er kann euch Dinge sagen, die ihr bisher vielleicht nur geahnt habt, die in der Luft lagen, ohne ausgesprochen zu werden. Ihr erfahrt mehr über euch, über die Art und Weise, wie ihr euch durch die Welt bewegt und was das für Auswirkungen auf diesen Organvertreter hat, aber auch auf die Stimmung aller anderen. Das führt dazu, dass ihr wisst: Ihr könnt selbst etwas tun, ergänzend zu allen medizinischen Maßnahmen. Ihr könnt euer Leben in dieser oder jener Hinsicht ändern.

Der Kontakt mit dem Organvertreter bewirkt *zweitens*, dass ihr euch in ihn, sein Befinden, seine Stimmung hineinfühlen und ihm sagen könntet: »Ich verstehe dich, an deiner Stelle würde ich mich auch so fühlen.« Ihr baut eine enge, liebevolle Beziehung zu ihm auf. Sein komplexes Wesen wird euch deutlich.

Dieses Wissen auf der gedanklichen Ebene in Verbindung mit diesem Mitgefühl wird *drittens* euer Wollen bestimmen. Ihr wollt jetzt die Unstimmigkeit in euren Beziehungen, die ganze Art und Weise, wie ihr in der Welt steht und mit ihr umgeht, ändern. »Wie es bisher war, kann es nicht bleiben. Das ist kein Zustand. Ich krempLe die Ärmel hoch und tue etwas.«

Dieses Verstehen, Mitfühlen und Sichkorrigieren wird erstaunliche Wirkungen auf den Organvertreter haben: Er blüht auf, hat neue Kräfte und wirkt heilend auf sein Organ. Während er bisher blass, traurig, geschwächt wirkte, kann er dem Organ jetzt einen revitalisierenden, Ordnung schaffenden Impuls geben. Das ist das, was ihr als »Selbstheilungskräfte« zu bezeichnen pflegt, was aber für euch meist ein seltsam unverständlicher Begriff geblieben ist. *So* funktionieren die Selbstheilungskräfte.

Es geschieht aber *viertens* noch mehr. Ihr habt nicht nur euer Denken, Fühlen und Wollen und das daraus resultierende Handeln korrigiert. Auch euer »Ich« ist freier geworden. Wenn ihr »Ich« sagt, könnt ihr das auf euren Körper, eure Person oder eure Seele beziehen. Die Seele kommt allerdings meistens zu kurz. Nun aber könnt ihr auch die Seele meinen, wenn ihr mit dem Organvertreter sprecht, der zwar im Körper wohnt, der aber *eine Facette eurer Seele* ist. Ihr sagt ihm: »Ich verstehe, was du brauchst und von mir willst. Ich fühle mich in dich ein. Ich will, dass es dir gutgeht. Ich tue, was du mir rätst. Du warst mein Ratgeber und Helfer, jetzt kümmere ich mich um dich. Ich will dir Bruder, Mutter und Vater sein.«

Der Organvertreter wird vielleicht antworten: »Es ist jetzt auf Erden wie im Himmel. Auch hier gibt es einen geschwisterlich-mütterlich-väterlichen Begleiter, der alles für mich tut.«

Das alles wirkt auf das Gesamtsystem all eurer Organvertreter: Sie sind entzückt und applaudieren voller Freude. Im ganzen Körper gibt es einen Widerhall von Glaubenssicherheit, Zuversicht, Frische und Vitalität. Alle krempeln die Ärmel hoch und werden tätig. Eure Gesundheit stabilisiert sich insgesamt. Jeder Arzt wünscht sich das, aber keine Tablette kann das hervorrufen. Ihr selbst habt eure Selbstheilungskräfte aktiviert.

Ihr seht daran, wie eng verflochten Leib, Person und Seele sind und was die Aussage bedeutet, dass sie eine ganzheitliche Einheit bilden. Welche Aspekte eures psychisch-sozialen Lebens zu welchen Organen eures Körpers in Beziehung stehen und wie, soll in diesem Buch im Einzelnen dargestellt und erläutert werden.

Wege zum Gespräch

Angenommen, ihr wollt mit bestimmten Organen eures Körpers in bewussten Kontakt kommen - sei es, weil ihr ausprobieren wollt, wie sich euer Lebensgefühl dadurch verändert, sei es, weil eine Disposition zur Erkrankung - individuell oder familiär-genetisch - gegeben ist und ihr ihrem Ausbruch oder Wiederausbruch vorbeugen wollt, sei es, weil das Organ erkrankt ist und ihr zusätzlich zur ärztlich-medizinischen Behandlung etwas Hilfreiches tun wollt. Dann geht folgendermaßen vor.
Orientiert euch zunächst anhand des Schaubildes am Ende des Buches genau, wo das Organ in eurem Körper sitzt. Bei einigen versteht sich das zwar von selbst, aber schon bei der Schilddrüse kann der genaue Ort dem medizinischen Laien zweifelhaft sein. Macht euch klar, wo das Organ zu suchen ist, und legt eine Hand auf die betreffende Stelle. Verschafft euch eine Vorstellung davon, wie das körperliche Organ in etwa aussieht, wie groß es ist, welche Funktionen es hat.

Dazu genügen im Allgemeinen die Angaben, die ihr in jedem Lexikon findet.
Alsdann setzt euch entspannt nieder und schließt die Augen. Jetzt gibt es mehrere Wege, um den Organvertreter wahrzunehmen und mit ihm ins Gespräch zu kommen. Welchen davon ihr wählt, hängt davon ab, wie viel Vertrauen ihr in eure innere Wahrnehmung habt und wie viel intellektuelle Skepsis euch daran hindert.

Das »lächelnde Atmen«

Erster Schritt: Atmet bewusst und langsam und stellt euch vor, ihr lenkt den Atem bei jedem Ausatmen zu dem betreffenden Organ hin. Begnügt euch nicht damit, dass Teile des Sauerstoffgemischs ohnehin über das Blut überallhin verteilt werden, sondern atmet zu dem Organ hin.
Zweiter Schritt: Schickt dem Organ mit dem Atem ein Lächeln zu. Es ist wichtig, dass euer Gesicht ein Lächeln zeigt, auch wenn euch im Moment gar nicht danach zumute ist. Entspannt die Gesichtszüge, lächelt nicht nur mit dem Mund, sondern auch mit den Augen – so wie in dem Kinderspiel, wo der eine ein lachendes und der andere ein ernstes Gesicht zeigt, bis er nicht mehr kann und ebenfalls lacht.
Wenn ihr das Organ, zum Beispiel die Leber, anlächelt, werdet ihr mit der Zeit das Gefühl haben, sie lächelt zurück. Ihr schickt ihr so viel Lächeln zu, dass sie nicht mehr anders kann. Wenn sie auch sauer oder wütend oder resigniert war, sie wird schließlich in das Lächeln einstimmen.
Dritter Schritt: Jetzt schaut einmal erstaunt hin. Wie sieht eine lächelnde Leber aus? Sie ist genauso ein Klumpen Fleisch wie vorher – aber sie lächelt zurück. Ihr macht die Erfahrung: Es gibt einen Unterschied zwischen der übelgelaunten und der lächelnden Leber. In diesem Unterschied zeigt sich, dass der

Klumpen Fleisch Wohnstatt eines Wesens ist, das reagiert, Gefühle hat, etwas will. Damit seid ihr automatisch beim Organvertreter der Leber. Indem ihr einander zulächelt, zeigt er ein Gesicht und eine menschenähnliche Gestalt. Ihr nehmt ihn wahr und seid mit ihm in einen ersten Kontakt getreten.
Vierter Schritt: Jetzt könnt ihr mit ihm auch ins Gespräch kommen. Als Erstes solltet ihr ihm immer danken. Dann könnt ihr ihn zum Beispiel fragen: »Wie geht es dir eigentlich sonst, wenn ich dich nicht zum Lächeln gebracht habe?« Und er kann berichten, ob er rundum zufrieden ist oder was ihn kränkt und beschwert.

Der »leere Stuhl«

Erster Schritt: Stellt dem Platz, auf dem ihr sitzt, einen leeren Stuhl gegenüber. Bittet den Organvertreter, den ihr fragen wollt, darauf Platz zu nehmen. Ihr wisst nicht, ob er das tut, ihr seht ja äußerlich nichts.
Zweiter Schritt: Setzt euch nun auf den leeren Stuhl, macht euch zum Stellvertreter des Organvertreters (wie beim »Hellingerschen Familien-Stellen«). Wenn ihr euch mit geschlossenen Augen völlig entspannt darauf konzentriert, werdet ihr seine Befindlichkeit wahrnehmen und zum Ausdruck bringen können. Sprecht laut aus, was ihr spürt, zum Beispiel: »Oh, wie bin ich müde, ich kann nicht mehr. Ich würde meinem Menschen gern einmal klarmachen, was er mir alles zumutet! Er sollte dies oder jenes für mich tun oder unterlassen.« Wenn euch das gelingt, werdet ihr diese Methode als sehr berührend empfinden.

Wer für diese beiden Wege zu »verkopft« ist und seinen inneren Ohren nicht traut, kann sich die Sache vereinfachen. Vielleicht nimmt euer Intellekt gerade noch hin, dass der angelächelte Organvertreter für die inneren Augen sichtbar wird. Dies wird euch erleichtert, indem im Folgenden die verschiedenen Organvertreter beschrieben und anschaulich gemacht werden.

Erster Schritt: Ihr schließt die Augen und stellt euch sein Bild vor die inneren Augen. Das ist allerdings die Voraussetzung dafür, dass ihr wahrnehmen könnt, wie es ihm geht. Dankt ihm zunächst. Dann schaut auf seine Mimik und Gestik: Wirkt er zufrieden oder unglücklich, vital oder gebrochen? Versucht, es zu beschreiben.

Zweiter Schritt: Jetzt stellt ihm Fragen, die nur mit ja oder nein zu beantworten sind. Bittet ihn, sie einfach nur mit Nicken oder Kopfschütteln zu beantworten. Stellt zunächst allgemeine und dann immer konkreter werdende Fragen (wie beim »heiteren Beruferaten«). Fragt ihn also nicht: »Wie geht es dir?«, sondern: »Geht es dir gut?« Wenn er den Kopf schüttelt, fragt ihn weiter: »Mache ich etwas falsch? Wünschst du dir mehr Zusammenarbeit mit mir? Mute ich dir zu viel zu? Schlafe ich zu wenig? Ernähre ich mich falsch? Sollte ich das und das reduzieren? Oder ganz weglassen? Habe ich zu wenig Bewegung? Trinke ich zu wenig Wasser? Soll ich mich wärmer anziehen? Stimmen meine Beziehungen nicht? Und zwar die Beziehungen zu meinen Eltern? Zu meinem Lebenspartner? Zu meinen Kindern? Zu meinen Kollegen? Zu meiner Nachbarschaft? Zu den himmlischen Eltern? Zu meiner Lebensabsprache? Zu meinem Selbstwert? Überfordere ich mich? Unterschätze ich mich? Sollte ich bedenken und berücksichtigen, dass ...?« Und so weiter – je nachdem.

Mit dieser Verfahrensweise kommt ihr der Ungeduld des skeptischen Intellekts entgegen: Er liebt es ja, wenn einfach Fragen klar beantwortet werden und dabei zügig vorangeschritten wird. Das ihm abverlangte Vertrauen in die innere Wahrnehmung ist auf das Ja und Nein reduziert.

Das Gespräch mit den einzelnen Organvertretern

Wir werden im Folgenden die einzelnen Organe eures Körpers durchsprechen und die Fragen erörtern:

1. Wie habt ihr euch den Organvertreter vorzustellen?
2. Welche Unstimmigkeiten verletzen oder kränken ihn? Was rät er euch?
3. Was ist seine grundlegende Botschaft für den Menschen, was hütet er, wofür steht er ein? Lässt sich das in einem »Motto« und sein Rat in einem »heilenden Satz« zusammenfassen?
4. Gibt es eine Übung oder Meditation, die euch das Verständnis für den Organvertreter und damit den Kontakt erleichtern kann?

Wir beginnen mit den Sinnesorganen und der Haut, die den ganzen Körper betreffen, gehen dann von der Schilddrüse abwärts bis zu den Geschlechtsorganen und steigen über die im rückwärtigen Teil des Körpers befindlichen Organe hinauf zum Gehirn.

2. TEIL:

Die Organvertreter im Einzelnen

Sinnesorgane: Wahrnehmung

Der Regierungsbeamte

Wie kann man sich den Organvertreter der Sinnesorgane vorstellen?

Der Organvertreter der Sinne ist für alle Sinne zuständig, also für das Sehen, Hören, Schmecken, Riechen und Tasten, aber auch für den Gleichgewichts- und für den Koordinationssinn von Schwere, Größe und Zeit. Wenn ihr etwas wahrnehmt, sind meistens mehrere Sinne beteiligt, häufig alle sieben zugleich, kaum je ein einziger.

Stellt ihn euch vor wie den leitenden Beamten im Presse- und Informationsamt einer Regierung, der immerfort Informationen empfängt und das Neue und Wichtige an die Stellen weiterleitet, die sie angehen und die sich dafür interessieren. Derweil hat er schon wieder alles im Blick, was hereinkommt. Er kann also nicht lange auf irgendetwas konzentriert bleiben. Er ist höflich und um Verbindlichkeit bemüht, aber immer in Eile: »Ich habe keine Zeit, fasse dich kurz.«

Seine Gesichtszüge wirken blass, neutral, kontrolliert. Wenn sie überhaupt Emotionen zeigen, dann am ehesten die Unzufriedenheit darüber, dass er sich in einer so abhängigen Position befindet. Denn seine Prioritäten hängen nicht davon ab, was am lautesten, am schmerzlichsten oder am gefährlichsten ist. Ausschlaggebend sind vielmehr die Wertungen, Prinzipien, Interessen, Leitlinien, die ihm die Regierung vorgegeben hat.

Was kränkt den Organvertreter der Sinnesorgane, was rät er uns?

Er weiß, wie sehr die Wahrnehmungen durch die Subjektivität des Menschen verzerrt sind. Er verfügt über viel mehr Wissen als das Selbstbewusstsein des Menschen. Er hat Zugang zum sogenannten Unbewussten, zum morphogenetischen Feld (siehe Glossar), zur Lebensabsprache des Menschen und zu ihrer Vorgeschichte. Er erlebt die Differenz zwischen subjektiver und objektiver Sinneswahrnehmung als einen ärgerlichen Machtkampf, den das Selbstbewusstsein gegen die Welt führt und der geprägt ist von Einseitigkeit, Undifferenziertheit und Arroganz. Es kränkt ihn, wenn eure Wahrnehmungen nicht klar, differenziert und exakt sind.

Er dient dem Menschen zwar trotzdem treu und loyal, fühlt sich aber nicht wohl dabei. Wie er reagiert, ist individuell unterschiedlich: Der eine bleibt souverän und steckt das weg, der andere gerät in Panik, der Dritte resigniert. Je nachdem kann die Funktionsfähigkeit der Augen, der Ohren oder anderer Sinnesorgane vorzeitig nachlassen.

Er wünscht sich von seinem Menschen, er möge die charakteristischen Eigenschaften des Kindes und des Jugendlichen lebenslang bewahren: Vertrauen und Selbstvertrauen, Hoffnung, Neugier, Abenteuerlust, Freude an Veränderungen und Überraschungen, die Bereitschaft zu Entdeckungen, die Zuversicht »Ich schaffe das schon«. In freudiger Offenheit für korrekte Informationen werdet ihr viel mehr von der Welt und alles viel objektiver wahrnehmen.

Was ist seine Botschaft an uns?

»Des Menschen Wille ist sein Himmelreich«, er erschafft ihm seine Welt. Was den Vorurteilen, Interessen, Leidenschaften oder Verdrängungswünschen des Menschen entgegensteht, wird entweder gar nicht oder nur verzerrt wahrgenommen, was sie bestätigt, hingegen in übergroßer Deutlichkeit. Die Sinnesorgane nehmen die Welt so auf, wie der Mensch sich in die Welt hineinstellt und zu ihr verhält. Wenn er im Zwist mit sich und der Welt lebt, sich gar als ihr Opfer versteht, verzerren sich die Wahrnehmungen.

Die Sinnesorgane heißen nicht etwa so, weil sie sinnstiftend wären. Sie nehmen einfach wahr, was die Umwelt ihnen darbietet. Der Organvertreter ist es, der den Wahrnehmungen Sinn beilegt, insofern er das Wesentliche hervorhebt und das Unwesentliche aussortiert, aber nicht aufgrund seines eigenen Urteils. Er schaut nach innen auf das Selbstbewusstsein seines Menschen. Was will es hören oder sehen und was nicht, was passt zu ihm, welche Stärken und Schwächen hat es, wie viel Energie ist da vorhanden, welche Fenster sind offen, wofür und wie weit? Er setzt die Informationen also in Bezug zu den Ordnungsstrukturen, die sein Mensch ihm vorgibt und in die sich die Wahrnehmungen einzufügen haben.

Die Korrektur von Fehlern und Mängeln der Wahrnehmung muss also beim Selbstbewusstsein des Ichs ansetzen, vom Verstand ausgehen und zunächst einmal euer eigenes Wollen und Handeln korrigieren. Ihr verlangt von eurem Informationsbeamten, die Wahrnehmungen eurer Sinne einer Zensur zu unterwerfen. Er hingegen möchte, dass ihr diese Zensur und ihre Maßstäbe kritisch überprüfen lernt und dadurch an Selbsterkenntnis gewinnt. Was nehmt ihr nicht wahr, obwohl ihr es seht oder hört, und warum?

Fangt einmal damit an, eine Szene des Lebens, zum Beispiel in einem Straßencafé, zu betrachten und gleichzeitig zu fotografieren. Dann erinnert euch an das Gesehene, beschreibt es und vergleicht es mit der Fotografie. Was habt ihr alles übersehen? Erschien es euch unwichtig oder unsympathisch – oder was steckt dahinter? Wenn ihr euch ein

solches Zweimalhinschauen oder -hinhören generell zur Gewohnheit macht, wirkt das, wie wenn euch eine Operation der Augen oder Ohren zu einem viel klareren Blick oder Gehör verholfen hätte.
Der Organvertreter der Sinne will noch etwas Grundsätzlicheres darüber hinaus von euch: Ihr solltet die Fähigkeiten des körperlichen Organs den ihnen zugrunde liegenden geistigen Fähigkeiten annähern. Ihr wisst ja: Die Seele eines Verstorbenen vermag irdische Ereignisse wahrzunehmen. Zum Beispiel sieht der tödlich Verunglückte, was die Ärzte noch mit seinem Körper anstellen. Er hört, was sie dabei reden. Wenn eine Wiederbelebung gelingt, kann er mit erstaunlicher Genauigkeit davon berichten, ohne es aus äußeren Quellen erfahren zu haben. Wahrnehmung ist also nicht an das Inkarniertsein und damit an die Funktionsfähigkeit der äußeren Sinnesorgane gebunden. Vielmehr finden die Wahrnehmungsfähigkeiten der Seele in den Fähigkeiten dieser Organe ihre perfekten Nachbildungen. Die Sinnesorgane sind dazu da, dem inkarnierten Menschen Wahrnehmungen möglich zu machen, die den Wahrnehmungsfähigkeiten der nichtinkarnierten Seele entsprechen.[12]
Die geistigen Wahrnehmungsfähigkeiten der Seele entsprechen ihrerseits denen Gottes, der seine Geschöpfe in unterschiedlichem Umfang mit seinen Fähigkeiten ausgestattet hat, insbesondere den Menschen, der auch insofern sein Ebenbild und Gleichnis ist. Aber natürlich auch die Engel sehen alles, hören alles – nichts bleibt ihnen verborgen. Eure Sinneswahrnehmungen sind Werkzeuge göttlichen Ursprungs. Der Organvertreter der Sinne möchte, dass ihr sie entsprechend benutzt, sie heilig haltet, sie ehrt und achtet wie der Geiger seine kostbare Stradivari.
Solange der Mensch auf Erden weilt, hat er sich in der materiellen Welt zu orientieren. Die geistige Wahrnehmung tritt deshalb hinter die sinnliche zurück, lässt ihr sozusagen den

Vorrang und kann ihren Ausfall – etwa beim Blinden oder Tauben – nicht ersetzen. Sie vermag sie aber aus dem Hintergrund heraus zu ergänzen, zu korrigieren, zu läutern. Ihr seht und hört zum Beispiel das Lachen eines Menschen, mit den inneren Augen und Ohren nehmt ihr aber auch wahr, dass es das Lachen eines Verzweifelten ist. Jemand versichert euch seiner besten Absichten, innerlich nehmt ihr aber wahr, dass er nicht wahrhaftig ist. Kurz: Mit den inneren Organen erkennt ihr Nebenbedeutungen, Motive und Zusammenhänge.

Je mehr Sensibilität ihr für die Wahrnehmungen der inneren Organe entwickelt, desto mehr werdet ihr euch auf alles Wahre, Gute und Schöne ausrichten. Zum Beispiel werdet ihr etwas Unhöfliches übersehen oder überhören – oder mitten im stinkenden Straßenlärm eines hässlichen Stadtviertels eure Aufmerksamkeit auf die Blumentöpfe in den Fenstern und das Zwitschern eines Vogels lenken.

Ihr solltet lernen, mit den Augen des Gottessohnes zu sehen: Wo ist der verständnisvolle, verzeihende Blick angemessen, wo ist etwas zu tun, zu helfen, zu heilen, zu versöhnen? Ihr solltet mit den Ohren der himmlischen Mutter hören: Wo vernehmt ihr ein Bitten, Flehen, Wünschen, Trostsuchen? Manche Blinden und Tauben haben in ihrer Lebensabsprache sogar freiwillig auf das intakte äußere Sehen und Hören verzichtet, um das innere Sehen und Hören unter erschwerten Bedingungen umso intensiver zu trainieren.

Das Entsprechende gilt für die anderen Sinnesorgane auch. Nehmt zum Beispiel den Gleichgewichtssinn im Innenohr. Da geht es nicht nur darum, dass ihr äußerlich nicht schwankt und gerade stehen könnt. Er ist zugleich auch ein Organ des Heiligen Geistes – der *ruach* (siehe Glossar) –, die will, dass ihr auch innerlich zentriert, aufrecht und wahrhaftig bleibt, dass ihr euch im Kreuz positioniert, das heißt in der Vertikalen des Himmels und zugleich in der Horizontalen der Welt. So könnt ihr das vom Himmel auf die Erde bringen, was ihr euch in eurer Lebensabsprache vorgenommen habt. Ihr schwankt nicht und haltet euch nicht an der Meinung der Leute fest, sondern wisst, woran ihr euch binden und wovon ihr euch lösen wollt.

Die übrigen Sinnesorgane sind noch urtümlicher, sie sind unmittelbar im Vater beheimatet. Nehmt den Tastsinn: Das Erste, was die Geschöpfe wahrnahmen, als der Vater sie aus sich heraus gesetzt hatte, war das Wohlgefühl: Ich bin im Paradies, ich berühre es und werde von ihm berührt. Mit dem inneren Tastsinn lasst ihr euch zum Beispiel von einem Musikstück oder einem Blick oder einem Lächeln berühren. Ihr spürt die Wärme oder Kälte, die von eurer Umgebung ausgeht.

Das Riechen und das Schmecken – beide hängen eng zusammen, auch physiologisch – haben viel mit dem Heimatgefühl zu tun. Sie wecken Erinnerungen an eure geborgene Kindheit, wie es Marcel Proust in seinem Roman *Auf der Suche nach der verlorenen Zeit* am Beispiel der Madeleines beschrieben hat. Im Innersten wecken sie aber auch Erinnerungen an das Paradies: Da war ich zu Hause, kein in die Fremde Gestoßener, diese Heimat trage ich in mir durchs Leben.

Entsprechendes gilt auch für den Koordinationssinn von Schwere, Größe und Zeit. Ihr braucht ihn zwar nur im inkarnierten Zustand. Hier aber erinnert auch er euch an das Paradies, wo ihr in der göttlichen Heimat geborgen wart und keine irdisch-materiellen Orientierungsprobleme hattet. So trägt er indirekt dazu bei, euer Heimweh wachzurufen und euch auf den Vater auszurichten.

Das **»Motto«** des Organvertreters der Sinne ist:
Hüte die Fähigkeiten der heiligen Trinität.

Der **»heilende Satz«** lautet:
Ich will mit den Augen des Sohnes sehen, mit den Ohren der Mut-

ter hören, mich mit dem Heiligen Geist im Gleichgewicht halten, in der Erinnerung an den Vater tasten, riechen, schmecken und mich in der Welt orientieren.

Die dazugehörige Übung

Um Krankheiten der Sinnesorgane vorzubeugen oder einen Heilungsprozess zu unterstützen, empfehle ich folgende Schritte:
Erster Schritt: Versucht einmal, einen Raum nicht nur zu sehen, sondern auch mit der Haut zu ertasten. Fühlt er sich wohlig an? Oder kriegt ihr eine Gänsehaut? Oder: Ihr seht vor euch eine Blume und könnt ihren Duft riechen. Könnt ihr sie nicht auch hören? Könnt ihr nicht überhaupt jeden Gegenstand mit all euren Sinnen wahrnehmen?
Zweiter Schritt: Versucht einmal, mit den Augen zu hören, mit den Ohren zu sehen und so weiter. Das erscheint verwirrend und spaßig. Aber es weitet den Horizont der einzelnen Sinnesorgane. Zum Beispiel schaut euer Hund euch schweigend an, und ihr hört den Vorwurf, die Bitte oder die Frage. Oder ein Vogel schreit im Baumwipfel, und ihr seht das entsetzte Gesicht der Vogelmutter, deren Nest ausgeraubt wird.
Dritter Schritt: Habt ihr einen Menschen oder einen Gegenstand vor euch, versucht, euch bewusst zu machen, was ihr zugleich mit den inneren Augen seht, mit den inneren Ohren hört und so weiter. Wichtig ist dabei, dass ihr ganz passiv bleibt, dass sich keine Gedanken, Vorurteile, Unterstellungen hineindrängeln. Da gilt es, selbstkritisch und wachsam zu sein. Es geht darum, die inneren Wahrnehmungen zu entwickeln, zu stärken und bewusst werden zu lassen, und das gelingt nur in einer Haltung völliger Wahrhaftigkeit.

Haut: Friedliche Natürlichkeit

Die Intellektuelle

Wie kann man sich die Organvertreterin der Haut vorstellen?

Die Haut ist zwar auch ein Organ der Sinne, nämlich des Tastsinns. Sie hat aber darüber hinaus eigene Aufgaben und deshalb auch eine eigene Vertreterin.
Stellt sie euch vor als eine kluge Intellektuelle mittleren Alters mit einem etwas herben, aber sehr freundlichen Gesicht, nicht faltig, kaum geschminkt, kurzhaarig, mit hoher Stirn, Brille, einem sanften klaren Blick. Sie ist nicht die schöne und sinnliche Frau, sondern die wissenschaftlich engagierte, die viel liest und diskutiert, sorgfältig recherchiert und allein die Fakten gelten lässt. Während sie nachdenkt, tut sie immer zugleich etwas mit den Händen. Sie macht Eindruck mit ihrer interessierten und offenen, zugleich sehr entspannten Konzentration.

Was kränkt die Organvertreterin der Haut, was rät sie uns?

Es geht ihr um alle Fragen, die eure Beziehungen zu eurem Umfeld, insbesondere zu anderen Menschen betreffen. Sie mag es nicht, wenn ihr euch über sie Illusionen macht. Dann weist sie euch in liebenswürdiger Form, aber doch sehr nachdrück-

lich auf die »nackten Tatsachen« hin. Sie will, dass die Diskrepanz zwischen euren Beziehungen und denen, die eigentlich zur Grundstruktur eures Wesens passen würden, unbemäntelt in Erscheinung tritt, damit ihr sie in Einklang bringen könnt. Fehlt es daran, kränkt sie das, und diese Kränkung schwächt sie, sie schafft eine Disposition zu Hauterkrankungen.
Sie möchte Klarheit: Was bedeuten eure Beziehungen in der Außenwelt für euch im Innern? Wie zwanglos und befriedigend sind sie, welche Fremdheiten sind erträglich, welche erzeugen Reibungen, Wut, verdeckte oder offene Konflikte? Was kann sich nach außen ausdrücken, wird akzeptiert, kann sich ausleben und strahlt zurück? Was bleibt unverstanden, wird zurückgewiesen, widerstrebt eurer Umwelt? Kurz: Stimmt die Außenwelt zur Innenwelt? Lebt ihr in Beziehungen, die eurem Innern entsprechen, oder in solchen, die es ständig verletzen? Könnt ihr als der leben, der ihr seid und sein wollt? Lebt ihr in maßgeschneiderten Rollen? Oder verlangt euer Umfeld, Rollen zu spielen, die nicht zu euch passen, und seid ihr etwa bereit, dem Folge zu leisten?
Die Organvertreterin der Haut ist außerordentlich sensibel. Sie lässt sich durch keine Verdrängung, keine Unwahrhaftigkeit täuschen, sie nimmt das Lichte und das Dunkle wahr. Ihr bleibt nichts verborgen, deshalb solltet ihr mit ihr ins Gespräch zu kommen suchen. Sie kann euch zum Beispiel sagen: »Merkt ihr denn nicht, was sich hinter eurem Rücken abspielt, wie man über euch denkt und redet?« Passt die Außenwelt nicht zu eurer Innenwelt, reagiert sie nicht langmütig und geduldig, sondern nervös und reizbar.

Was ist ihre Botschaft an uns?

Sie verficht das Ideal der *friedlichen Natürlichkeit*. Da sind beide Komponenten wichtig: Die *Friedlichkeit*, das heißt, alle kommen gut miteinander aus, niemand will etwas Böses, und die *Natürlichkeit*, das heißt, dies alles geht von allein ohne Verstellung, Normenzwang und Rollenspiel, und ihr lebt auch in Kleidung, Nahrung und Tagesrhythmen im Einklang mit der Natur.

Was sie vor allem interessiert, ist die Frage: Sind eure sozialen Beziehungsgeflechte eurer seelischen Natur gemäß? Jeder hat ja seine psychischen Grundbedürfnisse, sozusagen seine »Textur«, und braucht das ihm entsprechende Umfeld: kleinere oder größere Gemeinschaften, innige oder lockere Kontakte. Der eine braucht viel Verständnis und Kommunikation, der andere lebt introvertiert in seiner Welt und erwartet nicht, dass andere auf ihn eingehen. Dem einen ist es wichtig, dass er hoch angesehen ist, der andere begnügt sich damit, dass er nicht respektlos behandelt wird.

Geht einmal durch einen Stoffladen und berührt die verschiedenen Stoffe mit den Fingerspitzen: Seide, Leinen, Gaze, Samt, Sisal und so weiter. Wozu sind sie geeignet? Dann fragt euch: Was macht meine seelische Textur aus? Wie sollte man euch anfassen? Welche Textur sollte ein Lebenspartner oder Freund haben, damit er passt?

Der Mensch innerhalb seiner Haut besteht nicht nur aus den körperlichen Organen wie Herz, Leber und so weiter, die alle auch von Häuten umspannt sind, sondern auch aus der Innenwelt seiner Person. Die sprecht ihr an, wenn ihr zum Beispiel fragt: »Fühlst du dich wohl in deiner Haut?«, wenn ihr im Fall des Verlustes von Souveränität und Contenance »aus der Haut fahrt« oder wenn ihr aus verfahrenen Beziehungen flüchtet, um »die nackte Haut zu retten«.

Es gibt den Menschen auch außerhalb seiner Haut: sein energetisches Feld, seine »Aura«, seine Wirkung auf die Außenwelt, aber auch die Einwirkung der Außenwelt, insbesondere durch Rollen, Institutionen, Traditionen, Normensysteme und Beziehungsgeflechte.

Und dazwischen gibt es die euren Körper umgebende Haut, die eine Außen- und eine Innenseite hat. Sie vermittelt Außen- und Innenwelt, bildet die Schnittstelle zwischen beiden. Sie will an der Welt teilhaben – sie will Wärme und Kälte, Sand und Gras spüren, berührt und gestreichelt werden und die Eindrücke nach innen leiten. Sie empfindet das Wohltuende und das Schädliche mit Sympathie und Antipathie. Sie ist ein erkenntnis- und erinnerungsfähiges Wahrnehmungsorgan mit allen psychischen und geistigen Komponenten: In ihr ist der ganze Mensch auf allen seinen Ebenen gegenwärtig. Sie denkt mit, sie fühlt mit, wenn es um die Beziehung zwischen Außen- und Innenwelt geht, um Austausch und Kommunikation.

Der Hautvertreterin geht es aber nicht nur um die stimmigen Beziehungen auf der psychischen, sondern auch auf der *körperlichen* Ebene. Vor allem bei geschlechtlichen Paarbeziehungen ist es ja wichtig, dass ihr nicht nur Freunde seid und euch deshalb auch im Laufe des Alterungsprozesses noch körperlich mögen könnt. Wenn ihr euch von Anfang an nicht anziehend fandet, ist die Beziehung nie stimmig gewesen.

Ebenso wichtig ist die Einbeziehung der *seelischen* Ebene. Vielleicht seid ihr euch begegnet, um Problematiken zu meistern, die aus einer früheren Inkarnation stammen, vielleicht aber auch, weil ihr seit langem ein eingespieltes Team seid, das gemeinsam an der Heimführung der Schöpfung mitarbeiten will. Falls es euch gelingt, eure Beziehungen ohne Illusionen korrekt einzuordnen, wäre das sehr im Sinne der Hautvertreterin.

Es ist ja bis zu einem gewissen Grad vernünftig, gesellschaftlichen Forderungen und Erwartungen Rechnung zu tragen. Wenn man damit aber seine Identität verleugnet und seine Menschenwürde verletzt, dann muss man auch »nein« sagen können. Wenn man es sich gefallen lässt, steht im Hintergrund

ein übertriebener Gehorsam. Es kommt darauf an, den äußeren mit dem inneren Gehorsam zu verbinden. Man respektiert die Bedürfnisse und Stimmigkeiten der anderen, verlangt aber, dass auch die eigenen respektiert werden. Beides sollte von Jugend an geübt werden.
Wenn das nicht gelingt, weil der Mensch das Gefühl hat, er passt mit der harten, groben Welt nicht zusammen, dann kann er manchmal diese Fremdheit meistern, indem er sich zur Aufgabe setzt, ein Betrachtender und Beschreibender zu sein – literarisch, philosophisch, wissenschaftlich oder kontemplativ. Denn auch damit leistet er der Gesellschaft einen Dienst, die ihm eine anerkannte Position verschafft. Das gelingt natürlich nur, wenn er eine entsprechende Begabung mitbringt. Dann kann er seine Traurigkeit in Heimweh verwandeln.
Macht euch jedenfalls Mühe, Klarheit in den Fragen zu schaffen, die euer Beziehungsfeld betreffen, sie genau zu beantworten und alle illusionären Versionen, mit denen ihr euch arrangiert und beschwichtigt habt, zu durchbrechen. Das bedeutet allerdings Arbeit. Geht einmal Listen von Namen und Begebenheiten aus eurem Lebenslauf durch: Wie wichtig war diese Begegnung? Wie unangenehm? Was hat mich gestört und warum? Was habe ich getan, damit der andere weiß, was mich stört? Finde ich genügend Ausgleich in adäquaten Beziehungen, oder fehlen sie mir, oder überwiegen zumindest die inadäquaten?
Klopft unter solchen Gesichtspunkten zumindest die letzten Jahre einmal ab. Nehmt am besten jetzt gleich Bleistift und Papier zur Hand und notiert vor allem – ganz schonungslos euch selbst gegenüber –, was euch verletzt, empört, gedemütigt und gekränkt hat. Dann werdet ihr Klarheit darüber gewinnen, welche Art von sozialer Einbindung die Seele wünscht und welche Korrekturen für die Zukunft notwendig sind, um zu friedlichen Beziehungen zu finden.
Dem Ideal der friedlichen »Natürlichkeit« entsprechen sie,

wenn sie nicht das Gefühl des Unwohlseins, der Spannungen, des Nichtpassenden hervorrufen. Sie sollten also so natürlich empfunden werden wie die Haut, die rundherum passt, weder spannt noch zerrt noch reißt. Ist das nicht oder nicht mehr der Fall, lautet die Frage, ob ihr etwas tun könnt und wollt, um sie (wieder) in einen natürlichen Zustand zu führen.
Es kann aber auch sein, dass ihr es nicht könnt, weil der andere nicht will. Dann kommt es darauf an, sich klarzumachen: Das liegt nicht daran, dass der andere böse ist, sondern es liegt an euch selbst. Ihr habt anders gelebt, als es einem inneren Herzenswunsch entspricht. Ihr seid deshalb in ein Beziehungsfeld geraten, das nicht zu euch passt, in dem sich keine angenehme Gemeinschaftserfahrung entwickeln konnte, in dem vielmehr Kränkungen, Enttäuschungen, zerbrochene Träume unausweichlich geworden sind.
Denn in dem, was einer im Äußeren erfährt, kommt auf ihn zurück, was er als innere Diskrepanz selbst zugelassen und nach außen ausgesendet hat. Er ist nicht das passive Opfer inadäquater äußerer Umstände, sondern er hat diese Umstände durch eine unstimmige Lebensführung selbst aktiv so gestaltet, wie sie sind. Statt sein eigenes Leben stimmig zu leben, hat er sich zum Beispiel Wünsche und Vorstellungen etwa seines Vaters oder Gatten oder des Zeitgeistes zu eigen gemacht.

Welche Korrekturen kommen dann in Betracht? Mitunter hilft nur ein radikaler Wechsel der *äußeren* Lebensumstände, zum Beispiel des Wohnorts oder des Arbeitsplatzes. Mitunter bedarf es nur der Verhaltensänderungen. Man lockert zu enge, unangenehm gewordene Beziehungen und schließt sich dafür enger mit Gleichgesinnten zusammen. Man gibt klar zu erkennen, was man als kränkend empfindet und dass man sich das künftig nicht mehr gefallen lässt.
Zuweilen bedarf es aber auch einer Korrektur der *inneren* Einstellung: Man macht sich klar, dass man anderen zu Unrecht

Autorität zugebilligt oder dass man sich zu Unrecht an der Geringschätzung anderer beteiligt hat, die eigentlich Respekt oder sogar Bewunderung verdienen. Man macht sich bewusst, dass man mehr eigene ungestörte Lebensräume oder mehr Beziehungen zu Menschen dieser oder jener Art braucht. Man entschließt sich, künftig mit sich selbst identisch zu leben und die Schritte zu tun, die dafür erforderlich sind.

Ihr solltet dann den anderen nicht überfordern, nicht zum Beispiel von ihm eine Hilfe und Präsenz verlangen, zu der er nicht in der Lage ist, zumindest nicht in dieser Situation, die ihn selbst betroffen hat. Ihr solltet zwar um Entschuldigung bitten, ihm aber keinen Vorwurf machen, wenn er sie nicht ohne weiteres gewährt. Versucht, in Frieden und Dankbarkeit auseinanderzugehen, soweit es an euch liegt. Aber verlangt nicht, dass der andere euch wirklich versteht. Bewahrt euch ein menschliches Interesse an seinem weiteren Ergehen und freut euch mit, wenn auch er endlich zu stimmigen Beziehungen findet.

Die Wahrheit, die es zu erkennen gibt, ist: Der Mensch braucht zur Erfüllung der Aufgaben, die ihm auf Erden gesetzt sind, ein Netz von Beziehungen zu anderen Menschen. Er hat ein Recht darauf, in passenden Gemeinschaften leben und wirken zu können. Und er hat die Pflicht, sich selbst darum zu kümmern, dass sie passen. Er hat die Freiheit, sie zu wählen, aufzubauen und zu gestalten.

Schon die Entscheidung, in eine bestimmte Familie und in ein bestimmtes Umfeld hineingeboren zu werden, habt ihr in eurer Lebensabsprache selbst getroffen. Damit habt ihr bereits das Beziehungsgeflecht eurer Kindheit und Jugend freiwillig gewählt. Ihr habt zu erkennen, was daran passend war oder, wenn ihr es nicht als passend empfindet, warum ihr es so unpassend gewollt habt. Was hat euch an ihm herausgefordert, was wolltet ihr meistern? Das Entsprechende gilt für die Beziehungen, in die ihr euch im Laufe des Lebens freiwillig hineinbegeben habt, zum Beispiel in der Wahl des

Berufs, des Lebenspartners, der Nachbarschaft, der verschiedenen Gemeinschaften.
Eure Beziehungen solltet ihr ernst nehmen. Sie sind nicht etwas, was ihr wechseln könntet wie ein Gewand: heute diese, morgen jene. Was passend ist, solltet ihr als Kostbarkeit erkennen und sorgsam hüten. Was nicht passt, solltet ihr darauf überprüfen, ob es sozusagen »in passender Weise unpassend« ist, zum Beispiel weil ihr etwas daraus lernen wolltet. Dann lernt das, nehmt euch Zeit und bewahrt Geduld. Was gar nicht passt, lasst hinter euch; aber tut das in Frieden und Dankbarkeit.
Vermeidet aber, von friedlichen und natürlichen Beziehungen nur zu träumen und in Resignation zu verfallen: »Ich lebte in Illusionen. Diese Zeiten sind vorbei, ich bin Realist und füge mich in fremde Vorstellungen von dem, was ich zu tun habe.«
Wenn es in eurem Leben einen Zeitpunkt gab, zu dem ihr in Resignation verfallen seid, versucht ihn aufzufinden: Wann und wo geschah das und warum? Dann fragt euch: »Wie war das vorher? Wie habe ich vorher meinen Herzenswunsch gelebt? Was habe ich getan, um ihn umzusetzen oder diese Umsetzung zu verhindern, sie unmöglich zu machen? Warum habe ich mich fremden Wünschen gebeugt, sie mir zu eigen gemacht? Warum habe ich nicht bedacht, dass diese Wünsche gar nicht in Erfüllung gehen können, sondern zu unangenehmen Konsequenzen führen werden?« Diese Bruchstelle wäre im Gespräch mit der Hautvertreterin sorgfältig herauszuarbeiten.

Sie wird euch sagen: »Sei wahrhaftig vor dir selbst und in deinen Beziehungen. Durchbrich deine Versionen, komm dir auf die Schliche, steh zu dir. Verlange entweder von anderen, dich in deiner Eigenart zu respektieren. Oder, wenn sie das nicht können, bau dir ein neues, adäquates Beziehungsfeld auf. Verhalte dich stimmig – nicht nur irgendwie anders, das bessert nichts.«

Das **»Motto«** der Organvertreterin der Haut ist:
Findet in euren Beziehungen zur friedlichen Natürlichkeit.

Der **»heilende Satz«** lautet:
Ich gestalte meine Beziehungen so, dass sie so natürlich zu mir passen wie meine Haut.

Das »Motto« bedeutet: Es genügt nicht, das Gute und Schöne, das ihr vom Himmel auf die Erde bringen wolltet und um dessentwillen ihr auf die Welt gekommen seid, nur im Herzen zu wollen und zu wünschen. Es kommt darauf an, es in die Realität umzusetzen.
Der »heilende Satz« besagt: Unverträgliche Beziehungen werden entweder geändert oder gelockert oder notfalls zurückgelassen. Dazu gehört auch, die Widerstände, die euer Beziehungsfeld dem entgegensetzt, zu durchbrechen und notfalls zu einem neuen, adäquaten Beziehungsfeld zu finden. Denn im Zustand des Gekränktseins ist es kaum möglich, das Lichte zu tun.
Die Hautvertreterin unterscheidet verschiedene Stufen des Gekränktseins:

1. Die einfachste liegt vor, wenn in *kurz zurückliegender* Zeit den Menschen etwas zutiefst verletzt hat. Er stellt erschüttert fest, dass die Außenwelt seine Innenwelt nicht respektiert. Dann rät die Hautvertreterin, das schnellstmöglich, so gut es geht, in Ordnung zu bringen. Vielleicht reicht eine klärende Aussprache aus, um eine Versöhnung herbeizuführen. Vielleicht habt ihr euch bei dem anderen zu entschuldigen, weil ihr ihm zuvor eine Verletzung zugefügt hattet, auf die er dann unangemessen reagierte. Vielleicht hättet ihr eurerseits eine Entschuldigung zu fordern. Dann macht euch aber zuvor klar, was ihr selbst dazu beigetragen

habt, dass es zu der Verletzung kam. Vielleicht habt ihr euch zu lange zu viel gefallen lassen. Vielleicht habt ihr zu lange geschluckt, wenn zwei euch nahestehende Menschen – etwa die Eltern oder Ehegatte und Kind – im Streit lagen, ohne Stellung zu beziehen.

Jedenfalls solltet ihr zu euch stehen und euch »eurer Haut wehren«. Denn wenn ihr euch kleiner machen lasst, als euch zusteht und guttut, verletzt ihr euch in eurer Würde selbst. Ihr braucht nicht akzeptiert zu werden, könnt aber verlangen, angemessen respektiert zu werden. Den Versuch der Bereinigung solltet ihr nicht auf die lange Bank schieben, sondern ihn unverzüglich in Angriff nehmen.

2. In der *Pubertät* gibt es ein Problem besonderer Art: Da war euch nicht klar, was ihr eigentlich zu verteidigen habt. Es fehlte euch nicht an Mut, für euch einzustehen, sondern an Selbsterkenntnis: Ihr habt euch zwar verteidigt, aber gespürt, dass das, was ihr sagtet, nur halb oder gar nicht stimmt. Ihr habt zwar gekämpft, aber in einer Weise, die durch Erfahrung und Einsicht nicht gestützt war.
3. Bei *chronischen* Erkrankungen fehlt es nicht nur an Verständnis und Selbsterkenntnis, sondern darüber hinaus an dem Bewusstsein, dass sie fehlen. Der ursprüngliche Anlass liegt meist weiter zurück. Er und die fehlende Reaktion wurden meist verdrängt, entschuldigt, rationalisiert, von vermeintlich Wichtigerem überlagert, religiös verbrämt. Ihr habt euch selbst im Stich gelassen, seid euch nicht treu gewesen, habt eure innere Stimmigkeit und Würde nicht verteidigt, nicht zu euch gestanden.

   Das ist eine schwierige Situation. Sie lässt sich nur beheben, indem ihr euch zum Anfangspunkt und damit zum Hauptproblem durcharbeitet. Das setzt voraus, dass ihr überhaupt noch bereit seid, die Ursache des Problems bei euch selbst zu suchen, also euch zu einer tiefgreifenden Wendung zu entschließen. Solange euch das nicht gelingt, habt ihr keine

Chance, aus eurer Lebenssituation herauszufinden. Wenn ihr es aber schafft, habt ihr den ersten Schritt zur Gesundung schon getan.

Die dazugehörige Übung

Um einer Hauterkrankung vorzubeugen oder einen Heilungsprozess zu unterstützen, empfehle ich folgende Schritte:
Erster Schritt: Nehmt einmal ein Schafs- oder sonstiges Fell in beide Hände (notfalls tut es das Leder eines Schuhs). Schließt die Lider und führt euch vor Augen: Das Tier lebte in zwei sehr verschiedenen Welten: in der Außenwelt (Wiese, Herde, Wind und Wetter) sowie der Innenwelt (Geborgenheit, Einsamkeit, Fröhlichkeit, Traurigkeit). Ihr haltet die Schnittstelle zwischen den Händen.
Zweiter Schritt: Berührt die Außenseite des Fells und versucht in eurer Vorstellung, mit der anderen Hand die Innenwelt zu ertasten. Jedes Innen hat weitere Schalen, die wie Häute das Innere schützen und in seiner Identität bewahren. Mit der zweiten Hand dringt ihr immer tiefer in die Innenwelt ein. Was nehmt ihr wahr an Kummer, an Freude, an Ängsten, an Hoffnungen? Was könnte euch das Tier für Geschichten erzählen? Kommt die Hand ganz im Zentrum an, kommt sie gleichzeitig ganz im Außen an: im Licht, beim Schöpfer.
Jetzt macht dasselbe mit einem lebendigen Tier oder mit einem Baum: Legt eine Hand daran, und versucht, mit einer imaginären zweiten Hand seine Innenwelt bis ins Zentrum hinein zu ertasten. Schließlich macht dasselbe am eigenen Leib: Eine Hand streicht über die Haut, eine imaginäre zweite Hand versucht, bis ins Innere durchzudringen.
Dritter Schritt: Legt die rechte Hand, die zum Beispiel den Baumstamm berührt, und die imaginäre zweite Hand so aneinander, wie es beim Gebet in katholischen Kirchen üblich

ist, und führt euch vor Augen: Wie findet die Kommunikation zwischen Außen- und Innenwelt statt? Wer will wem was sagen und in welcher Art und Weise? Verhaltet euch neutral. Ihr seid nur Vermittler, ihr lauscht einfach: Will der Baum vor Glück singen? Will er mitteilen, dass er leidet, weint er, macht er Vorwürfe, ist er wütend? Will die Außenwelt Aggression oder Gleichgültigkeit zum Ausdruck bringen? Will sie sich entschuldigen und sagen: »Halte aus! Bleib!«? In welchem Ton, in welcher Klangfarbe geht das vor sich?

Vierter Schritt: Angenommen, ihr wollt *als Therapeut* oder Freund einem Menschen helfen, der Probleme mit seinem sozialen Beziehungsfeld hat, sie aber nicht versteht und auch nicht ergründen kann, weil er mit der Hautvertreterin noch nicht ins Gespräch gekommen ist.

Die Kommunikation zwischen Außen- und Innenwelt ist gestört. Entweder das Außen will sich mitteilen, die unglücklichen Umstände enthalten eine Botschaft, wollen zu etwas auffordern, aber das »Wort im Geschehen« wird nicht gehört. Oder die Innenwelt will sich mitteilen, sie weint, wütet, will reden, sich äußern, etwas loswerden, aber kann es nicht. Was sich nicht ausdrücken kann, kann sich nicht in einen freien inneren Entschluss umsetzen.

Legt die Hände zusammen und stellt euch vor, die rechte berühre seine Haut von außen, die linke ertaste seine Innenwelt. So könnt ihr beide Seiten zusammenführen: durch eure Kraft, Fähigkeit, Kompetenz, durch das Vertrauen, das man in euch hat.

Ihr seid der Dolmetscher, der mitteilt, was die eine Seite der anderen zu sagen hat. Aber ihr gebt auch Rückmeldungen, zum Beispiel: »Die andere Seite hat schon verstanden, aber sie braucht noch Zeit. Hab noch etwas Geduld und Verständnis.« So kann es gelingen, die Kommunikationsstörungen aufzulösen, das Gespräch mit der Hautvertreterin in Gang zu bringen und Auswege aus verfahrenen Situationen zu finden.

Es hat einen tiefen Sinn, dass ihr mit euren Händen die Haltung eines Betenden eingenommen habt. Die gelungene Kommunikation zwischen Innen- und Außenwelt hat den Charakter des Gebets. Die Übung sollte immer mit Dank und der Bitte enden, so möge es weitergehen.

Schilddrüse: Gemeinschaften

Die Hüterin der Traditionen

Wie kann man sich die Organvertreterin der Schilddrüse vorstellen?

Stellt euch eine fahlgesichtige, etwas krötig an einem Kessel hockende Frau vor. Sie wirkt, als wäre sie uralt, obwohl sie es gar nicht ist. Sie steckt in einem sackartigen Gewand. Man sieht außer dem Kopf nur ungewöhnlich große Hände und Füße und weiß nicht recht: Stehen die im Missverhältnis zu einer kleinen Gestalt, oder ist sie von überdimensionaler Größe? Wie stark ist sie, mit wem hat man es eigentlich zu tun?

Sie rührt in allerlei Töpfen und braut einen Trank nach dem anderen, indem sie aus altem Wissen schöpft. Sie kennt die Weisheiten, die in den Traditionen der verschiedenen Gemeinschaften stecken, zum Beispiel in den Ritualen von religiösen und weltlichen Festen, in Rezepten, in Bräuchen, in bewährten Grundsätzen und Gepflogenheiten, in den Regeln über das, was sich gehört, was man in welchen Situationen tut oder lässt. Das alles hütet sie für den Menschen, zu dem sie gehört.

Sie sieht darin eine Art Apotheke, in der es lauter Heilmittel gibt, die sich für den Menschen als hilfreich und stärkend erwiesen haben. Zwar entscheidet der Mensch selbst, wovon er Gebrauch macht und woran er achtlos vorübergeht. Vergeht er sich aber gegen das alte Wissen, wird sie ihm das signalisieren.

Ihr solltet die Signale der Schilddrüsenfrau ernst nehmen, ihr Wissen nicht mit Füßen treten.

Was kränkt die Organvertreterin der Schilddrüse, was rät sie uns?

Ist sie verstimmt, so meldet sie sich nicht direkt, sondern in einem eigentümlich beredten Schweigen. Ihr habt herauszufinden: Ist sie gelangweilt, wütend, gekränkt? Um sie bei guter Laune zu halten, solltet ihr eure Individualität weder zu wichtig nehmen noch das Gefühl haben, ihr spieltet keine Rolle im Strom der Zeit. Vor allem liegt ihr am Herzen, dass ihr euch sowohl in Gemeinschaften einbringt als auch von diesen in eurer Eigenart respektiert werdet.
Während es bei der Hautvertreterin um das Verhältnis von Innenwelt und Außenwelt ging, geht es bei der Schilddrüsenfrau um eure Einordnung in das »Wir«, in die Gemeinschaften, zum Beispiel in die Tradition der Herkunftsfamilie oder die eurer jetzigen Nachbarschaft, selbst in Konfrontation mit anderen Gemeinschaften. Ihr sollt zwar eure Individualität bewahren und nicht in den Gemeinschaften aufgehen, euch aber auch nicht von ihren Traditionen, Brauchtümern, Festen, Ritualen, Üblichkeiten, Ehrbegriffen absondern, euch vielmehr an ihrer Pflege beteiligen, soweit ihr das mit eurer Individualität in Einklang zu bringen vermögt. Denn sonst verliert ihr den Boden, auf dem ihr sicher stehen und von dem aus ihr wirken könnt.
Kommt es zu sich immer wiederholenden Vorwürfen, Unterstellungen, Einschüchterungen, Ängsten oder zu Missgunst und Neid, Ränken und Intrigen, so pendelt die Schilddrüse aus ihrem normalen unauffälligen Funktionieren heraus und schwankt zwischen Über- und Unterfunktion, bis sie bei der einen oder anderen hängenbleibt. Herrschen Schwermut, Trauer oder Resignation vor, kommt es eher zur Unterfunk-

tion. Überwiegt die Neigung zu Wut und hilflosem Anrennen gegen eine Wand, kommt es eher zur Überfunktion.

Was ist ihre Botschaft an uns?

Das Anliegen der Schilddrüsenfrau ist, dass ihr würdig mit anderen und vor allem mit den Gemeinschaften umgeht, in denen ihr lebt, aber auch, dass ihr euch nicht unwürdig behandeln lasst. Sie möchte euch erleben lassen, dass ihr seid, wer ihr seid, weil ihr zu Gemeinschaften gehört, die ihre Erfahrungen in alten Traditionen bewahren.

Ihr seid zum Beispiel Teil einer Familie und damit Glied langer Ketten von Generationen, in denen bestimmte Ehrbegriffe gepflegt wurden, die das Selbstwertgefühl prägen. Ihr seid aber auch Teil der Nachbarschaft im Dorf oder Stadtviertel, ihr seid vielleicht Mitglied in Kirchengemeinden, in Sportgruppen, kulturellen Vereinen oder politischen Organisationen. Sie möchte, dass ihr euch in diese Gemeinschaften einfügt, euch in ihren Traditionen zu Hause fühlt, zu ihrem Zusammenhalt und erfolgreichem Wirken beitragt.

Zugleich hütet die Schilddrüsenvertreterin auch das alte Wissen über die Eigenart eurer Individualität, mit der ihr über eure Gemeinschaften hinausragt und sie bereichert. Ihr seid ja als eine bestimmte Facette aus der Innenwelt Gottes geschaffen und habt euch als solche in der Gegenwart zu entfalten. Worin eure Eigenart besteht, würde sich euch in aller Deutlichkeit erst zeigen, wenn ihr die lange Kette der Vorinkarnationen überblicken könntet, die ihr durchlebt habt. Vielleicht wart ihr mal ein Ritterfräulein, eine Bauersfrau, ein russischer Leibeigener, ein Wikinger, ein Inder, ein Indianer. Dann steckt das in euch drin, das seid alles ihr. Ihr habt euch verschiedenen Aufgaben gewidmet, vielleicht dem Recht, der Kunst, dem Handwerk, der Landwirtschaft, der Wissenschaft oder der Heilkunst. Vielleicht

setzt ihr das Thema unter neuen Aspekten fort, oder ihr habt es abgeschlossen und wendet euch nun einem neuen zu.
Wenn ihr wüsstet, wer ihr wart, wüsstet ihr besser, wer ihr seid. Die Schilddrüsenfrau hat Zugang zu diesem Wissen. Sie kennt die großen Zusammenhänge, sie durchschaut alle Zeiten. Euch wird dieses Wissen, wenn überhaupt, nur in vorsichtiger Dosierung eröffnet, weil es auch Gefahren mit sich bringt: Es kann zur Flucht aus der Gegenwart führen, indem es zum Ersatz dafür wird, jetzt und hier die euch mögliche innere Größe zu erreichen. Es kann aber auch alte Schuldgefühle, Ängste oder Ressentiments reaktivieren. Deshalb ist es nicht ohne weiteres sinnvoll, die Vergangenheit zu kennen. Die Schilddrüsenfrau kennt sie für euch und an eurer statt.
Das ist wichtig, denn der gegenwärtige Moment kann nur dann von höchster Brillanz und Schönheit in die Zukunft hineinwirken, wenn die Vergangenheit ihn prägt. Dann ist die Gegenwart ein Juwel in der Fassung der Vergangenheit. Selbstverwirklichung kann nicht gelingen, wenn sie um ihrer selbst willen ohne Rücksicht auf die Gemeinschaften gesucht wird, und Gemeinschaften können nicht bestehen ohne das freie Zusammenspiel verschiedenartiger Individuen.

Das **»Motto«** der Organvertreterin der Schilddrüse ist:
Selbstverwirklichung durch Gemeinschaften und Gemeinschaft durch Selbstverwirklichung.

Oder in Abwandlung des Mottos der Musketiere (»Einer für alle, alle für einen«):
Einer durch alle, alle durch einen.

Der **»heilende Satz«** lautet:
Ich war mit allen und bin mit allen, und alle sind mit mir.

In dem »Motto« bezieht sich das Wort »alle« auf die Gemeinschaften, in denen ihr lebt, aber auch auf die Personen, die ihr jemals wart, und auf die Gemeinschaften, in denen ihr damals lebtet. So ist das Wort »alle« auch in dem »heilenden Satz« zu verstehen.

Der »heilende Satz« spielt darauf an, dass sich die Seelen in aller Regel nicht isoliert von anderen, sondern in Gruppen inkarnieren. Erlebt ihr Begegnungen von einer wie immer gearteten Bedeutung, so ist es wahrscheinlich, dass ihr einander schon früher einmal oder auch öfters begegnet seid, sei es als Freunde, Familienmitglieder, Liebespartner oder gute Nachbarn, sei es in problematischen Beziehungen. Selbst eine feindliche kann sich in neuen Begegnungen wiederholen, vielleicht mit umgekehrten Rollen: Der einstige Richter ist jetzt der Angeklagte, der damals Mächtige wird jetzt zum Opfer oder umgekehrt. Sie kann aber auch darauf gerichtet sein, endlich zu Korrektur, Ausgleich, Versöhnung zu finden. Da gibt es alle denkbaren Varianten.

Wo eine Heilung nötig ist, ist es jedenfalls hilfreich, wenn die Menschen in Gemeinschaften füreinander einstehen und gemeinsame Traditionen pflegen, während zugleich jeder seine individuelle Eigenart einbringt. Dadurch lernen sie leichter, sich gegenseitig zu verstehen und zu respektieren.

Der heilende Satz will also bewirken, dass ihr in einem stabilen inneren Frieden mit euch selbst und euren Gemeinschaften lebt und deshalb souverän und zentriert bleiben könnt. Zu Schilddrüsenproblemen kommt es nicht schon, wenn es mal Missstimmigkeiten und heftige Auseinandersetzungen gibt, wohl aber, wenn ihr nicht wieder zum Frieden findet. Je enger die Gemeinschaft, desto nötiger ist dieser Friede, vor allem also in der Ehe, im Verhältnis zu Geschwistern und Schwägern, zu Eltern und Schwiegereltern, überhaupt in der Familie, aber natürlich auch im Verhältnis zu Freunden, Mitarbeitern und Nachbarn.

Die Frage, aus welchen Ursachen es zu Unstimmigkeiten gekommen ist und wen welcher Anteil an Schuld trifft, spielt dabei gar keine Rolle. Sie sollte möglichst auch dann keine Rolle spielen, wenn ihr versucht, Frieden herzustellen. In Verhandlungen darüber solltet ihr die Reizthemen, die zu Vorwürfen und Beleidigungen Anlass gegeben haben, möglichst ausklammern und zunächst nur die Gegenwart sehen: Wie gehen wir – ungeachtet aller bisherigen Vorkommnisse – jetzt miteinander um, was schaffen wir ab, was muten wir uns nicht mehr zu? Solche Versuche sind hilfreich, selbst wenn sie misslingen.

Der Schilddrüsenfrau geht es also um *Treue*, aber nicht um die Treue zu Gott und seinen Ordnungen, so wichtig diese ist, sondern um Treue in der Zeit, das heißt um Treue zu allem Guten und Schönen, das die Traditionen überliefern, aber auch zu den Menschen, mit denen ihr in Beziehungen steht und meistens auch schon früher in Beziehungen standet. Selbst wo die Beziehungen problematisch waren, ist es ein Gebot der Treue, diese nun in Ordnung zu bringen und die Menschen nicht einfach fallen zu lassen. Auch Feindschaft schafft ja eine innere Beziehung, sogar eine wesentlich engere als die zu Fremden, die euch gleichgültig sind.

Selbst den Fremden aber schuldet ihr die Treue, die aus der Erinnerung stammt, dass auch sie Gottes Kinder und also eure Geschwister sind, selbst wenn sie jetzt von dunklen Mächten verführt sein sollten. Natürlich sollt ihr dem Dunklen keine Treue geloben, weder einem politischen »Führer« noch dem Tötungshandwerk noch der ausbeuterischen Bereicherung, wohl aber den vom Dunklen verführten Menschen, die eure Brüder oder Schwestern sind und bleiben.

Ihr schuldet diese Treue sogar den sie verführenden dunklen Mächten; denn auch sie waren ursprünglich als lichte Engel geschaffen. Ein Funken des Heimwehs kann genügen, sie zur Umkehr zu bewegen, und ihr könnt dazu beitragen, ihn zu wecken. Wie immer ihr den Sinn eures Lebens versteht, letztlich habt ihr bei eurer Inkarnation die Absprache getroffen, zum Heil der Welt wirken zu wollen, das heißt, an der Heimführung der Welt mitzuarbeiten. Es geht um die Treue zu diesem Entschluss.

Treu bleiben heißt heilig halten. Ihr haltet ein Wort heilig, indem ihr es im Herzen bewegt und bewahrt. Ihr haltet einem Menschen die Treue, indem ihr in der Begegnung mit ihm etwas im heiligen Sinn Sinnvolles seht, das euch vielleicht Gelegenheit gibt, zur Heimführung der Schöpfung beizutragen. Die Schilddrüsenfrau versucht, euch zur Treue über die Zeiten hin anzuhalten. Es geht ihr darum, dass ihr euch selbst, euren Gemeinschaften und ihren Traditionen und auch den Beziehungen treu bleibt, die ihr in diesem und vielleicht schon in früheren Leben eingegangen seid.

Treue verlangt nicht, dass ihr eure Gemeinschaften nicht wechseln dürftet. Ihr könnt zwar eure familiäre Herkunft nicht verlassen, wohl aber zum Beispiel Beruf und Arbeitsplatz, den Verein, die Partei, die Konfession, die Staatsangehörigkeit, den Partner oder durch einen Umzug die Nachbarschaft. Denn ihr habt ja auch *euch selbst treu* zu sein und euren Lebensweg gemäß eurer Lebensabsprache zu finden, und das hat immer Vorrang.

Aber dann solltet ihr euch bemühen, in neue Gemeinschaften hineinzuwachsen und euch fragen: Welche lichten Werte leben in ihnen, und wie viel davon lebt auch in mir? Fühlt ihr euch wohl in diesen Gemeinschaften, seid ihr bereit mitzumachen, werdet ihr in ihnen akzeptiert? Habt ihr das angenehme Gefühl: Sie tragen mich und ich trage sie mit?

Solltet ihr einmal Angehöriger einer Gemeinschaft gewesen sein, der ihr rückblickend nicht angehört haben wollt, dann fragt euch: Warum ist mir das jetzt peinlich? Warum war ich dabei? Habe ich etwas von ihr übernommen, ohne zu merken, warum das schlimm ist? Haben die Leute recht, die sagen, das

lebe noch heute in mir? Wie weit kann und will ich das korrigieren? Womit möchte ich mich keinesfalls identifizieren lassen?
Es kann auch sein, dass ihr zu der Gemeinschaft der Heimatlosen gehört, die ihr Wirgefühl daraus bezieht, zu keiner irdischen Gemeinschaft zu gehören: Mein Reich ist nicht von dieser Welt. Wenn ihr euch dafür entscheiden solltet, ist das die schwierigste aller Entscheidungen. Sie verpflichtet euch dazu, in menschlicher Gemeinschaft zu sein und mitzutun, ohne richtig dazuzugehören, nur als Gast, bestenfalls geduldet und mehr oder weniger gemocht. Aber auch diese Gemeinschaft der Heimatlosen ist eine Gemeinschaft, auch in ihr seid ihr Teil eines »Wir«.

Die dazugehörige Übung

Mit der folgenden Übung begreift ihr eure Vielfalt und eure Plastizität. Ihr gewinnt eine Vorstellung von den Traditionen, aus denen ihr schöpfen könnt. Aus ihnen bezieht ihr eine enorme Stärke, die weit über das hinausgeht, was ihr heute darstellt:

Erster Schritt: Stellt eine Schale mit Wasser auf den Boden, hockt euch davor und schaut so hinein, dass ihr euch im Wasser spiegelt. Wenn ihr jetzt mit dem Finger in das Wasser tippt und es in Bewegung bringt, verschwimmt das Spiegelbild. Kommt das Wasser zur Ruhe, erscheint es wieder.
Zweiter Schritt: Lasst es immer wieder erscheinen und verschwimmen und stellt euch dabei vor, ihr unternähmet eine Zeitreise in eure früheren Inkarnationen: Ihr seht euch vielleicht als Bauersfrau, als Troubadour, als Römer, Grieche, Ägypter, Perser, Inder und so weiter bis hin zum Neandertaler – alles träumend wie in Trance.

Dritter Schritt: Wacht ihr wieder auf und seht euch in der Gegenwart – ich heiße jetzt so und so und wohne da und da –, dann wisst ihr: Ich bin die alle, sie alle sind in mir. Wenn ich den Mund auftue, sprechen Hunderte Zeitepochen durch mich hindurch, und so wird es auch künftig sein. Ich habe in allen Zeiten eine Rolle gespielt, es geht mich etwas an, wie es da war, was ich – Gutes und Schlechtes – getan habe, wie ich mit den Menschen umgegangen bin, die zum Teil auch jetzt wieder zu meiner Umgebung gehören. Ohne das alles wäre ich nicht der, der ich heute bin.

Diese Übung solltet ihr immer wieder einmal machen, wenn ihr das Gefühl habt, dem Leben und seinen Herausforderungen nicht standzuhalten. Sie wird euch kräftigen und euch helfen, Ermüdung, Schlappheit oder auch Gestresstsein zu überwinden. Sie schützt euch gegen die Anfälligkeit von Erkrankungen, vor allem natürlich solchen, die mit der Schilddrüse zusammenhängen.

Immunsystem und Thymus: Entspannte Konzentration

Der singende Wächter und der Lausbub

Wie kann man sich die Organvertreter von Immunsystem und Thymus vorstellen?

Das Immunsystem wird auf der biologischen Ebene durch verschiedene Organe, Zellen und Eiweißkörper repräsentiert. Es hat die Aufgabe, die Individualstruktur durch die Abwehr körperfremder Substanzen zu garantieren. Auf der Ebene der Organvertreter erscheint es in zwei Gestalten. Der wichtigste hat seinen Platz im Gehirn, aber auch der Vertreter der Thymusdrüse, die von prägender Bedeutung bei der Heranreifung ist, spielt eine Rolle. Beide arbeiten eng zusammen.
a) Stellt euch den *Vertreter des Immunsystems im Gehirn* als einen älteren Herrn mit feinen, fast feminin wirkenden Gesichtszügen und Händen vor. Er hält unermüdlich Wache: Drohen Gefahren? Wo? Wodurch? Wie sind sie einzuschätzen? Welche Gegenreaktionen sind zu mobilisieren? Er sieht aus wie ein Späher, der vom Feldherrnhügel aus mit Adleraugen das Feld überblickt, oder - modern - wie einer, der vor dem Computer sitzt und die eingehenden Daten analysiert. Jedenfalls beobachtet er Angriffe auf eure Gesundheit und wird sofort aktiv, um sie abzuwehren.
Dazu scheint auf den ersten Blick nicht zu stimmen, dass er innerlich von Musik erfüllt ist: Er summt fortwährend die schönsten Melodien, wiegt sich in ihren Rhythmen, träumt sich in eine himmlische Welt hinein. Diese Polarität zwischen

nüchtern-rationalem Vordergrund und musisch-religiösem Hintergrund ist für ihn charakteristisch. Sie bewirkt, dass er zugleich äußerst konzentriert arbeiten und doch völlig entspannt sein kann. Er lebt euch die Kunst der konzentrierten Entspannung oder der entspannten Konzentration vor.
Eurem Schutz dient er nicht in der Weise, dass er die Feinde angreift, um sie zurückzuschlagen oder zu vernichten. Er nimmt sie vielmehr singend und tanzend in den Arm, um sie zu beschwichtigen, zu zähmen, umzumodellieren, in seinen Takt zu integrieren und ihnen auf diese Weise ihre Gefährlichkeit zu nehmen. Er gibt allerdings zu verstehen: »Ich kann auch anders, ich verfüge über eine Mannschaft, die hart zuschlagen könnte.« Er ist wie ein Diplomat, der außenpolitische Verhandlungen aus einer Position der Stärke heraus zum Erfolg führt: Machtmittel sollten nicht eingesetzt werden, aber sichtbar sein, eben damit sie nicht eingesetzt zu werden brauchen.
b) Den *Vertreter des Thymus* stellt euch vor als einen liebenswerten Lausbub in Lederhose, mit klarem Gesicht, strahlenden Augen, abstehendem Haarschopf, immer zu Schalk, Humor und Fröhlichkeit aufgelegt. Er kennt aber auch seine Pflichten und reagiert sofort, wenn er vom Vertreter des Immunsystems Anweisungen erhält.

Was kränkt die Organvertreter von Immunsystem und Thymus, was raten sie uns?

Der *Vertreter des Immunsystems* möchte, dass auch ihr die Polarität zwischen nüchtern-rationalem Vordergrund und musisch-religiösem Hintergrund pflegt und bewahrt. Denn solange er seine Arbeit in Harmonie mit euch tun kann, ist sie kraftvoll und effektiv. Geht es nicht in Harmonie mit euch, wird die Arbeit auf Dauer schwer und gelingt irgendwann nicht

mehr. Dann fängt er an, heiser zu krächzen, auf den Boden zu stampfen, den Feind anzuschreien. Mit anderen Worten: Euer Immunsystem ist geschwächt, ihr seid nicht mehr geschützt und werdet krank.
Der *Thymusvertreter* unterstützt den Immunsystemvertreter und ergänzt dessen Aspekte noch um das Element des Kindlichen. Er möchte, dass sein Mensch Züge aus der Kindheit bewahrt wie zum Beispiel Fröhlichkeit, Lockerheit, Herzlichkeit, Humor, Neugier, Offenheit, Unbeschwertheit, Arglosigkeit. Es kränkt ihn, wenn sie über den »Ernst des Lebens« verlorengehen, als ob sie mit vernünftiger, realitätsorientierter Lebensführung unvereinbar wären. So etwas wirkt auf ihn, wie wenn ihr einer Blume kein Wasser gebt und sie verwelken lasst. Dann lässt er die Schultern hängen und zieht die Mundwinkel nach unten, wird immer schwächer und blasser und kann nicht mehr mitarbeiten.

Was ist ihre Botschaft an uns?

Am gesündesten lebt ihr, wenn ihr mit ihnen in fröhlichem Einklang bleibt und auch selbst ein solches »Doppelleben« führt: Im Vordergrund übt ihr eure berufliche oder private Tätigkeit mit aller Ernsthaftigkeit aus. Aber im Hintergrund erfahrt ihr die Phasen eures Lebens wie die Sätze einer großen Symphonie, die ihr singend und tanzend durchschreitet.

Das bedeutet: Einerseits habt ihr eine Position in der Gesellschaft, seid souverän und einsatzbereit. Andererseits gönnt ihr euch, kultiviert, freundlich, zugewandt, zumindest verbindlich und diplomatisch mit euren Mitmenschen umzugehen. Einerseits seid ihr konzentriert, erkennt die Realitäten des Alltags, beobachtet und analysiert sie und wisst mit ihnen umzugehen. Andererseits seid ihr aus dem Hintergrund heraus zugleich lie-

benswürdig, träumerisch, dem Himmel, der Musik, der Poesie, der Romantik hingegeben.
Beide Organvertreter möchten, dass auch ihr diese Polarität friedlich in euch vereint, dass ihr also die Probleme des Alltags meistert, nüchtern, rational und erfolgreich im Leben steht, während ihr im Hintergrund singt, tanzt und mit dem Himmel redet. Sie wünschen sich von euch die rechte Mischung aus Nüchternheit und Spiel, Planung und Spontaneität, Reden und Schweigen, Gemeinschaft und Alleinsein, Schreiten und Tanzen, Sprechen und Singen, Fröhlichkeit und Wehmut. Sie möchten, dass ihr der Welt und gleichzeitig dem Himmel zugewandt seid.
Denn was vordergründig das Wichtigste zu sein scheint, ist weniger wichtig als das, was sich im Hintergrund abspielt, ähnlich wie beim Clown: Ist er bloß lustig, wirken seine Witze platt und langweilig. Nur wenn aus dem Hintergrund Traurigkeit durchscheint, kann er zum Meister seiner Kunst werden. Der Hintergrund verleiht dem Vordergrund Tiefe. Die Banalität des Alltags zu meistern, gehört zur Lebenstüchtigkeit. Ein erfülltes Leben hat aber nur, wer den Hintergrund bewusst bejaht. Wer meint, ihn verdrängen zu sollen, um eine eindeutige und nicht etwa »schillernde Persönlichkeit« zu sein, verwechselt Eindeutigkeit mit Einseitigkeit. Er findet schwer zu sich selbst, lebt mehr oder weniger fremdgesteuert und zeigt wenig Persönlichkeit. Er kann weder sich noch andere verstehen.
Auch der Vertreter seines Immunsystems fühlt sich dann unverstanden, ist gekränkt, muss seinen Dienst im Widerstand gegen seinen Menschen leisten. Das ist ermattend, das Immunsystem wird mit der Zeit geschwächt. Nicht anders ergeht es dem Vertreter des Thymus. Ihm ist wichtig, dass ihr auch den kindhaften Aspekt in euch zulasst, also spontan, kreativ, neugierig und lustig seid. Viele Menschen gönnen sich das nicht: Sie sind pflichtbewusst und angepasst und dann natürlich

schnell gestresst. Schon die Kinder sollen sich wie Erwachsene benehmen, sonst fallen sie unangenehm auf, denn »das Leben ist ernst!«

Das Erwachsenwerden hat euch zwar einen Zuwachs an Freiheit und Kompetenz verschafft, aber nicht, damit ihr das Kind im Keller einsperrt. Ihr solltet es vielmehr frisch und fröhlich in euch und mit euch leben, es sich entfalten und ausdrücken lassen. Wenn ihr sagt: »Ich habe mir so viel Mühe gemacht, erwachsen zu werden, dass ich es verdrängt und vergessen habe«, dann habt ihr vergessen, wozu das Erwachsenwerden gut sein sollte. Dann verkümmern eure Wachstums- und Erneuerungskraft und damit auch eure Abwehrkraft.

Um freudig und effektiv arbeiten zu können, brauchen beide Organvertreter einen Menschen, für den die Ereignisse des Lebens eine Aneinanderreihung von Inspirationen, Aufforderungen, Einladungen, Geschenken, Ideen, Türen zu geistig-seelischer Lebendigkeit sind und nicht etwa eine Aneinanderreihung von Zumutungen, Pflichten und Leiden. Jede menschliche Seele hat einen ewigen Namen und damit eine ihr eigene Melodie, die sie durch alle Inkarnationen hindurch begleitet. Ihr könnt sie hören, wenn es euch einmal gelingt, zu absoluter innerer Stille zu finden.

Ihr kennt den schönen Film »Rhythm is it«, der zeigt, wie eine große Schar von Jugendlichen dafür gewonnen wird, mit den Berliner Philharmonikern Strawinskys »Sacre du printemps« tanzen zu lernen und wie glücklich der schlussendliche Erfolg sie macht. Ihr könnt damit rechnen, dass sich das überaus kräftigend auf ihr Immunsystem ausgewirkt hat. In diesem Sinne ist auch das »Motto« von Wächter und Lausbub zu verstehen, das besagt: »Erinnere dich! Komm, fang wieder an zu schwingen und zu singen, mach mit!«

Das **»Motto«** der Organvertreter von Immunsystem und Thymus ist:
Alles tanzt, alles klingt.

Der **»heilende Satz«** des Immunvertreters lautet:
Ich lebe mit den Dingen, und die Dinge leben mit mir.

Der **»heilende Satz«** des Thymusvertreters lautet:
Hand aufs Herz: Hast du mich noch lieb?

Wenn ihr das ernst nehmt, werdet ihr erleben, dass auch die materiellen Gegenstände in eurem Umfeld, die Möbel, die Kleider, das Auto, der Kiosk etwas Poetisches, Musikalisches an sich haben, dass sie sich in den Rhythmus der Melodien, die ihr innerlich singt, einzuschwingen beginnen. Ihr seid mächtiger als die Materie: Ihr könnt sie dazu bringen, mit euch zu singen. Die alleinige Betrachtung des Vordergrundes suggeriert euch, die Materie sei stärker als ihr, ihr müsstet vor ihr zurückweichen, ihr gehorchen, euch ihr fügen und anpassen. Sie ist aber nicht dazu da, euch zu zwingen und zu knebeln, sondern euren Rhythmen zu folgen. Ihr seid es, die den Ton angeben, die Materie macht dann schon mit. Ihr begegnet ihr auf gleicher Augenhöhe, findet zu einer Symbiose mit eurer Umwelt, zu einer partnerschaftlichen Beziehung.
Es geht darum, dass ihr eure Position gegenüber der Welt stimmig ordnet. Dann können Immunsystem und Thymus frei und effektiv funktionieren, ihr werdet nicht mehr so leicht unter Fehlreaktionen eurer Organe zu leiden haben.

Die dazugehörige Übung

Während ihr euch auf die nüchternen Aufgaben des Alltags konzentriert, solltet ihr zugleich den Hintergrund mitschwingen lassen. Es geht also nicht darum, sowohl das eine als auch das andere zu können und sich mal dem einen, mal dem anderen zuzuwenden. Es geht vielmehr um die Gleichzeitigkeit von Konzentration und Entspannung. Wenn euch die nicht ohnehin gewohnt ist, lässt sie sich üben. Fangt mit ganz einfachen Dingen an:

Erster Schritt: Den Tag beginnt ihr zumeist mit ziemlich unpoetischen Tätigkeiten wie duschen, Zähne putzen, anziehen, Fenster öffnen, Kaffee machen. Da schwingt wenig innere Musik mit. Mit euren CD-Spielern oder Radios könnt ihr aber etwas Schönes erklingen lassen. Sucht etwas aus, das euch berührt oder entzückt, summt es mit, lasst es zum »Ohrwurm«, zur Melodie des Tages werden. Während ihr dann eurer Arbeit nachgeht, lasst sie innerlich erklingen. Euer Atem, euer Gesicht richten sich danach aus. Wenn es die Umstände erlauben, singt mit, macht ein paar Tanzschritte, schreitet nach ihrem Rhythmus – und das alles so, dass eure Konzentration auf die Arbeit nicht beeinträchtigt ist.

Zweiter Schritt: Habt ihr stillzusitzen oder -zustehen, bewegt trotzdem den Körper. Ihr könnt zum Beispiel ganz unauffällig die Schultern kreisen lassen, die Zehen in den Schuhen oder die Finger unter dem Tisch oder die Zunge im Mund bewegen. Beim Telefonieren könnt ihr vielleicht auf und ab gehen.

Und umgekehrt: Wenn ihr Gelegenheit habt, durch die frische Luft oder bei der Arbeit hin und her zu gehen, lasst nicht beliebige Eindrücke kommen und entschwinden, sondern versucht, euch auf etwas zu konzentrieren, sei es auf etwas, was ihr erblickt habt, sei es auf einen Gedanken.

Sich konzentrieren heißt, auf etwas zugehen, näher herantreten, es genau betrachten. Deshalb gehört dazu, sich auch körperlich zu bewegen. Wenn ihr versucht, euch beim Stillsitzen zu konzentrieren, ermüdet der Körper, verspannen sich die Muskeln, erstarrt der Blick. Meditationsübungen, die eine absolute Ruhestellung verlangen, sind etwas Unnatürliches und deshalb selten erfrischend, inspirierend, belebend und erfolgreich. Sie können im Gegenteil dazu führen, dass ihr die irdische Realität als störend, beengend und unangenehm empfindet und aufhört, gern inkarniert zu sein. Das tut eurem Immunsystem nicht gut.

Lunge: Orientierung an der Lebensabsprache

Der alte Weise

Wie kann man sich den Organvertreter der Lunge vorstellen?

Der Organvertreter der Lunge repräsentiert den gesamten Atemtrakt, also nicht nur Lunge mit Bronchien und Lungenbläschen, sondern auch Luftröhre, Kehlkopf und Nasenrachenraum samt Stirn- und Nebenhöhlen.
Stellt ihn euch in dem archetypischen Bild des bärtigen »alten Weisen« vor, gekleidet in ein brillantweißes Gewand, dessen leuchtend blaue Augen sehr viel Wissen und Erfahrung ausstrahlen. Die Fältchen in den äußeren Augenwinkeln wirken sehr gütig. Sein Blick ist konzentriert und durchdringend; ihr spürt, dass er euch wirklich anschaut. Hohe Stirn, schmale Nase, ein von Lachfältchen umspielter Mund geben seinem Gesicht etwas Würdevolles. Während ihr euch ihm vertrauensvoll nähert, empfindet ihr gleichzeitig respektvolle Distanz.

Er kann guten Rat geben, hält sich aber im Hintergrund, solange er nicht gefragt wird. Er verliert nie die Ruhe, sondern wartet mit viel Geduld und Gutwilligkeit auf eure Einsicht. Wie die Lunge Luft ein- und ausatmet, so sorgt er für die Aufnahme und Ausstrahlung geistiger Lebensenergie. Er registriert auch, was unausgesprochen »in der Luft liegt« und unterschwellig abläuft.

Was kränkt den Organvertreter der Lunge, was rät er uns?

Das Verhältnis eurer Person zur Seele und ihr Verhältnis zu eurem irdischen Umfeld bilden ein Kreuz. Die Vertikale symbolisiert die Absprachen, die ihr vor der Inkarnation getroffen habt: Das und das will ich vom Himmel auf die Erde bringen. Zu diesem Zweck habt ihr euch in einer bestimmten Familie inkarniert und wolltet, von dort herkommend, bestimmte Beziehungen aufbauen, Entscheidungen treffen, Tätigkeiten ausüben, euch in der irdischen Welt verankern. Das symbolisiert der horizontale Balken. Nennen wir dieses Kreuz das »Absprachekreuz«.

Tatsächlich seid ihr von euren Absprachen immer wieder abgewichen, auf allerlei Umwege und vielleicht Abwege geraten. Das tatsächlich gelebte Kreuz stimmt mit dem Absprachekreuz nicht überein, es hat sich seitwärts verschoben. Der vertikale Balken weist nicht auf die Absprachen eurer Seele und deshalb nicht wirklich in den Himmel, sondern irgendwohin ins Leere. Ihr liegt mit euch selbst »über Kreuz«.

Das bemerkt der alte Weise, der im Zentrum eures Absprachekreuzes sitzt, im Schnittpunkt seiner beiden Achsen. Es kränkt ihn zwar nicht, aber es missfällt ihm. Er möchte, dass ihr die beiden Kreuze – das der Lebensabsprache und das tatsächlich gelebte – in Übereinstimmung bringt, sie deckungsgleich macht. Es macht ihn betroffen, wenn ihr euch in Lebensumstände begebt oder einbinden lasst, die nicht für euch stimmen, in denen ihr nicht wahrhaftig ihr selbst seid. Er reagiert darauf in drei Phasen:

1. Zunächst hofft er geduldig, dass die Unstimmigkeit bald vorübergeht. Der Atemtrakt ist mit Ausnahme der Lungenbläschen sehr regenerationsfähig. Durch akute Unstimmigkeiten nimmt er kaum dauerhaft Schaden, er hat

die Kraft, eine Menge wegzustecken und trotzdem weiterzumachen.

2. Wenn die Unstimmigkeit länger andauert und sich einzunisten droht, reagiert der alte Weise nervös, der Atemtrakt zeigt sich gereizt und anfällig. Dieser Zustand der Nervosität wird häufig übersehen; es ist aber wichtig, auf ihn aufmerksam zu werden. Dann kann man nämlich noch sehr viel tun, ohne dass größere Schäden zurückbleiben.
3. Hält die Unstimmigkeit an, dann bekommt der alte Weise einen traurigen, schwermütigen Gesichtsausdruck; er zieht sich bedauernd und abwartend zurück. Er ist nicht cholerisch, er kämpft nicht, die Lunge ist viel zu zart zum Kämpfen. Der alte Weise gibt leise Hinweise und schaut, ob ihr die zur Kenntnis nehmt oder nicht. Er drängt sich nie auf.

Was ist seine Botschaft an uns?

Der alte Weise wird euch erklären, warum es so wichtig ist, beide Achsen des Kreuzes – das Verhältnis zum Himmel und zum sozialen Umfeld – mit dem in der Lebensabsprache beschlossenen Kreuz in Übereinstimmung zu bringen.

Seid ihr unwillig, euch darauf einzulassen und die Unstimmigkeit ins volle und klare Bewusstsein treten zu lassen, dann bedarf es der Nachhilfe durch schmerzliche Ereignisse, die ein doppeltes Erschrecken auslösen: *erstens* den Schreck darüber, dass die irdische Welt so kalt und hart ist; *zweitens* den Schreck darüber, dass der Himmel so weit weg ist. Ihr habt ein Gefühl wie: »Ich habe mich selbst zu hüten und zu schützen, kann aber gar nicht für mich selbst einstehen. Ich weiß nicht mehr, ob ich unter diesen Umständen überhaupt inkarniert sein will.«

In diesem Moment des doppelten Erschreckens setzt der alte

Weise darauf, dass dem Menschen eine Art religiösen Triebes innewohnt. Der Mensch fühlt sich in bestimmten Lebenssituationen getrieben, zum Himmel zu blicken und sich zu fragen: Wer bin ich eigentlich? Warum bin ich auf der Welt? Welchen Sinn hat das? Was will ich hier? Woher komme ich? Wohin strebe ich im Grunde meines Herzens? Wer solche Fragen stellt, wird entdecken, dass die Vertikale seines Absprachekreuzes woanders liegt als da, wo er sie vermutet hat. Sie weist nämlich in den Himmel und nicht ins Leere.
Dann geht es darum, die als illusionär erkannten Lebensumstände loszulassen. Das Prinzip des alten Weisen, zu dessen Beachtung er auch euch rät, ist, alles auf sich zukommen zu lassen, aber nichts festzuhalten, sondern im Loslassenkönnen zentriert zu bleiben. Wer dankbar annimmt, aber auch loslassen kann, bringt die beiden Kreuze zur Übereinstimmung. Er ist an allem, was um ihn und mit ihm geschieht, höchst lebendig beteiligt, lernt aber auch, loszulassen, was sich von ihm zurückzieht. Es geht ja alles vorüber: Jugend, Kraft, Ämter, Prestige, dieses Leben mit seinen Eroberungen an Besitz und Beziehungen. Wer es festzuhalten versucht, verliert die Zentrierung.
Je tiefer ihr ausgeatmet habt, desto tiefer könnt ihr einatmen. Die neun Monate des Inkarnierens im Mutterleib könnt ihr als ein großes Ausatmen der jenseitigen Welt verstehen. Ist der Mensch geboren, kann er die irdische Luft einatmen, weil er die himmlische zuvor ausgeatmet hat. Und das Letzte, was der Sterbende tut, ist ein tiefes Ausatmen, dann atmet die Seele im Jenseits ein. So ist es auch während des Erdenlebens: Habt ihr gelernt loszulassen, könnt ihr auch in Dankbarkeit und Freude annehmen, was das Leben euch schenkt.
Dem alten Weisen geht es um beide Achsen des Kreuzes: um die vertikale, das heißt um euer Verhältnis zum Himmel, um das Eingebundensein in die Schöpfung, um die Gewissheit des Lebenssinns, der Führung und des Schutzes, und um die Ho-

rizontale, das heißt um euer Verhältnis zu anderen Menschen, zum sozialen Umfeld, zu der Wertschätzung eurer Person durch andere und durch euch selbst. Damit schützt er eure Identität, eure Wahrhaftigkeit, eure Stimmigkeit.
Fehlt die Stimmigkeit im Verhältnis zum Himmel oder zum sozialen Umfeld oder zu beidem, wird das im Atemraum spürbar. Der Mensch hat zum Beispiel das Gefühl: »Mir stockt der Atem, ich bin aus der Geborgenheit herausgefallen, habe nicht den Schutz des Kreuzes.« Das führt auf Dauer zu einer Disposition für Erkrankungen im Atemraum.
Es wird sich aber auch auf andere Organe auswirken. Der alte Weise ist dann besorgt und warnt die ganze Vollversammlung: »Da läuft etwas gravierend falsch, Vorsicht!« Er kriegt das schneller mit als die anderen Organvertreter, er ist empfindsamer. Sein Wort ist gewichtig und wird von den anderen ernst genommen. Sie beginnen dann auch zu warnen: die Haut, der Magen, der Darm, das Herz. Er selbst aber resigniert, wenn ihr ihn nicht hört. Es steht nicht in seiner Macht, die Krankheitsdisposition der Lunge aufzuhalten, die daraus entsteht.
Wer eine gute Wahrnehmung hat, wird schon ohne organische Erkrankung die Befindlichkeit seines Lungenvertreters spüren. Die Vergnügtheit und Bedenkenlosigkeit seiner Lebensführung wird durch eine gewisse Trauer und Schwermut unterlegt sein. Dann sollte er auf die Botschaft achten, die ihm der alte Weise zu übermitteln versucht.
Seine Botschaft an euch ist also: Ihr solltet euer Verhältnis zum Himmel und euer Verhältnis zur sozialen Umwelt in Übereinstimmung mit dem bringen, was ihr in eurer Lebensabsprache beschlossen habt. Er versucht, euch an sie zu erinnern, sie euch bewusst werden zu lassen – sie liegt ja nur knapp unterhalb der Schwelle der Bewusstheit.

Das **»Motto«** des Organvertreters der Lunge ist:
Wie oben, so unten.

Der **»heilende Satz«** lautet:
Es ist nie zu spät.

»Motto« und »heilender Satz« besagen: »Werde stimmig zu dir selbst. Es gibt immer wieder eine Möglichkeit, damit anzufangen. Genau heute ist der richtige Tag dafür.« Der alte Weise legt euch begütigend die Hand auf den Arm, weist euch darauf hin, wie viel Zeit ihr auf allerlei Abwegen vertan habt, und motiviert euch zu Umkehr und Korrektur. Er rät, euch so einzustellen, als sähet ihr die Welt mit neuen Augen: Was haltet ihr für wichtig und warum, was habt ihr für Gründe, dies und jenes zu tun und zu unterlassen, was hat das mit euch zu tun, wie sinnvoll ist es? Wenn ihr euch über etwas aufregt, fragt euch: Inwiefern ist das mein Problem, was hat es mit mir und meiner Stimmigkeit zu tun? Bin ich zum Erfüllungsgehilfen für allerlei Interessen geworden, die mich bestimmen und manipulieren? Wo bin ich mit meiner Lebensabsprache geblieben?
Wer sich vor dem Loslassen fürchtet, sollte es zunächst einmal mit dem Lockerlassen probieren. Das gibt ihm das Gefühl: Ich muss das Unstimmige, das mir zur lieben Gewohnheit geworden ist, nicht aufgeben, aber es ist auch nicht so wichtig, dass mir das undenkbar wäre. Damit gönnt er sich eine Frist, in der er sich langsam und behutsam auf den Gedanken des Loslassens einstellen kann, bis der Entschluss zu dieser Konsequenz in ihm gereift ist.
Stellt euch vor, jemand schriebe einen Roman und wähle euch als Vorbild für seine Hauptfigur. Hätte diese Figur klar erkennbare Konturen, die einen inneren Auftrag erkennen lassen? Hat sich diese Figur etwas vorgenommen, was Begeisterung auslöst? Zeigt sie dafür Verantwortung, ist sie von Lebensglut

erfüllt? Wofür steht sie, was bringt sie vom Himmel auf die Erde? Wird das klar in ihrem Leben? Oder ist diese Figur ein Langweiler, ein Mitläufer, ein unentschiedener Mensch, also ein Zerrbild dessen, was sie eigentlich ist?

Der Lungenweise will, dass ihr wisst, wer ihr seid, warum ihr da seid, wofür ihr steht. Er will, dass ihr wie Luther sagt: »Hier stehe ich, ich kann nicht anders, Gott helfe mir!« Ihr braucht ja im Allgemeinen nicht einen so hohen Preis zahlen wie er. Umso leichter könnt ihr sagen: Das habe ich mir vorgenommen, das bin ich, dafür stehe ich, das wird von jetzt ab mein Leben sein. Bringt ihr die vertikale Achse eurer beiden Kreuze zur Deckungsgleichheit, tut ihr automatisch dasselbe mit der horizontalen.

Wenn ihr das tut, werdet ihr die Erfahrung machen, dass das zwar bei anderen Menschen Unverständnis auslösen kann, dass es euch aber nicht mehr kränken wird, weil ihr euch sagt: »Ich weiß ja, wozu ich auf der Welt bin. Der andere kann das nicht wissen oder nicht verstehen, also lasse ich mich von seinem Angriff nicht berühren.«

Das ist das, was der Lungenweise euch rät. Wenn ihr seinen Rat annehmt, dann ist seine Stimmung sehr gut, und dann dürfte es auf der körperlichen Ebene nicht mehr zu ernsthaften Lungenproblematiken kommen. Dann werdet ihr frei von den Sorgen und Nöten, die sie herbeigeführt haben, von eurer Himmelsferne und Verlassenheit. Die Härten eures Lebens werden weich und lösen sich auf, die Schwächen verwandeln sich in Stärken, die Bedingungen der Krankheitsdisposition schwinden.

Die dazugehörige Übung

Stellt euch vor, ihr lebt in einer Hülle aus Geistwasser wie der Embryo im Fruchtwasser. Wenn ihr mit dem Finger in die

Luft stippt, verhält sich dieses Geistwasser wie alles Wasser: Es bilden sich Wellen. Die scharfen Konturen der Dinge zerfließen in Raum und Zeit, die Wellen setzen sich in die Weite des Universums hinaus fort. Es gibt ja zwischen den Galaxien keine Leere, kein Vakuum, kein Nichts. Das Geistwasser erfüllt das ganze Universum.

Ihr könnt es auch »Himmel« nennen. Er umgibt euch ringsrum, er befindet sich überall, direkt vor eurer Nasenspitze. Ihr könnt ihn einatmen, in euch verarbeiten und nach außen strömen lassen. Wenn ihr die inneren Augen öffnet, seht ihr ihn belebt von unzähligen Geistwesen, die die heilige Trinität repräsentieren, die ihre Boten sind und ihr dienen. Ihr seht euch von ihnen geliebt, begleitet, beschützt. Je konkreter und lebendiger ihr den Kontakt mit ihnen werden lasst, desto mehr werdet ihr selbst entdecken, was ihr eigentlich in diesem Leben lernen und vom Himmel auf die Erde bringen wolltet, desto mehr werdet ihr ihr selbst.

Ihr könnt dieses Empfinden noch intensivieren, wenn ihr euch einmal vorstellt, ihr wäret ein Embryo und die Erde um euch herum wäre eure Mutter, in deren Schoß ihr wie in einer Glocke geborgen seid. Ihr ergänzt also eure Weltvorstellung: Ihr seid zwar ein auf der Erdoberfläche stehender, selbstverantwortlicher Mensch – das bleibt natürlich gültig –, aber ihr habt darüber hinaus das Gefühl: Als ihr geboren wurdet, seid ihr aus dem Schoß eurer leiblichen Mutter herausgetreten, um euch in dem großen Schoß der Mutter Erde auf eine zweite Geburt vorzubereiten: Wenn ihr sterben werdet, verlasst ihr die Erde, ihr werdet sozusagen in die große weite Welt mit all ihren himmlischen Heerscharen hineingeboren. Versucht das nicht nur zu denken, sondern möglichst sinnlich und emotional zu empfinden!

Eure Situation ist dann nicht prinzipiell anders als die des Embryos. Wenn ihr euch das klarmacht, wird euch die Vorstellung, ein Embryo im Schoß der Mutter Erde zu sein, nicht mehr so befremdlich erscheinen. Sagt euch: Ich atme nicht nur Luft, sondern zugleich Geistwasser. In dem kann ich mich noch nicht so frei bewegen, wie ich es künftig nach meinem Sterben können werde; ich kann noch nicht alles erkennen, was darin wirksam ist. Ich bin zunächst noch begrenzt durch allerlei Bedingungen und Umstände, die mich von den lichtdurchfluteten Weiten des Universums trennen. Aber ich kann, auch ohne zu sterben, mitten im irdischen Leben eine Neugeburt erleben, hinaustreten aus der Enge, Herz und Sinn und Arme weit öffnen für den göttlichen Ursprung aller Lebendigkeit.

Ihr begebt euch damit zwar in einen schwierigen und langwierigen Prozess. Es gibt aber keinen wirksameren Weg zur Stabilisierung eurer Gesundheit als diese Übung: Sie setzt eure Selbstheilungskräfte frei und lässt sie sich entfalten.

Wie oben, so unten, es ist nie zu spät!

Herz: Familie

Vater, Mutter, Kind

Wie kann man sich die Organvertreter des Herzens vorstellen?

Das Herz wird nicht durch einen einzigen Organvertreter repräsentiert, sondern durch drei, die eine Familie bilden: Vater, Mutter und Kind. In der Vollversammlung der Organvertreter hat die Herzensfamilie ihren Platz im Zentrum, alle anderen blicken auf sie und werden von ihrer Stimmungslage beeinflusst. Stellt euch den Vater stehend, die Mutter sitzend vor, das Kind – zwischen sechs und zwölf Jahre alt – steht vor der Mutter oder sitzt auf ihrem Schoß.

Der *Vater* wirkt streng, er ist der Hüter des geordneten Funktionsablaufs, des Rhythmus, des Taktes, der stimmigen Versorgung. Er steht für das Denken, Planen, Erkennen, für Ordnung, Werte, Ziele und Abgrenzungen.

Die *Mutter* steht für das Fühlen, das Sehen mit dem Herzen, das Tragen und Bewahren im Herzen, für Hoffnung und Gewissheit. Sie zeigt unendliche Geduld, Güte und Hingabe. Sie sagt: »Fang nie an aufzuhören, und hör nie auf anzufangen.« Sie macht das Herz fähig, Krisen durchzustehen: Es kommt der große Schreck, aber das Herz macht weiter. Es tritt die große Erschöpfung ein, aber das Herz fasst Mut und schlägt weiter.

Das *Kind* macht das Herz flexibel, so dass es schneller schlagen und vor Freude hüpfen kann. Es ist zwar wohlerzogen, aber doch auch übermütig – ein Lausbub oder Lausemädchen. Es

steht für das Handeln, und zwar auch für das spontane, spielerische, die Ordnung durchbrechende Handeln, das auch einmal Chaos auslösen kann. Im Hintergrund bleibt dann die väterliche Ordnung mit ihren Werten, Zielen und Rhythmen stehen.
Das mütterliche Fühlen bejaht die väterliche Ordnung ebenso wie die kindliche Spontaneität und schlägt einen Bogen vom einen zum anderen. Stimmen diese drei Aspekte, bleibt das Leben in einer gesunden Balance. Es tanzt frei zwischen ihnen hin und her.

Was kränkt die Organvertreter des Herzens, was raten sie uns?

Stimmt einer der drei Aspekte nicht, dann bekommt ihr Probleme auf der psychischen und schließlich auch auf der organischen Ebene. So wie die Organvertreter des Herzens gestimmt sind, so erscheint die Grundstimmung des Menschen für die übrigen Vertreter der Vollversammlung. Ihr Wohlbefinden wirkt sich auf die der anderen Organvertreter aus: Ist das Herz gesund, so ist die Chance gut, dass auch alle anderen Organe gesund bleiben oder wieder werden. Ist es nicht gesund, so empfinden auch sie Schmerz, Verletzung, Kränkung, Bedrückung und vor allem Ängste. Und dann erkranken sie sehr viel leichter.
Was sie brauchen, ist die Kraft der Begeisterung, die von der gesunden Herzensfrische ausgeht: die väterliche Klarheit der Orientierung, den mütterlichen Lebensmut auch in der Krise, die kindliche Neugier, Spontaneität und Flexibilität. Die Herzensvertreter raten euch, die Werte, für die sie stehen, zu Leitsternen eures Lebens werden zu lassen.
Ihr kränkt den *Herzensvater*, wenn ihr alle Ordnung, Autorität, Hierarchie, Struktur in Frage stellt – nicht um sie im Einzelnen zu verbessern, sondern aus Prinzip – oder wenn ihr euren ei-

genen Verstand, eure Fähigkeiten, eure Kompetenz anzweifelt. Dann wird er schwach und verstummt.
Ihr kränkt die *Herzensmutter*, wenn ihr glaubt, dass ihr zu nichts nutze seid – nach dem Motto: »*No hope, no future*, das Leben ist sinnlos.« Dann wird sie deprimiert und hoffnungslos.
Ihr kränkt das *Herzenskind*, wenn ihr euch alles Lustige, Spielerische verbietet – nach der Devise: »Der Alltag ist grau, das Leben ist hart und hat keinen Raum für Spaß, Humor und Freude, es duldet nur ein ordentliches Funktionieren.« Dann wird es inflexibel und leblos.
Ein geglücktes und zufriedenes Leben hängt somit von drei Aspekten ab:

1. Kraft und Mut zur Ordnung und damit zur Normalität des Alltags, so dass ihr euch darin wohl fühlen und bestätigt finden könnt *(väterlicher Aspekt)*,
2. Kraft und Mut zur Krise und Hoffnung in der Krise, so dass ihr Ausnahmezustände zulassen und durchschreiten könnt *(mütterlicher Aspekt)*,
3. Kraft und Mut zu Spontaneität, zu Kreativität, zum Neugierigsein, zum Spaß, zum Lachen *(kindlicher Aspekt)*.

Was ist ihre Botschaft an uns?

Die Herzensfamilie spiegelt eure Herkunftsfamilie wider, aber auch die Heilige Familie – Josef, Maria und das Jesuskind – sowie auch die Herkunftsfamilie Mariens: Joachim, Anna und Maria als Kind. Und alle drei sind Widerspiegelungen der göttlichen Familie: des himmlischen Vaters, der himmlischen Mutter und des himmlischen Sohnes in eurer Innenwelt (siehe Glossar: »Innenräume«).
Die drei Herzensvertreter blicken einander an, sie sind aufeinander bezogen, so wie die göttliche Dreifaltigkeit, die zu-

gleich die Dreieinigkeit ist. Im Verhältnis zur Außenwelt aber stellt euch vor, die drei Herzensvertreter blickten gemeinsam in eure Umwelt hinaus, und zwar so, dass sie ein Dreieck bilden, in dem sie Rücken an Rücken stehen. Das bedeutet: Wenn ihr den Vater in euch ehrt, habt ihr die Mutter und das Kind im Rücken und werdet auch durch sie gestärkt. Das Entsprechende gilt, wenn ihr die Mutter oder das Kind in euch ehrt. Das Geheimnis der drei ist die Potenzierung der Kraft des Einzelnen. Die gäbe es nicht, wenn da nur zwei wären.

Damit diese drei Aspekte stimmen, ist als Erstes wichtig, dass ihr in einem friedlichen und harmonischen Verhältnis zu der Familie eurer Herkunft lebt: zu Vater, Mutter und Geschwistern. Das Ideal ist, dass ihr in einer glücklichen Familie aufgewachsen seid und den freundschaftlichen Zusammenhalt das Leben lang bewahrt. Sind diese Bedingungen nicht gegeben oder ist es zu Zerwürfnissen gekommen, so hängt die Stimmigkeit davon ab, dass ihr Wege zur Versöhnung findet. Deshalb ist es so wichtig, dass schon dem Kind eine Spiegelung dieser drei Aspekte in seiner Familie vorgelebt wird.

Ihr mögt sagen: »Es war nicht alles so ideal. Da gibt es manches zu belächeln, vielleicht auch zu beklagen; und manches war wirklich schlimm.« Dann sagt euch aber auch: »Als ich den Entschluss zur Inkarnation fasste, habe ich meine Eltern selbst gewählt: Da wollte ich aufwachsen, da gab es von meiner wie von ihrer Seite einen Grundzug von Sympathie, um derentwillen ich die Probleme auf mich genommen habe. Was immer war – ich habe Grund, meinen Eltern dankbar zu sein und sie zu lieben oder mindestens zu respektieren.«

Wie, wenn einer weiß, er ist ein Kuckuckskind?

Dann kommt es in erster Linie auf die erlebten Beziehungen, also auf den sozialen Vater an. Den biologischen Vater bedenkt nebenbei und dankt ihm: Ihn habt ihr gewählt, um auf die Welt zu kommen. Ihm habt ihr eure Existenz und euer genetisches Material zu verdanken. Doch auch den sozialen Vater habt ihr gewählt.

Jedenfalls können »herzbrechende« Erlebnisse zum Auslöser für gravierende Gesundheitsprobleme werden, vor allem das Zerwürfnis mit Eltern oder Kindern, aber auch analoge Formen des Zerbrechens von Beziehungen: Verlust nahestehender Menschen, des Arbeitsplatzes, der Heimat, der Geborgenheit. Auch solche Ereignisse kränken die innere Herzensfamilie. Es gilt deshalb, die Familie zu heiligen.

Ihr heiligt die Familie, weil sich in ihr das Urbild der göttlichen Familie spiegelt. Wer sie nicht heiligt, verbaut sich den Zugang zum Heiligen überhaupt. »Ich heilige sie« heißt: »Ich ehre, achte und respektiere sie.« Und auf der irdischen Ebene: »Ich vergebe alles, was zu vergeben ist.« Deshalb heißt »Ich heilige sie« auch: »Ich heile sie, wo sie verletzt war, ich liebe sie heil.« Das bedeutet: »Ich liebe sie, bis alle Schrunden, Narben, Kanten und Flecken ›weggeliebt‹ sind und ein heiles Bild entstehen darf.«

Wenn ihr Probleme mit euren Eltern habt, ist es vor allem wichtig, den kindhaften Aspekt eurer Herzensfamilie in Ordnung zu bringen. In diesem Bewusstsein blickt nun in eure Kindheit zurück – auf euren Vater, eure Mutter und euch als Kind – und fragt euch: Wie ist mein Verhältnis zu mir als Kind, zu meinen Eltern, zu meiner Kindheit? Habe ich mit meinen Eltern und meiner Kindheit Frieden machen können? Wenn nicht, wird es Zeit, diesen Frieden zu schließen.

Das **»Motto«** der Organvertreter des Herzens ist:
Die Familie, die Familie, die Familie …

Der **»heilende Satz«** lautet:
Ich ehre Vater und Mutter.

Habt ihr auf diese Weise eure irdischen Familienverhältnisse geheilt, dann sind auch die Organvertreter des Herzens gesund und bester Stimmung. Und diese Stimmung wird sich eurem ganzen Organismus mitteilen.

Mehr noch – es wird auch eurer Seele zu größerer Lebendigkeit verhelfen, weil eure Herzensfamilie euer Hauptfenster zum Himmel, zur Welt und zu euch selbst ist. Der Vater in der Herzensfamilie bedeutet das Fenster zum Himmel, die Mutter bedeutet das Fenster zur Erde und den Dingen der Welt, und das Kind bedeutet das Verhältnis zu euch selbst. Wenn einer dieser drei Aspekte – die Haltung zum Himmel, die Haltung zur Welt und euer Selbstverständnis – gestört ist, sind logischerweise auch die anderen problematisch. Dann habt ihr fast immer ein Problem in allen drei Bereichen. Es kommt kaum vor, dass eine dieser Beziehungen gestört ist und die anderen sind perfekt.

Daraus folgt umgekehrt: Wenn ihr eine dieser Beziehungen befriedet, wirkt sich das heilsam auch auf die anderen aus. Beginnt mit der am wenigsten gestörten, da ist es am leichtesten, dann braucht ihr nur zuzulassen, dass die Heilung auf die Übrigen ausstrahlt. Wartet nicht, dass ein anderer aus eurer Familie vergibt. Tut es selbst, und tut es nicht morgen, sondern heute. Wenn dann die alten Wunden doch noch einmal aufbrechen, tut es trotzdem immer wieder. Ihr werdet sehen, der Schmerz wird nach und nach schwächer; und er wird mit der Zeit ganz verschwunden sein.

Damit ihr es nicht vergesst, koppelt es ans morgendliche Anziehen und das abendliche Ausziehen. Wenn ihr euch anzieht, denkt voller Dankbarkeit an all das Gute, das ihr zum Beispiel von den Eltern »angezogen« und euch zu eigen gemacht habt – es gibt immer etwas Gutes, was ihr von ihnen gelernt oder übernommen habt. Beim Ausziehen vergebt irgendetwas, was euch verletzt oder Kummer bereitet hat, zieht es mit aus und legt es weg. Oder sagt euch zumindest: Es ist nicht mehr so schlimm. So befreit ihr euch allmählich von allem Groll.

Vergeben verlangt Training, und das verlangt Disziplin. Es ist am Anfang schwer, weil man es nicht gewöhnt ist. Hat man es hundert Abende lang geübt, wird es leicht, wie das Muskeltraining mit Liegestützen immer leichter wird. Macht eine innere Übungsarbeit.

Wie, wenn man selbst nicht so viel zu vergeben hat, sondern eher um Vergebung bitten müsste?
Dann habt ihr einen Hader mit euch selbst; dann ist der Aspekt des Kindes in der Herzensfamilie gestört. Wenn eure Kindheit nicht so geglückt war wie in euren Träumen oder wenn es später zu Verletzungen oder gar Zerwürfnissen kam, dann hattet ihr einen Anteil daran. Zum Beispiel kann der Vater dem Kind eine Menge Erkenntnisse beibringen, wenn es neugierig ist und viel fragt. Das ist für ihn aber schwer, wenn es verschlossen und missmutig ist oder wenn es die Autorität des Vaters ablehnt. Die Mutter kann mit dem Kind zwar singen, tanzen, lachen und es zärtlich in den Armen wiegen, wenn es fröhlich und liebevoll ist, aber nicht, wenn es störrisch und unlustig zu allem nein sagt.
Um das in Ordnung zu bringen, sagt: »Es tut mir leid.« Sagt nicht: »Ich bitte um Vergebung.« Oder gar: »Ich entschuldige mich.« Vergeben und Entschuldigen ist Sache des anderen, das könnt ihr nicht fordern. Ihr könnt nur bereuen, doch solltet ihr dann auch euch selbst vergeben. Die *Selbstvergebung* bedarf des Trainings. Sich selbst zu vergeben ist für die Kräftigung der Herzensfamilie nicht weniger wichtig als den Eltern zu vergeben.
Vielleicht wart ihr als Kind das wehrlose Opfer schlimmer Übergriffe der Eltern und seid so tief verletzt, dass euch die Versöhnung mit ihnen unmöglich erscheint. Auch dann sagt

euch: »Diese Eltern waren nicht nur für mich eine Zumutung, auch ich war eine Zumutung für sie. Ich habe mich bei Eltern inkarniert, die nichts weniger wollten als ausgerechnet mich.« Fragt ihr euch dann: »Warum habe ich diese Eltern gewählt?«, könnt ihr zu überraschenden Erkenntnissen finden. So gelangt ihr zu der Einsicht: Wenn überhaupt ein Opfer, so wart ihr das Opfer eures eigenen Entschlusses. Das entschuldigt nicht das Verhalten der Eltern. Aber ihr wart nicht nur Opfer, sondern auch Täter. Ihr habt euch etwas herausgenommen, was ihr euch selbst zu vergeben habt.

Heute habt ihr eine Lebensposition, eine Welthaltung, ein Selbstverständnis erlangt, die es euch möglich machen, sowohl anderen als auch euch selbst zu vergeben. Dann wird das Schlimme, das ihr erfahren habt, keine Gewalt mehr über euch haben, euren Alltag nicht mehr bestimmen – es ist vergangen und erledigt. An die Stelle der Bitterkeit tritt der humorvolle Blick auf eure Lebensabsprache.

Habt ihr euch als Kind und Heranwachsender gegen eure Eltern gesperrt, dann wurden die Herzenseltern geschwächt und resignierten, und das organische Herz wurde krankheitsanfällig. Zur Heilung gehört dann, dass ihr gegenüber euren irdischen Eltern gerecht seid und mit bedenkt, wie schwer ihr es ihnen gemacht habt.

Denn ohne die Entfaltung des Kindhaften in sich wird es schwer, sich als Kind zu verstehen – als Kind seiner irdischen und auch seiner himmlischen Eltern –, und dann wird die Versöhnung mit ihnen schwierig. Hat man das nicht in der Jugend geübt, lässt sich der Lernprozess zwar nachholen, aber das ist mühsam und braucht Zeit. Die Herzensfamilie lässt sich jedenfalls nicht durch bloße Worte beeindrucken, sondern nur durch reales Handeln.

Die dazugehörige Übung

Um Herzensproblemen vorzubeugen oder im Krankheitsverlauf die Heilung zu unterstützen, empfehle ich folgende Übung:

Erster Schritt: Blickt einmal in eure Kindheit zurück: Was war das Schöne daran? Aber nun idealisiert sie so, wie ihr sie gern gehabt hättet. Woran hat es gemangelt, was würde ich gern hinzudenken? Scheut euch nicht, das Bild ruhig ein wenig zu retuschieren und zu ergänzen, so dass es zu einer wunderschönen Kindheit wird. Löst euch von dem Gedanken, dass ihr objektive Realitäten beschreibt. Sagt euch vielmehr: Da ich mir ohnehin nur subjektive Erinnerungen vor Augen führen kann, kann ich mir auch die künstlerische Freiheit nehmen, sie ein wenig zu vergolden, damit eine richtige Bilderbuchkindheit daraus wird. Das steht euch zu: Euer Traum hat ein Recht, vergegenwärtigt zu werden. Denn er bringt eine innere Wahrheit zum Ausdruck. Die Seele hatte bei ihrer Inkarnation nur eines im Blick: »Ich komme zum Heil der Welt.« Wäre das von vornherein ganz und gar gelungen, dann hätte sich meine Kindheit so und so gestaltet, dann hätten wir zum Beispiel Weihnachten *so* gefeiert: ... Malt es euch aus!
Es hat eine heilende Wirkung, wenn ihr eine unheile, schwierige Vergangenheit im Rückblick ein wenig umschreibt, die Eltern, die Großeltern, die Onkel und Tanten, die Nachbarn und so weiter ein wenig besser macht, als sie waren. Dann braucht ihr euer Leben nicht auf Trümmern aufzubauen, sondern könnt es auf ein schönes Fundament gründen. Diese innere Realität ist mindestens so real wie die äußere, über die ihr sowieso nicht verfügt, weil ihr euch immer nur an subjektive Aspekte der Vergangenheit erinnert. Sagt euch: Wenn schon subjektiv, dann richtig gekonnt, nämlich so, wie es am schönsten gewesen wäre. Tut das ganz bewusst, also nicht in

einem Selbstbetrug, den ihr dann zwar durchschaut, aber nicht verantwortlich korrigiert. Es handelt sich um eine Übung, mit der ihr euch eine subjektive Realität erschafft, um auf ihr aufzubauen. Diese hat eine ernährende Kraft für das innere Kind, das ja ständig kreativ ist.

Wie, wenn ein Elternteil nicht da oder so sehr mit seiner eigenen Karriere beschäftigt war, dass er sich nicht kümmerte?
Dann könnt ihr so weit gehen, euch den fehlenden Elternteil hinzuzuerdichten, indem ihr an die einstigen Phantasien des Kindes anknüpft. Das Kind denkt sich ja aus, wie es wäre, wenn da zum Beispiel ein Vater wäre, der ihm Geschichten erzählt oder mit ihm Fußball spielt. Viele Kinder suchen sich auch väterliche Freunde: Da übernimmt zum Beispiel der Großvater, ein Onkel oder ein älterer Bruder die Rolle des Vaters. Die übernimmt er auch jetzt wieder im Rückblick auf die goldene Kinderzeit.

Zweiter Schritt: Jetzt seid ihr erwachsen und betrachtet das Leben eurer Eltern mit der wissenschaftlichen Objektivität eines Biographen oder eines beobachtenden Psychologen: dann geboren, so aufgewachsen, die und die Träume und Vorhaben, die Enttäuschungen und Brüche, der Mangel an Wahrhaftigkeit und Gradlinigkeit, der dafür zu zahlende Preis, die Resignation, das Altern, die Schwäche, die Bedürftigkeit, die Angewiesenheit auf euch und so fort.
Lasst also einmal das Leben eurer Eltern wie einen Film vor euren inneren Augen ablaufen und fragt euch: Wie fühlt es sich an? Wie viel Unglück ist da, wie viel Schuld, wie viel Verlust, wie viel Frage, wie viel Verzweiflung, aber auch: wie viel beachtliche Leistung? Das Resümee wird in den allermeisten Fällen ein gemischtes Bild sein. Ihr betrachtet es mit Erschütterung und Teilnahme, vielleicht voller Zuneigung, jedenfalls aber mit Respekt vor ihrer Lebensleistung. Ihr

fühlt mit euren Eltern, bangt mit ihnen, hofft mit ihnen: Tun sie den Schritt noch, finden sie noch zu dieser Erkenntnis? Was müsste geschehen, dass sie zu innerem Frieden finden? Oder – wenn sie schon gestorben sind: Was ist in diesem Erdenleben nicht mehr gelungen? So schaut ihr auf eure Eltern mit dem Blick der himmlischen Mutter und des himmlischen Vaters.

Dritter Schritt. Jetzt schließt einmal die Augen und stellt euch vor, wie es war, als ihr noch nicht auf der Welt wart: Ihr wolltet euch inkarnieren, aber wo, in welchem Land, in welche sozialen Verhältnisse – und vor allem: bei wem? Da gab es Vorbesprechungen mit eurem Sonnenengel. Dann fiel euer Blick auf eure Eltern, und ihr fasstet den klaren Entschluss: Die sind's. Zumindest damals gab es eine Anziehungskraft und Sympathie zwischen ihnen und euch.
Dieser Entschluss war eure freie Wahl, er folgte einer Logik, einer Absprache, einer inneren Ordnung. Er war weder zufällig noch von anderen Mächten befohlen. Er beruhte auf einer Sympathie, die meist eine Vorgeschichte und jedenfalls gute Gründe hatte. Ihr kennt jetzt vielleicht diese Gründe nicht genau, aber ihr kanntet sie damals. – Vielleicht war es ein hochdramatischer Zug in einem Schachspiel, in einer Revanchepartie. Aber jetzt ist das gleichgültig, ihr könnt mit einem Achselzucken darüber hinweggehen. Auf der Grundlage der beiden erstgenannten Übungsschritte könnt ihr euch jetzt jedenfalls klarmachen: Ich habe von mir aus ja gesagt und bin freiwillig in diese Inkarnation hineingesprungen.
Stellt euch einmal bildlich vor: Ihr fliegt auf ein silbernes Amulett zu, das geöffnet ist und aus dem euch die Bildnisse von Vater und Mutter anschauen. Sie werden immer größer, ihr kommt ihnen so nah, dass ihr ihren Blick deutlich erkennen könnt: Was für eine Art von Wunsch, Hoffnung, Traum leuchtet euch aus ihren Augen entgegen – oder auch: welche Ängste? Vielleicht

ruft die Mutter: »Befreie mich! Wenn ich doch endlich durch dich zu mir selbst käme!« Oder der Vater: »Bestätige mich!«
Und auch ihr ruft ihnen etwas entgegen, vielleicht: »Ja, ich rette dich, warte, ich komme!« Möglicherweise auch nur: »Ihr seid mir die Bekanntesten, darum komme ich zu euch.« Jedenfalls hättet ihr ohne ein Minimum an Sympathie diesen Sprung nicht getan. Damit eine Schwangerschaft zustande kommt, bedarf es der Stimmigkeit nicht nur auf der biologischen, sondern auch auf der seelischen Ebene.
Dieser Übungsschritt führt euch also zu einem Augenblick zurück, der vor allen Problemen, Verletzungen, Zerwürfnissen dieses Lebens lag – das kam alles später. Es gab da eine Gemeinsamkeit, eine Liebe, ihr hattet etwas miteinander zu tun. Es war vielleicht nicht nur heiter, sondern auch schwierig, vielleicht hat die Mutter sogar an Abtreibung gedacht. Aber eure Geburt war dann doch in Ordnung. Es gab letztlich ein Ja von beiden Seiten, und daran knüpft ihr jetzt an. Das Gesamtverhältnis zu euren Eltern hat mit einem Ja angefangen, dieses Ja liegt darunter und darüber, und mit einem Ja wird es enden.
Wenn ihr das sagen könnt, dann ist es sehr wahrscheinlich geschafft. Dann gewinnt ihr ein positives Verhältnis zu euren irdischen Eltern. Das eröffnet euch die Möglichkeit eines positiven Verhältnisses auch zu euren himmlischen Eltern; und die Organvertreter eures Herzens haben die Chance, gesund und guter Stimmung zu sein.

Vierter Schritt: Damit sich diese Chance realisiert, bedarf es aber noch eines weiteren Schritts. Zur Herzensfamilie gehören nicht nur Vater und Mutter, sondern auch das Kind. Ob ihr mit euren irdischen Eltern Frieden machen könnt, hängt nicht nur von eurem Verhältnis zu ihnen, sondern auch zu euch selbst ab. Ihr seid das Kind.
Es kommt darauf an, dass ihr euer Selbstverständnis als Kind

in Ordnung bringt. Ihr seid das Kind eurer irdischen, aber auch eurer himmlischen Eltern. Das Kind in eurer Herzensfamilie möchte, dass ihr das wisst und versteht. Das braucht es, um gesund und stabil zu sein und zu bleiben. Dann wird die ganze Herzensfamilie gesund und stabil bleiben, und das wird auf alle anderen Organe heilsam ausstrahlen.

Damit habt ihr eine neue Freiheit gewonnen. Dann können die der Herzensfamilie so wesentlichen Schlüsselfragen in den Vordergrund treten: Liebe ich, wie ich will und wo immer ich bin? Kann ich, wo ich nicht lieben kann, wenigstens respektieren? Liebe ich, woher ich komme und wohin ich strebe? Liebe ich vor allem die, mit denen ich in der Gegenwart zusammen bin? Liebe ich, was ich auf Erden tue?

Blut: Lachen und Weinen

Der Artist

Wie kann man sich den Organvertreter des Bluts vorstellen?

Auch das Blut hat einen Vertreter, mit dem ihr ins Gespräch kommen könnt. Stellt ihn euch als einen sehr männlich wirkenden, durchtrainierten Zirkusartisten mit dunklem Bart und freundlich-schalkhaftem Blick vor. Er überrascht euch ständig mit allerlei Kunststücken, zum Beispiel als Jongleur, Messerwerfer, Feuerschlucker, Zauberer, Kartenleger, Akrobat oder Clown – höchst gekonnt in einer Mischung aus Ästhetik und Akrobatik. Er bietet euch immer etwas Neues dar, das alles ganz leicht aussieht und alle zum Staunen und zum Lachen bringt.

Der Artist bezieht die anderen Organvertreter in sein Spiel ein, tritt mit ihnen in Blickkontakt, wirft ihnen einen Ball zu, macht seine Witzchen und sammelt wie nebenher Informationen über ihr Befinden und ihre Bedürfnisse. Deshalb könnt ihr ihn über die Gesamtkondition eures Körpers befragen. Er erkennt vor allem: Wer leidet Mangel, ist verletzt, entnervt, ärgerlich, frustriert, müde, traurig, resigniert? Jeder bekommt exakt das, was er braucht, und er spielt ihm dabei das Passende vor.

Der Artist will das Lachen der Ewigkeit in den Moment der Gegenwart hineinbringen, er will, dass sich der Mensch in jeder Sekunde für neue Chancen, Einsichten, Begegnungen offenhält. Mit seiner Tendenz zum Lachen und Scherzen, zu Komik und Begeisterung hält er alles jung. Der Ideenreichtum, das Können, die Spontaneität, die Leistungsfähigkeit des Artisten sind so unerschöpflich wie die Liebe des Himmels. Was er den Organen bringt, ist nicht Überfülle von immer demselben, sondern das immer Neue, Überraschende: den neuen Anfang.

Was kränkt den Organvertreter des Bluts, was rät er uns?

Ihn kränkt die nichtgelebte Fähigkeit seines Menschen, für neue Erkenntnisse und Erfahrungen offen zu sein. Wenn ihr euch verengt und meint, »erwachsen« oder »ein heutiger Mensch« zu sein erfordere, die Komplexität wegzunehmen und sich aus seinen gesellschaftlichen Rollen heraus zu verstehen, dann werdet ihr dem Vertreter des Blutes nicht gerecht. Solange sich der Mensch wie ein Kind an einer Zirkusvorstellung freuen kann, stimmt es auch mit seinem Blut.
Das Alte, Verbrauchte transportiert das Blut ab. Das geschieht so nebenher, also nicht, indem es sich aufs Abbauen konzentriert, sondern indem es den Organzellen Neues, Frisches bringt. Das gelingt in dem Maße, in dem sie sich dafür öffnen und begeistern können; dann lassen sie das Alte einfach los. Sie sollten sich ständig in einem Zustand befinden wie Kinder, kurz bevor sich die Tür zum Weihnachtszimmer öffnet, freudig, gespannt, erwartungsvoll: Was kommt, kann nur wunderbar schön sein. Von Sekunde zu Sekunde ist Weihnachten.

Als besonders unangenehm empfindet es der Artist, wenn sein Mensch es sich bequem in seinem vergangenheitsbedingten Jammertal eingerichtet und resigniert hat, wenn er für keine Einsicht mehr offen und zu nichts mehr zu bewegen ist, wenn sein Lachen stockt, wenn es blechern, überzogen, wütend, höhnisch, hysterisch, verzweifelt klingt oder wenn es ihm ganz vergangen ist. Dann ist auch dem Artisten nicht mehr zum Lachen zumute. Er wird lustlos. Im Extremfall kann er wütend werden und seine Kunststücke in einem aggressiven Akt gegen sich selbst kehren: Das Blut ist imstande, sich selbst zu zerstören.

Was ist seine Botschaft an uns?

a) Der Artist sagt euch *erstens*: Lebt euer Leben so fröhlich wie möglich, aber bewahrt die Tiefe, kultiviert das Bewusstsein der Komplexität ganz bewusst! Der Artist möchte, dass ihr wenigstens ansatzweise versucht, Gott nahezukommen, indem ihr die ganze Vielfältigkeit eures »Ich« bewusst lebendig werden lasst.
Das Blut ist der Träger des »Ichs«. Das Ich hat vielfältige Erscheinungsformen: Es ist

1. auf der *körperlichen* Ebene eine Vielzahl von Zellen,
2. auf der *personalen* Ebene ein Individuum mit eigenen Gedanken und Willensbestrebungen, Teil eines Netzes von Beziehungen, eine Summe von biographischen Erfahrungen, ein Beauftragter, der eine Aufgabe übernommen hat,
3. auf der *seelischen* Ebene ein Geschöpf des Vaters, das eine bestimmte Facette seiner Innenwelt repräsentiert und in einer Kette von Inkarnationen an der Heimführung der Schöpfung mitarbeitet.

Der Artist möchte, dass ihr in euren Urteilen über euch und andere die Komplexität alles Lebendigen im Auge behaltet und nicht in starren Gegensätzen denkt, wie zum Beispiel faul (schlecht) – fleißig (gut). Alles ist ein bisschen anders, als es zunächst scheint, eure Wahrnehmung täuscht, eure Urteile gehen fehl. »Faul« kann auch bedeuten: Man liebt die Muße, kann träumen und genießen wie Eichendorffs »Taugenichts«; »fleißig«: Man ist verbohrt, eng und einseitig.

Wenn ihr jemanden kritisch beurteilt, fügt hinzu: »Allerdings ist auch richtig ...« Dann könnt ihr euch die Kritik meistens sparen, es sei denn, ihr habt Gelegenheit zu komplexen Darlegungen. Ihr werdet nicht wie in euren Talkshows alle durcheinanderreden, sondern stiller werden, zuhören, euch nicht mit schnellen Urteilen festlegen und nur das sagen, was den anderen entgangen ist und sie aufhorchen lässt.

Der lustige Artist mit seinen traurigen Augen weist euch den Weg aus dem »Entweder-oder«, aus der Polarisierung von Freund und Feind, von Gut und Schlecht heraus. Ihr seid zum Beispiel sowohl fleißig als auch faul, sowohl friedliebend als auch kämpferisch, sowohl Liebende als auch Zornige und so fort; und ihr findet auch in eurer Faulheit, eurer Kampfeswut und eurem Zorn den lichten Kern.

Entreißt dem Dunkel das in ihm verborgene Lichte, integriert den Schatten. Dann werdet ihr sehen: Das Dunkle ist gar nicht so groß, wie ihr meint. Ihr macht es größer, als es ist. Es ist immer noch da, aber des großen Hofstaats entkleidet, den ihr dort gesehen zu haben meintet. Wenn euch etwas wütend macht, kultiviert stattdessen heiligen Zorn: nicht jähzornig zertrümmernd, sondern mit Lächeln, mit dem Bemühen, gerecht zu bleiben, mit der Bereitschaft, großmütig zu vergeben.

Angriffe auf das Leben oder auf die Würde könnt ihr natürlich nicht ins Lichte rücken, sie sind von den dunklen Mächten gesteuert. Aber es gibt auch vorschnelles Urteilen und Verurteilen, vereinfachende Antworten, simple Lösungen, Vorurteile, Verdächtigungen, Unterstellungen und so weiter. Nicht selten sind sie mit der Neigung verbunden, sich positive Vermutungen nicht zu erlauben, ja nicht einmal zu träumen und zu hoffen. Alle solche Verhaltensweisen sind nicht das, was das Blut eigentlich will.

b) Der Artist will aber noch mehr. Er will *zweitens*, dass ihr euch in eurer ganzen Vielgestaltigkeit und Vielschichtigkeit wahrnehmt. Wenn ihr ihm einmal in die Augen schaut, werdet ihr sehen: Sie blicken nicht nur schalkhaft und lustig, sie zeigen zugleich einen Ausdruck von Melancholie, Trauer und Tiefgründigkeit. Freude und Trauer sollten mindestens im Verhältnis von 98 zu 2 stehen. Bei Gott stehen sie im Verhältnis von »100 zu 100«: Er ist immer ganz der Lachende und ganz der Weinende. Ihr könnt nur in Abstufungen das eine und das andere sein.

Was der Artist auf die Erde bringt und was ihm heilig ist, ist das Lachen und das Weinen Gottes. Gott lacht, denn seine Schöpfung ist ein Meisterwerk. Doch sie ist verletzt, darum weint er zugleich. Der Artist ist nicht der dumme August, der alberne Witze reißt, sondern der traurige Clown, der komisch agiert und dabei schweigt, wie ihr das von euren großen Clowns auch kennt. Denkt zum Beispiel an Grock, Keaton oder Chaplin.

Der Artist zeigt euch: Die Fröhlichkeit wäre nicht stimmig ohne eine Träne der Wehmut, die Traurigkeit nicht ohne das Lächeln der Hoffnung.

Lasst zum Beispiel die Teilnehmer eines Kindergeburtstages einen Moment an all die Kinder denken, die nichts zu feiern haben. In der Weihnachtsnacht erinnert einmal kurz an die kommende Passion. In glücklichen Zeiten bedenkt: Sie werden vorübergehen. Bei einem Trauermahl lasst auch den Scherz wieder zu. Lustige Geschichten sind nur schön, wenn sie auch ein wenig traurig sind – und umgekehrt. Das Lächeln unter Tränen macht die Qualität der großen Kunst und Musik aus, wie ihr zum Beispiel bei Mozart seht.

Das Blut hütet das Geheimnis des Lebendigen, das Prinzip Gottes, der die Quelle von allem ist, aus dem die Schöpfung in ihrer ganzen Vielfältigkeit hervorgegangen ist und in den sie dereinst zurückkehren wird. Gott ist in allem, selbst die dunklen Hierarchien waren einmal lichte Engel. Sie sind »gefallene Engel«, das heißt, sie haben sich von ihrem göttlichen Ursprung abgewandt und agieren ihm kraftvoll entgegen. Sie verdanken aber diese Kraft und überhaupt ihre Existenz ebendiesem Ursprung. Sie sind ständig bemüht, die Absurdität ihres Soseins nicht ins Bewusstsein treten zu lassen, sich selbst und den Menschen weiszumachen, sie lebten aus eigener Kraft.

Sie lassen ihre Macht viel größer erscheinen, als sie ist, so als sei sie unüberwindlich und als lebte nicht in ihnen selbst der Funken des Heimwehs, der sie irgendwann – über kurz oder lang – zur Umkehr bewegen wird. Je besser ihnen ihr Bluff gelingt, desto mehr Wirksamkeit können ihre dunklen Machenschaften einstweilen entfalten.
Was der Vertreter des Bluts von euch will, ist, dass ihr den Bluff durchschaut. Jedem dunklen Gedanken liegt in seinem innersten Kern eine lichte Motivation zugrunde, sonst gäbe es ihn nicht, und er hätte nicht ins Dunkle hinabgeleitet werden können. Ihr braucht diesen Kern nur zu finden und ihm die Kleider zu entreißen, die ihn umhüllen, ihn unsichtbar machen, ihn ins Dunkel pervertiert und so unheilvoll gemacht haben. Wenn ihr zu dieser gedanklichen Prozedur in der Lage seid, findet ihr jenen Kern selbst noch in den abenteuerlichsten Irrwegen. Wenn ihr ihn findet und euch bewusst macht, tut ihr einen großen Schritt zur Entmachtung des Dunklen. Ihr bahnt der Klärung, der »Aufklärung« im besten Wortsinn, den Weg und verhelft den lichten Bestrebungen zu größerer Wirksamkeit.
Ihr seid alles, zwar nicht wie Gott alles ganz, sondern alles ein bisschen, aber mit der Erinnerung, einmal alles ganz gewesen zu sein, und mit der Fähigkeit, es dereinst wieder zu werden. Träumt euch einmal in den Gedanken hinein: »Ich bin alles.« Das klingt wie eine Erinnerung an das »Einstmals« und die Hoffnung: So wird es einmal wieder sein. Vorübergehend seid ihr nicht alles ganz, aber alles ein bisschen. Sagt euch einmal: »Ich bin alles ...«, dann macht eine Pause, lächelt und fügt hinzu: »... ein bisschen.« Ihr seid nicht nur der Erwachsene,

sondern ein bisschen auch das Kind, das zu lauter Dummheiten aufgelegt ist; nicht nur der Inhaber eines Berufs, sondern ein bisschen auch der Künstler oder der Philosoph; nicht nur der rational denkende »moderne Mensch«, sondern ein bisschen auch der Gläubige und Hoffende.

Das »**Motto**« des Organvertreters des Bluts ist:
Die Schöpfung ist verletzt, aber nicht zerstört.

Der »**heilende Satz**« lautet:
Ich bin alles – ein bisschen.

Wenn ihr sagt: »Ich bin alles«, könnt ihr auch hinzufügen: »Und ich kann und will alles.« Ihr solltet euch hinstellen wie ein Kind, das zum Beispiel sagt: »Ich werde Astronaut (oder Staatsmann, Künstler, Wissenschaftler).« Für Kinder ist das Spiel ihre Arbeit, sie widmen sich ihm mit vollem Ernst, stundenlang mit Konzentration, Disziplin und Geduld, mit Einfühlungsvermögen und Gemeinschaftsfähigkeit. Für euch kommt dann der Gedankenstrich des Erwachsengewordenen: »Ich kann alles – ein bisschen.« Sagt euch: »Ich kann alles Lichte bewirken (natürlich auch alles Dunkle, nur wäre das schade um die Zeit) – aber ich kann die Ressourcen, aus denen ich schöpfe, nicht völlig nutzen, sondern nur ein bisschen von dieser und jener.«
So haltet ihr euch den Blick auf die Vielfältigkeit eures Ichs und damit auf eure Wandlungsfähigkeit offen: Ihr könnt neu und anders werden, ihr seid nicht nur das chancenlose Stückwerk, als das ihr anderen und auch euch selbst manchmal erscheinen mögt. Die meisten Kinder haben einmal gesagt bekommen: »Aus dir wird nie was.« Bei manchen bleibt das hängen, dann braucht das nur noch ein Chef oder ein übelgelaunter Kunde zu wiederholen, und man gibt sich auf:

»So bin ich eben, mehr ist nicht drin.« Dann weint der Vertreter des Bluts, nun kann er nicht mehr jonglieren, es fällt ihm alles schwer. Er kann sein Amt nur ausüben, wo sich Leichtigkeit mit Ernsthaftigkeit verbindet, das Lächeln mit dem wehmütigen Blick. Ihr seid Kinder Gottes und Kinder der Welt, der Artist hält die Verbindung aufrecht wie der Engel im vierzehnten Kartenbild des Tarot, der Wasser aus einem Gefäß ins andere gießt.

So schlagt ihr einen großen Bogen: Einerseits besteht euer Leben aus aneinandergereihten Alltagen voller Arbeit, Mühe, Schwierigkeiten und Problemen. Andererseits hat es den Charakter eines vergnüglichen Tanzes, ihr meistert es spielend. Der Artist sagt euch: Das Leben ist viel zu ernst, als dass ihr anders mit seinen Aufgaben und Herausforderungen umgehen könntet als tanzend. Um ein guter Tänzer zu werden, braucht es Übung, Disziplin, Konzentration und Ausdauer. Die Könnerschaft aber bereitet die Lust und Freude, die mit der Ausübung einer Kunst verbunden sind.

Die heiligste Art, mit dem Leben umzugehen, ist, es so zu gestalten wie der Künstler ein Kunstwerk. Das ist Lebenskunst, wie der Himmel das Wort versteht. Lebenskunst in diesem Sinn hat nichts mit Leichtsinn und Oberflächlichkeit zu tun. Sie verlangt verantwortungsbewusste Arbeit, die zur Könnerschaft führt. Was immer ihr anfangt – im Beruf, im Sport im Hobby, zum Beispiel im Klavierspiel –, tut es ernsthaft, bis es euch am Ende spielend leicht fällt.

Damit macht ihr eine wichtige Erfahrung: Ihr spürt einen Schimmer der inneren Verfassung des Gottessohnes, der als Kind auf die Welt kam. Ihr wisst ja, dass auch der göttliche Vater als Inneres Kind in euren Innenräumen lebt.[13] Was er da tut und bewirkt, tut er mit heiligem Ernst und zugleich mit größter schöpferischer Freude. Stellt euch auch den Vater im Himmel nicht nur als strengen, weisen alten Mann vor, sondern ebenso als fröhlich herumspringenden Knaben, der

mit Entzücken seine Schöpfung betrachtet. Der Artist rät, dass auch ihr euch an diesem Doppelbild orientiert und euch sagt: »Ich möchte alt und weise werden und dabei meine spielerische Kindlichkeit bewahren.«
Der Organvertreter des Blutes ist deshalb auch derjenige, der den Pulsschlag Christi in euer Blut aufnimmt und dort wirkungsmächtig werden lässt. In den Wandlungsworten wiederholt der Priester das Wort Jesu: »Das ist mein Blut, das für euch vergossen wird zur Vergebung der Sünde.« Mit dem Wein trinkt ihr das Blut Christi. Sein Herzschlag durchpulst euch, er ist euch körperlich so nah wie nur möglich. Die Sünde, die Absonderung von Gott, steht nicht mehr zwischen Christus und euch. Ihr wisst: Sie ist vergeben. Hätte Jesus die Kommunion in beiderlei Gestalt für entbehrlich gehalten, so hätte er nur das Brot herumgereicht und den Wein allein getrunken.[14]

Bei der Hostie lauten die Wandlungsworte: »Das ist mein Leib ... tut das zu meinem Gedächtnis.« Der Sohn Gottes hat als der inkarnierte Mensch Jesus auf Erden gewirkt, das habt ihr in Erinnerung. Wenn ihr die Hostie nehmt, bezieht ihr euch darauf in dem Willen: So, wie er es gemacht hat, so mache ich es auch. Ich bin mit allem, was ich hier und jetzt als inkarnierter Mensch bin – mit diesem Namen, diesem Beruf, diesem Sosein –, so gut ich kann, ein Stellvertreter Christi; ich stehe für ihn ein. Beides ist wichtig: die Bezugnahme auf den historischen Jesus und die Verlebendigung seines Herzschlags in eurem eigenen Blut.

Die dazugehörige Übung

Gestattet euch jeden Tag mindestens fünf Minuten, ein Kind zu sein und Dinge zu tun wie lachen, Witze machen, lustige Geschichten erzählen, jemanden überraschen. Der Erwachsene in euch wird sofort versuchen, die Führung zu übernehmen und zu sagen: »So etwas gehört sich nicht, das dürft ihr nicht! Was sollen denn die Leute denken?«

Wenn ihr aber innere Souveränität entwickeln wollt, geht es nur, wenn ihr euch auch als Erwachsene die Freiheit nehmt, ein Kind zu bleiben. Seht auch in Gott zugleich den weisen Alten und das fröhliche Kind, übt, ihm darin ähnlich zu werden.

Milz: Flexibilität

Das Lausemädchen

Wie kann man sich die Organvertreterin der Milz vorstellen?

Stellt euch ein lausbübisches kleines Mädchen zwischen vier und sechs Jahren mit Sommersprossen und strubbeligen Haaren vor: aufgeweckt, intelligent, spontan, neugierig, völlig vorurteilsfrei und immer aktiv. Es läuft überall herum, bringt mit seinem Ballspiel störende Unruhe und denkt sich aus, was es jetzt wieder anstellen könnte. Es nervt die anderen ein wenig, wird aber trotzdem gemocht, weil es mit seiner Lustigkeit alles »auf Trab« und zum Lachen bringt.

Die Milz ist für den Erwachsenen zwar nicht lebenswichtig, wenn sie aber fehlt, geht ihm die Flexibilität verloren. Dann wird er langsam steif, dröge, schläfrig. Vor allem das Immunsystem braucht diesen kleinen Störenfried zum ständigen Training seiner Fähigkeit, rasch zu reagieren, sich konzentriert auf neue Herausforderungen einzustellen, dranzubleiben, sich in guter Kondition zu halten.

Der ganze Organismus braucht ein bestimmtes Maß an Unordnung. Die sollte zwar nicht überhandnehmen, die Ordnung aber auch nicht – sonst geht die Lebendigkeit verloren. Wenn das Milzmädchen einem anderen Organvertreter den Ball zuwirft: »Da, fang!«, ist das wie ein Probealarm: »Zeig, dass du sofort reagieren kannst.« Es verschafft dem Organ ständig Gelegenheit, seine Funktionsfähigkeit zu prüfen, sich gegebenenfalls seiner Schwäche bewusst zu werden und Aktionsfähigkeit zu trainieren.

Was kränkt die Organvertreterin der Milz, was rät sie uns?

Störungen kann man als lustig oder als lästig empfinden. Angenommen, das Telefon klingelt oder eine Nachbarin kommt zu Besuch. Dann will das Milzmädchen, dass ihr euch zunächst einmal freut und denkt: »Wahrscheinlich geschieht etwas Nettes, was Spaß macht.« Wer so gestimmt ist, wird keine Scheu haben, auch selbst einmal mit einem Blumenstrauß kurz beim Nachbarn hereinzuschauen. Wenn ihr Störungen hingegen als lästig empfindet, fühlt sich das Milzmädchen unverstanden. Es wird euch fragen: Habt ihr mit euren Kräften Raubbau getrieben? Braucht ihr mehr Schlaf, Bewegung, Abwechslung, Entspannung? Kann die Seele nicht mehr durch die Person hindurchstrahlen?
Wer bemerkt, dass er in seinem Erwachsensein zu vertrocknen beginnt, sollte sich auf das Kind besinnen, das er war und immer bleiben sollte. Sonst wird das Milzmädchen traurig und resigniert. Ohne Fröhlichkeit kann es seine Aktivitäten nur noch mit größter Mühe vollbringen.

Das Milzmädchen tritt nicht nur als liebenswerter kleiner Störenfried aller anderen Organe auf. Es wirkt auch in den Zwischenräumen zwischen ihnen, zwischen den Zellen, zwischen den Partikeln der Atome. Denn da ist nicht nichts, sondern auch da ist das geistige Lichtwasser, das den Kosmos durchströmt, der Odem des Vaters, ebenso wie ja auch zwischen den Sternen und Galaxien. In euren Innenräumen ist der Vater als das »Innere Kind« präsent (siehe Glossar). Dessen regenerierendes und heilsames Wirken will das fröhliche kleine Milzmädchen unterstützen. Doch das kann es nur, soweit ihr es zulasst.

Was ist ihre Botschaft an uns?

Macht euch zum Beschützer des Kindes, das ihr wart. Lasst es in euch leben, liebt und stützt es, gebt ihm den nötigen Freiraum, eure Erwachsenenwelt zu durchbrechen. Bedenkt, dass ihr als Geschöpfe Gottes von Anfang an Gottes Kinder wart und dass ihr immer Kinder bleibt, wie erwachsen, mächtig, reich oder weise ihr auch geworden seid.
Das Kind zeichnet sich durch folgende Eigenschaften aus:

1. Das Kind erlebt alles neu und zum ersten Mal, die Dinge und Ereignisse sind nicht in Schubladen eingeordnet, sondern noch unbewertet.
2. Das Kind ist voller Neugier, hat Lust, zu entdecken, zu fragen, zu staunen. Nichts ist ihm zu gering: kein Regenwurm, kein Kieselstein, keine verrostete Schraube.
3. Das Kind lebt in einer Welt der Möglichkeiten, es hat noch keine Entscheidungen getroffen, sich noch nicht festgelegt; und deshalb ist es in einer berührenden Art und Weise frei. Es nimmt sich die Freiheit zu spielen, zu lachen, zu träumen, zu lernen, auf etwas zuzugehen, zu lassen, was ihm nicht gefällt, sich in Rollen zu kleiden, alles mit allem Möglichen zu kombinieren.
4. Das Kind erfasst das hierarchische System »Familie« als eine vorgegebene Selbstverständlichkeit, in die es sich einfügt und in der es lernt, was Gemeinschaft bedeutet und wie man miteinander umgeht: Die Größeren bieten Schutz, setzen Grenzen, geben Halt, weisen die Richtung. Den Kleineren kommt man zu Hilfe.
5. Das Kind ist ein genauer Beobachter, es lernt ja durch Nachahmung. Es bemerkt die feinsten Nuancen im Umgang miteinander und in Tonfall und Geschwindigkeit der Sprache, in dem, was sich da ausdrückt, zum Beispiel wie viel Zugewandtheit und Herzlichkeit oder wie viel Ärger und

Rücksichtslosigkeit. Es reagiert darauf wie ein Seismograph auf Erdbewegungen. Es nimmt alles, was es vorfindet, ernst und setzt es um.

Das sind kindliche Fähigkeiten, die der Erwachsene in sich bewahren und kultivieren sollte. Er kann es auch, er braucht sich diese Fähigkeiten nur nicht nehmen zu lassen. In der Sterbestunde solltet ihr euch sagen können: In mir lebte viele Jahre hindurch ein wohlbehütetes, glückliches Kind.
Menschen, die meinen, Erwachsensein bedeute, die Kindlichkeit hinter sich zu lassen und ein durch und durch geordnetes Leben zu führen, werden eng, unangenehm und langweilig. Die Lebendigkeit des Menschen braucht die stimmige Mitte zwischen Ordnung und Durcheinander, Stabilität und Flexibilität, Ernst und Humor, Haben und Sein, Suchen und Finden, Erde und Himmel, Tradition und Offenheit für Neues – auf der psychischen wie auf der körperlichen Ebene: Beide hängen eng zusammen.
Erzieher wollen ihre Zöglinge auf das Erwachsenwerden vorbereiten. Aber auch der Erwachsene sollte sich immer eine Portion Kindlichkeit bewahren. Er braucht nicht nur Disziplin und Ordnung, sondern auch Raum für Spontaneität, Unordnung, Unvernunft, Unlogik oder eine ganz andere Logik, für Offenheit, Neugier, Spiel, Überraschung, Scherz und Humor. Ein guter Erzieher kann nur sein, wer das alles in sich zulässt und es vorlebt, wer sich zum Beispiel zu Fastnacht auch selbst verkleiden mag und gelassen reagiert, wenn das Kind auf die Tapete malt. Das hundertprozentige »Erwachsensein« erzwingen zu wollen bedeutet zugleich, dem Milzmädchen das Agieren zu verbieten. Das verträgt es nicht, das macht es unglücklich. Denn seine Aufgabe ist, immer überall störend einzugreifen, das macht sein Wesen aus.
Um das Milzmädchen zum Weitermachen zu ermuntern, genügt allerdings nicht, es einmal anzusprechen. Es vergisst sehr

schnell, es verlässt sich darauf, dass ihr selbst die Verantwortung für seine Aktivität habt – wie ein Kind, dem die Mutter schon hundertmal gesagt hat, wie es die Schuhe zu binden oder die Gabel zu halten hat, meint: »Das brauche ich mir nicht zu merken, denn die Mutter sagt es mir ja immer wieder. Sie ist mein Gedächtnis, meine ständige Begleiterin, ohne sie kann ich mir mein Leben gar nicht vorstellen.«
Erst wenn der Mensch auf sich selbst gestellt ist, lernt er, sein Leben allein zu verantworten. Dann kann sich das kindliche Urvertrauen in die Mutter in Gottvertrauen verwandeln: »Du, Vater, bist der Quell all meiner Kräfte. Du, himmlische Mutter, behütest all die Liebe, die mein Herz erwärmt. Du, Christus, bist mein Lehrer und mein Meister.«
Wenn eure Kindheit so wenig glücklich war, dass ihr nicht an sie anknüpfen könnt oder wollt, helft euch mit dem Bild des Christophorus, der das Jesuskind durch einen Strom trug. Stellt euch vor, es sei eure Lebensaufgabe, das Jesuskind so behutsam auf dem Arm zu tragen, dass es gesund und fröhlich bleibt und sich nicht verletzt. Tragt Sorge, dass die Art und Weise, wie ihr mit der Welt und die Welt mit euch umgeht, dem Kind seinen Spielraum lässt. So wird das Jesuskind sich bei euch wohl fühlen, und ihr selbst werdet sein »wie die Kinder« (Mt 18,3).

Ohne die Fähigkeit des Kindseins verliert ihr die Leichtigkeit und damit die Kraft des Inkarniertseins. Lebensfreude geht verloren, und ihr lebt am Wesen der Schöpfung vorbei, denn die ist eher einem Kindergarten als einem Altersheim vergleichbar.

Das **»Motto«** der Organvertreterin der Milz ist:
Beschütze das Kind, das du bist.

Der **»heilende Satz«** lautet:
Ich übe die Kunst, auf belebende Weise zu stören.

Die Kunst, auf belebende Weise zu stören, bedeutet: Ich durchbreche den Trott des Alltags mit freudebringenden Überraschungen. Ich lasse die Tradition, die Ordnung, den Alltag, die Routine nicht überhandnehmen. Die sollen einen Rahmen der Sicherheit geben, aber nicht alles beherrschen. Ich kultiviere die Räume des Privaten, der Spontaneität, der Träume, der Lebensfreude, der Neugier, der Offenheit für das Neue.

Die dazugehörige Übung

Legt euch ein Schatzkästchen zu. Es braucht keine kostbare Schatulle zu sein, es genügt ein Schuhkarton. Darin sammelt nicht Schmuck und andere Preziosen, sondern kleine Erinnerungsstücke, zum Beispiel das Bändchen, das ein euch besonders wertvolles Geschenk umhüllt hat, das gemusterte Steinchen, das ihr auf eurer schönsten Wanderung aufgelesen habt, die Locke, die ihr dem oder der Liebsten an einem eurer glücklichsten Tage abgeschnitten habt. Solche Kleinigkeiten haben ihren Wert, weil sie eine Geschichte erzählen: Sie erinnern an schöne Ereignisse eures Lebens. Wenn ihr die Dinge herausholt und die dazugehörige Geschichte den Kindern erzählt, werden nicht nur die Kinder verzaubert, sondern ihr selbst werdet zu Kindern.

Während ihr die Geschichte erzählt, begreift ihr, was das Milzmädchen von euch will, nämlich immerzu wunderschöne Geschichten erzählen, auch indem ihr ein Haus baut oder ein Bild malt oder ein Testament errichtet. Die wesentliche Form der dem Kind gemäßen Beziehung ist das Erzählen und Hören von Geschichten, mündlich von Angesicht zu Angesicht. Damit werdet ihr wie die Kinder. So wie der Christophorus das Jesuskind über den Fluss trägt, so tragt ihr das Kind, das ihr seid, auf dem Arm. Habt es lieb, haltet es warm, macht es glücklich. Dann ist das Milzmädchen zufrieden und verbreitet diesen Frohsinn im ganzen Körper unter allen Organen.

Lymphe: Vergangenheit und Gegenwart

Die Großmutter

Wie kann man sich die Organvertreterin der Lymphe vorstellen?

Die Vertreterin der Lymphe stellt euch vor als eine herzliche Großmutter, die im Sessel sitzt und erzählt, wie es früher war, wie damals das Haus, die Stadt aussah, wie man kochte, buk und sich kleidete, was man für Sorgen und Freuden hatte, wie man die Kinder erzog, was man dachte und glaubte, wie man miteinander umging. Den Kindern erzählt sie Märchen – immer dieselben mit immer den gleichen Worten. Während sie spricht, ist sie mit Handarbeiten beschäftigt, die viel Stetigkeit und Geduld erfordern, wie Häkeln oder Klöppeln. Sie arbeitet und erzählt langsam, hat immer Zeit, freut sich, wenn nichts drängt, wenn man einfach dasitzt und zuhört. So verbreitet sie um sich herum eine Atmosphäre großer Ruhe.

Der Zuhörer fühlt sich in die Vergangenheit versetzt, in die eigene Kindheit, die sich rückblickend verschönt und vergoldet, in die Zeit, in der die Großeltern noch jung waren, aber auch immer weiter in die Vergangenheit: »Es war einmal«, irgendwann, irgendwo. Er gerät in eine träumerische Stimmung: »Wie schön war das, so müsste es sein.« Auch wenn das vielleicht nicht sehr realistisch ist, so bringt es ihm doch Besinnung: »Jetzt merke ich, wie nervös und aggressiv es mich umtreibt und wie hektisch mein ganzes Umfeld ist.«

Indem die Großmutter die Vergangenheit in eure Gegenwart bringt, wirkt sie zugleich beruhigend und klärend – so wie die Lymphe, die sie vertritt, langsam, weich und stetig durch ihre Bahnen fließt und die Organe säubert und entgiftet.

Was kränkt die Organvertreterin der Lymphe, was rät sie uns?

Druck und Hektik verträgt sie nicht. Aber sie ist dadurch nicht kränkbar, sie lässt sich einfach nicht darauf ein. Sie rät euch, dass auch ihr euch darauf nicht einlassen solltet. Ihr solltet euch lieber angewöhnen, tief, ruhig und lang zu atmen und das durch Atemübungen zu trainieren. Ihr solltet euch Zeit nehmen zum Musizieren, Malen, Tanzen, zu jeder Art von Bewegung. Ihr solltet euch Tage gönnen, an denen ihr euch ohne Pläne, Absichten und Zeitvorgaben der Spontaneität überlasst. Damit könnt ihr viel für eure Gesundheit erreichen.

Was ist ihre Botschaft an uns?

Sie möchte, dass ihr ein ausgeglichenes Verhältnis zu Vergangenheit und Gegenwart bekommt, indem ihr folgende Schritte geht:

Erster Schritt: Macht euch klar, was ihr jeweils unter »Gegenwart« verstehen wollt. Ihr könnt damit den jetzigen Augenblick meinen, der das Vergangene vom Zukünftigen abgrenzt, der also keine zeitliche Ausdehnung hat und sich ständig verschiebt. Sagt ihr: »Jetzt«, ist er schon vorbei, schon Vergangenheit. Oder ihr meint die jetzige Stunde, den heutigen Tag, die Woche, die Jahreszeit, das Jahr, eure Lebenszeit, das geschichtliche Zeitalter, die Zeit, in der es überhaupt geschichtliche Überlieferungen gibt, die Zeit der irdischen Evolution. Es kommt auf den Kontext an, in dem ihr sprecht. Die Großmutter möchte euch auf die Zeiträume ausrichten, in denen sich Geschichten abspielen.

Zweiter Schritt: Macht euch klar: Die Gegenwart ist ein Gefäß, das überquillt von alten Geschichten. In gesundem Zustand lebt der Mensch ohne Anstrengung aus vergangenen Zeiten heraus. Was er gestern begonnen hat, setzt er heute fort. Er lebt aus den Erfahrungen der bisherigen Jahrzehnte. Er lebt mit Dingen, die vielleicht dreihundert Jahre alt sind: mit Möbeln, Häusern, Plätzen, Büchern, Werken der Musik und der Kunst. Er benutzt Worte und Techniken, die noch älter sind. Er macht die Erfahrung von Instinkten, Trieben, genetischen Gegebenheiten aus vorgeschichtlichen Epochen. Zugleich lebt er in der Märchenwelt des »Es war einmal« und des »Es wird irgendwann einmal sein«. Er lebt in Verbindung mit dem »Jenseitigen«, Himmlischen und sogar mit der Ewigkeit.

Auch jeder Mensch, der hier hereintritt, bringt eine Geschichte mit. Was war da wichtig? Wo und wie lebte ich damals? Ihr selbst habt eine Lebensgeschichte, eine Familiengeschichte, eine Geschichte eurer Inkarnationen. Die Erzählungen der Großmutter machen euch verschiedene Vergangenheiten nacherlebbar, holen sie in die Gegenwart hinein. Zugleich machen sie euch bewusst, wie viel heute anders ist, zum Beispiel mit Autos und elektrischem Licht, sozialstaatlichen Regelungen und neuen Baustilen.
Zu meinen, Gegenwart sei der jetzige Augenblick, macht kurzatmig. Die Vergangenheit ist nicht ein abgeschlossener Raum. Zeit ist ein Fluss, in den ihr eintauchen könnt und in dem ihr wunderbare Dinge findet. Die Großmutter macht die Vergangenheit für euch präsent und durch ihre Erzählungen so

anziehend, dass ihr das Gefühl bekommt, ihr lebtet in ihr, als geschähe es gerade jetzt.

Habt ihr mit diesen gleichzeitigen Zeiten oder der Ewigkeit Probleme, dann wirkt sich das auf den Lymphfluss aus und damit auf die Entgiftung, die Stabilität des Immunsystems und die Geschmeidigkeit der Muskeln und des Gewebes. Die Großmutter fordert euch auf, im Fluss der Zeit zu baden und ihn zu genießen. Denn dadurch bekommt ihr ein Gefühl dafür, dass ihr tatsächlich in viel mehr Zeiten zu Hause seid als nur in den aktuellen Minuten. Euer Leben gewinnt seine Langsamkeit zurück und damit das Gefühl »Ich bin immer rechtzeitig da, sowohl damals wie jetzt«. In dieser fließenden Langsamkeit könnt ihr geduldiger und fröhlicher durchs Leben gehen, Nervosität, Stress und Hektik hinter euch lassen. Ihr wisst ja, das Heute wird bald schon das Damals sein, von dem ihr euren Enkeln erzählen werdet.

Dritter Schritt: Macht euch klar, dass, indem ihr verschiedene Vergangenheiten in euch gegenwärtig werden lasst, ihr auch mehrere Gegenwarten gleichzeitig lebt. Stellt eine innere Beziehung zu den Menschen und Dingen her, mit denen ihr umgeben seid. Macht euch mit ihren Geschichten vertraut, lasst sie in euch lebendig werden. So werden sie in euch zu Gegenwarten. Das geschieht nicht nur, wenn ihr eine Beziehung der Sympathie zu ihnen entwickelt, sondern auch, wenn ihr sie ablehnt, nicht wahrhaben wollt, sie aus irgendwelchen Gründen nicht anschauen mögt; damit macht ihr sie nur zu ungeliebten Gegenwarten. Jedenfalls solltet ihr weniger von »der Gegenwart« sprechen und häufiger den Plural »Gegenwarten« benutzen.

Vierter Schritt: In diesen »Gegenwarten« wartet ihr auf etwas, was euch aus der Zukunft entgegenkommt. Damit gewinnt das Wort noch eine andere Bedeutung als die übliche: die des

»Entgegenwartens«. Diese Auslegung ist vielleicht etwas gewagt, aber sie ist von der Sache her sehr sinnvoll. Denn was ihr von der Zukunft erwartet, wird tatsächlich wesentlich von all dem bestimmt, was aus verschiedenen Vergangenheiten her in euch gegenwärtig ist. Diese Menge an Geschehnissen und Erkenntnissen habt ihr umzuarbeiten wie ein Juwelier, der aus alten Schmuckstücken schöne neue macht. Ihr geratet in eine erwartungsvolle Grundhaltung, in den Zustand eines ständigen Advents. Ihr werdet dann mit den Psalmisten sagen können:

»Aller Augen warten auf Dich,
Du gibst ihnen Speise zu rechten Zeit,
Du tust Deine Hand auf,
Du erfüllst alles, was lebt, mit Segen.«
(Psalm 145, 15f.)

Ihr wartet auf das, was die Güte des Himmels bewirken wird, auf einen Blick Gottes, auf eure künftige Begegnung mit dem Herrn und vorläufig auf sein jedes Jahr sich wiederholendes weihnachtliches In-die-Welt-Kommen. Während ihr wartet, geht ihr Schritte auf ihn zu, orientiert eure Wünsche, eure Beziehungen, euer Tun und Lassen daran, bereitet euch vor. Eure Haltung ist die des »Entgegenwartens«. Das wäre jedenfalls das dieser Großmutter gegenüber ideale Zeitverständnis von »Gegenwarten«.

Das **»Motto«** der Organvertreterin der Lymphe ist:
Alle Zeiten sind Gegenwart.

Der **»heilende Satz«** lautet:
Ich lebe im Entgegenwarten.

Nehmt euch also Zeit, lasst euch Zeit, lebt sie aus, schöpft sie aus, macht so viel wie möglich aus ihr. Genießt sie, sie ist nicht störend schnell und immer zu kurz. Sie ist eine Aneinanderreihung von Räumen, in die ihr eintreten könnt wie in ein großes Schloss mit langen Fluren und Räumen, durch die man genüsslich hindurchschlendern kann. Wenn ihr in Hektik geratet – zum Beispiel nach dem Motto »Zeit ist Geld« –, dann lebt ihr wie in einem Hamsterrad: Immerzu derselbe Frust, es funktioniert alles nicht, es ist eng und lässt euch keinen Atem. Verlasst das Hamsterrad, visualisiert um euch herum ein großes Schloss und den Tag als einen seiner Räume. So bringt ihr Raum in die Zeit, so bekommt ihr einen anderen Atem in der Zeit. Ihr löst euch aus den illusionären Zeitvorstellungen und taucht ein in die Zeit, wie sie in Wirklichkeit ist.

Die dazugehörige Übung

Schaut euch einmal in eurem Wohnzimmer um und notiert alles, was ihr darin vorfindet – die Möbel, die Bilder, die Blumentöpfe, die Tante, die zu Besuch gekommen ist, den Hund, die Katze. Notiert, wie alt das alles ist, in welchem Jahr die Dinge entstanden sind oder die Menschen und Tiere geboren wurden. Notiert: Was geschah damals in der Welt? Habe ich schon gelebt? Wenn ja, was habe ich damals getan, gewollt, erwartet? Was für verschiedene Spielarten des »Entgegenwartens« hat es auf der Welt und bei mir selbst gegeben? Wenn ihr Christen seid, fragt euch: Galt für mich damals und gilt für mich heute, dass ich im »Entgegenwarten« auf den Herrn lebe? Habe ich schon zu der Grundhaltung gefunden: Das ganze Leben ist ein ständiger Advent?

Bauchspeicheldrüse (Pankreas): Staunen lernen

Der kleine Zauberer

Wie kann man sich den Organvertreter der Bauchspeicheldrüse vorstellen?

Stellt euch ein flinkes Männchen vor, das ein bisschen an die Wichtel erinnert: lange dünne Gliedmaßen, ausdrucksstarkes Gesicht mit markanter Nase und spitzem Kinn, schalkhafte, humorvolle, wissende Augen. Es kennt alle Zauberrezepte vom Liebestrank bis zu Heilsäften; ihr wisst nie genau: Ist das noch weiße Magie? Es geht ihm nicht darum, verstanden zu werden, im Gegenteil: Was da geschieht, bleibt ein Geheimnis, und es will euch auf das Geheimnis hinweisen. Der kleine Zauberer läuft ständig herum und versucht, die Organvertreter mit Fragen zu verunsichern wie: »Bist du dir sicher? Meinst du, etwas endgültig zu wissen? Bedenke, dass du vielleicht nur eine Seite der Dinge siehst und dass sich immer alles ändern kann.«

Was kränkt den Vertreter der Bauchspeicheldrüse, was rät er uns?

Er will den Menschen, dem er dient, immer auf dem schmalen Grat zwischen Unsicherheit und Selbstsicherheit halten. Wenn ihr zu gründlich in Frage stellt, was ihr seid und tut, werdet ihr lebensuntüchtig. Manch einer ist darüber schon in Verzweiflung geraten oder hat sich gar das Leben genommen. Er ist also eine lebenswichtige Instanz. Das häufigere Problem ist aber ein Zuviel an Selbstgewissheit: »Ich weiß schon alles. Ich weiß, wie es in der Welt zugeht; ich weiß, wie es in ihr zugehen sollte; ich weiß, wie ich mich einzuordnen habe; ich weiß, wer ich bin.« Das führt in Stillstand und Unlebendigkeit.

Wer nicht demütig und bescheiden ist, ist nicht offen; und wer nicht offen ist, kann nicht weiter wachsen. So erstarrt ihr in der Routine des Alltags und haltet das auch noch für das Richtige. Es ist aber nur eng und blasiert. Die Fähigkeit, zu zweifeln und in Frage zu stellen, ist verlorengegangen. Das kann das Pankreasmännchen nicht vertragen, es ist gekränkt. Wenn das Pankreas erkrankt, betrachtet dies als einen Wink und versucht, Freiheit und Offenheit wiederzufinden.

Was ist seine Botschaft an uns?

Lebt zwischen Wissen und Wunder, freut euch am Geheimnis, hört nicht auf zu staunen. Entdeckt die kleinen Wunder der Natur – zum Beispiel die schöne Zeichnung auf dem Schneckengehäuse, den kunstvollen Aufbau eines Blütenblattes: Schaut es euch mal unterm Mikroskop an! Entdeckt die kleinen Wunder der Fügung, die euch mit diesen Lebensumständen, Büchern und Menschen zusammengebracht haben. Entdeckt die Wunder der Liebe, der Zeugung, des Neugeborenen, des Inkarniertseins.
Das scheitert meist daran, dass ihr eure Gegebenheiten für selbstverständlich haltet – von den technischen Errungenschaften eurer Zivilisation über den Sozialstaat bis hin zu den Wundern des Lebens. Ihr braucht zwar ein Minimum an Geborgenheit im Selbstverständlichen. Dieses kann aber auch wirken wie Schlaftabletten: Das Selbstverständliche bestaunt und bewundert man nicht. Dafür glaubt man auch nicht dan-

ken zu müssen; man meint, einen Anspruch darauf zu haben. Man verliert das Bewusstsein, dass es auch anders möglich gewesen wäre. Das Selbstverständliche hat die Tendenz, wie ein Krebsgeschwür zu wirken und sich auszubreiten. Es bringt euch darum, ein Leben der Dankbarkeit, der Bescheidenheit, des Humors, der Beweglichkeit, des Lernens und Erkennens führen zu können. Es führt in innere Unlebendigkeit und in das blasierte »Ich wundere mich über nichts«.

Das Pankreasmännchen fordert seinen Menschen auf, über *alles* zu staunen und sich zu wundern. Staunt zum Beispiel einmal über das Telefon, das euch so selbstverständlich geworden ist. Sein Funktionieren lässt sich erklären, aber nur dem, der sich gründlich mit naturwissenschaftlichen Zusammenhängen vertraut macht. Staunt einmal über die Zweckmäßigkeiten im Reich der Natur. Erklärt man sie euch aus Mutation und Selektion, staunt einmal über die Mutation und ihre Vererblichkeit, überhaupt über das Phänomen Fortpflanzung und Evolution. Staunt über die Zusammenhänge von Materie und Verstand. Staunt darüber, dass die Welt überhaupt ist und dass ihr euch als denkendes, fühlendes und wollendes »Ich« erlebt.

Je mehr ihr lernt und wisst, desto geheimnisvoller wird die Welt, desto mehr geratet ihr ins Staunen. Am Ende aller Antworten stehen neue, immer tiefere Fragen. Goethes Faust sagt, nachdem er alles studiert hat: »Da steh ich nun, ich armer Tor, und bin so klug als wie zuvor.« Der Wissende weiß, dass er nichts weiß. Zu meinen, es sei nur eine Frage der Zeit, bis man alles wisse – über die Frauen, die Erziehung, die Ernährung, die sozialen Probleme oder was auch immer –, ist nicht nur borniert, es blockiert auch Wachstum und Lebendigkeit.

Gestattet euch, aus festgefügten Meinungen, Gewohnheiten, Regelwerken aller Art auszusteigen. Viel zu wissen kann auch dumm machen. Sagt nie einfach: »Es ist nun einmal so«, sondern öffnet euren Blick für das Geheimnis, das Wunderbare, lasst euch verzaubern. Das Pankreasmännchen will, dass ihr wieder Freiheit findet, nämlich Offenheit, Bereitschaft zur Änderung, sogar zum Ernstnehmen der Aufforderung Jesu: »Folge mir nach.« Diese Freiheit gehört zum Menschsein; sie ermöglicht, bewusst zu leben und lebendig zu bleiben. Sie geht euch nie verloren, ihr braucht sie nur in Anspruch zu nehmen.

Wenn einer sagt: »Mein Leben gefällt mir nicht besonders, ich muss es aber so weiterführen; ich bin durch mein bisheriges Tun oder durch gesellschaftliche Zwänge darauf festgelegt«, dann wird der kleine Zauberer ihn fragen: »Kannst du nicht heraus oder willst du nicht? Willst du vielleicht, aber traust dich nicht? Hast du die Instanz noch nicht gefunden, der du vertrauen kannst? Wem könntest du vertrauen? Zum Beispiel dem auferstandenen Christus, wenn du an ihn glauben könntest? Warum glaubst du, nicht glauben zu können?«
Entweder wollt ihr das Leben so weiterführen, weil die besseren Gründe dafür sprechen – schon damit habt ihr eure Freiheit wiedergefunden. *Oder* ihr sagt: »Ich ändere, was für mich nicht stimmig ist, was mir nicht bekommt. Ich gehe meinen Weg, ich suche neue Freunde. Ich verlasse zum Beispiel die Partei, in der ich mich engagiert habe, und schließe mich einer anderen an. Ich wechsle den Arbeitsplatz und den Wohnort. Ich wende mich einmal anderen Richtungen der Literatur oder der Musik zu. Ich suche mir neue Hobbys. Ich lasse mich sogar mal auf religiöse Fragen ein. Kurz: Ich öffne mich neuen Lebensmöglichkeiten, um zu sehen, ob sie besser zu mir passen.« Damit haltet ihr euch jung – und euren Pankreas gesund.

Man befindet sich auf dem Holzweg, wenn man meint, das Ansammeln von Wissen und Erkenntnissen führe einen von sich aus weiter. Ihr könnt für eine Weile Wert darauf legen, Spaß daran haben und euer Selbstwertgefühl damit stärken. Es kann aber unter Umständen auch in die Theoriefalle führen. Ein Frauenarzt und Geburtshelfer, der schon fünftausend

Kindern ins Leben geholfen hat, hat sicherlich begriffen und umgesetzt, was in den Lehrbüchern steht. Aber hat er damit schon das Wunder des Lebens verstanden?
Noch seltsamer ist es, zu meinen, der Weg zur Erleuchtung, zur Nähe Gottes, führe über Intellektualität und Wissen. Es gelte zum Beispiel, sich durch das Studium religionswissenschaftlicher Bücher einen Überblick zu verschaffen, um sich dann ein Urteil zu bilden und zu entscheiden. Das kann alles interessant und nützlich sein, reicht aber für sich allein nicht aus. Hingegen gibt es eine geistige Schlichtheit, die ohne Bücher auskommt und sehr nah an die Erleuchtung führt.
Manche Menschen haben die Angewohnheit, ihren Aussagen ein Fragewort anzuhängen wie »... gelt?«, »... oder?«, »... nicht wahr?« Meistens bedeutet das nicht mehr als: »Du stimmst mir doch gewiss zu?« Es käme aber oft darauf an, die eigene Gewissheit wirklich in Frage zu stellen. Anders kann man nicht dazulernen. Zum Prozess des Reif- und Erwachsenwerdens gehört immer wieder die Korrektur von bisherigen Ansichten. Beim Erwachsenen setzt dann oft Stagnation ein: Er glaubt, er kenne sich und die Welt. Oft hat er auch Furcht, er könnte beim Weiterlernen aus dem gesellschaftlichen Konsens fallen. [15]
Wer sich davon nicht abhängig machen, sondern wirklich wissen will, der weiß vor allem, wie man staunt und wie staunenswert die Dinge dieser Welt sind. Je mehr Wissen er sich erworben hat, desto überzeugter wird er sich den Satz zu eigen machen: »Ich weiß, dass ich nichts weiß.« [16] Er lebt zwischen Wissen und Wundern und sagt sich: »Wissen ist gut, Wundern ist besser«

Das **»Motto«** des Organvertreters der Bauchspeicheldrüse ist:
Lass dich in Staunen versetzen.

Der **»heilende Satz«** lautet:
Ich freue mich am Geheimnis.

Die dazugehörige Übung

Spielt einmal mit dem Gedanken: Wie wäre mein Leben verlaufen, wenn meine Eltern früh verstorben wären, wenn ich einen anderen Beruf ergriffen, meine Jugendliebe geheiratet hätte oder nach Australien ausgewandert wäre? Macht euch klar: Was ihr heute seid, ist nicht selbstverständlich, sondern nur eine von mehreren in Frage kommenden Alternativen, bei genauer Betrachtung wahrscheinlich die beste, wenn auch verbesserungsfähig.

Das Leben, das ihr geführt habt, war jedenfalls nur eines von mehreren möglichen. Doch in einem anderen wärt ihr auch »Ich« gewesen, hättet Schönes erlebt, hättet wachsen und euch entwickeln können. Das bedeutet nicht, dass ihr eure Entscheidungen bedauert, sondern dass ihr euer Leben bereichert, indem ihr die alternativen Möglichkeiten hinzudenkt und euch bewusst macht, dass ihr auch jetzt für neues Erkennen, Staunen und Handeln offen seid. So könnt ihr mit Wohlgefühl zu eurem Leben »ja« sagen.

Dann macht euch klar: Dass andere Menschen so sind, wie sie sind, ist ebenso wenig selbstverständlich. Auch ihr Leben hätte ganz anders verlaufen können. Beurteilt und behandelt sie also nicht nach ihrem Erscheinungsbild. Das wird euch helfen, ihnen noch mehr Achtung und Respekt entgegenzubringen.

Magen: Das Bekömmliche wählen

Die resolute Haushälterin

Wie kann man sich die Organvertreterin des Magens vorstellen?

Stellt euch eine Haushälterin mittleren Alters vor, mit fülligen Formen wie von Rubens gemalt, liebenswürdig, langmütig, geduldig, sehr hilfsbereit, ausgesprochen »wohlfühlig«, dabei aber resolut und zupackend. Sie will euch dienen, das kann sie jedoch nur, wenn ihr ihre Anweisungen respektiert. Sie will, dass ihr an Nahrung nur aufnehmt, was euch bekömmlich ist und möglichst auch noch schmeckt. Sie entscheidet: Was darf herein, wer kommt mir nicht ins Haus? Was wird über einen Impuls der Übelkeit gar nicht erst in die Nähe gelassen oder notfalls wieder hinausgeworfen?

Es geht ihr aber nicht nur um Nahrungsmittel, sondern auch um Informationen, Ideen, Gedanken und Gefühle, die an ihren Menschen herantreten. Sie reagiert darauf spontan und sie weiß aus praktischer Erfahrung, was für ihn schmackhaft und bekömmlich ist und was nicht. Sie weiß das viel schneller als ihr Mensch, der sich durch allerlei theoretische Reflexionen verwirren lässt. Seine Intellektualität hält sie für lebensfern, abstrakt, versponnen, abgehoben, bestimmt von Vorurteilen und der Meinung anderer Leute. Das ist zwar etwas einseitig. Sie bezieht sich aber auf ihre Erfahrung: »Ich weiß, was du dir zumuten kannst und was nicht, hör auf mit der Denkerei.«

Es ist nämlich für euer körperliches Wohlbefinden wichtig, in was für einer Welt ihr lebt, was ihr seht, hört oder lest, was ihr euch zumutet oder andere euch zumuten, ob eure sozialen Beziehungen stimmig sind. Auch das solltet ihr betrachten wie das Aufnehmen von Lebensmitteln: Was ist euch bekömmlich? Was vertragt ihr allenfalls in mäßigen Dosen? Insofern hütet sie eure Identität.
Ihr pflegt vom »Bauchgefühl« zu sprechen. Ihr habt nämlich euer dominierendes Zentrum im Kopf, ein zweites aber tatsächlich im Bauch. Es ist repräsentiert durch die Organvertreterinnen des Magens und des Dickdarms – beides starke Frauen, die euch auf die lebensnahen, erfahrungsorientierten Fragen ausrichten. Wenn ihr zum Beispiel sagt: »Wer heilt, hat recht, lasst uns sehen, ob es hilft«, so kommt das aus dem Bauchzentrum, während es für das Kopfzentrum darauf ankommt, ob die Wirksamkeit eines Heilmittels aus den theoretischen Vorgaben erklärbar und erwiesen ist.

Was kränkt die Organvertreterin des Magens, was rät sie uns?

Sie ist nicht kleinlich, sie kann viel vertragen, ihr solltet aber respektieren, wenn sie entschieden abwehrend reagiert. Sonst schmollt sie, und ihr verliert das Gespür für das, was euch guttut. Bei ihr könnt ihr viel Orientierung finden, ihr könnt sie aber auch beleidigen. Wenn ihr ihr sagt: »Ich bin der Herr, du die Dienerin«, dann wird sie sauer und verweigert ihren Dienst: »Schau, wie du ohne mich zurechtkommst.«
Sie dient euch und respektiert euch als ihren Auftraggeber, aber sie sieht auch in euch nur einen Beauftragten und ist verstimmt, wenn ihr euch nicht auch selbst so seht. Was sie will, ist, dass ihr erstens bewusst und zweitens gern und mit Freude dient. Wo es daran fehlt, bekommt ihr Probleme. Ihr findet

eure Identität nicht oder ihr könnt sie zumindest nicht leben, nicht in die Praxis umsetzen. Beides kann euch auch körperlich »auf den Magen schlagen«.
Alles, was spitz, kantig, zu schwer oder zu kalt ist, verkraftet sie nicht, aber ebenso wenig Falschheit, Selbsttäuschung, Verlust des Realitätssinns und schon gar nicht, was die Außenwelt euch an Beschimpfung, Demütigung oder auch falschem Lob, kurz, an Entwürdigung zufügt. Ein gewisses Maß davon könnt ihr durchstehen. Ihr könnt auch mal was Bitteres oder Ekelhaftes trinken oder essen, und es kann auch mal einen Schwall von Kummer, Angst oder Ärger geben, aber nicht zu viel davon und nicht auf Dauer. Sie nimmt es hin, wenn ihr auf Angriffe aus der Außenwelt wütend reagiert; aber sie verlangt, dass ihr die Reaktion begrenzt, indem ihr einfach damit aufhört. Sie rät, dass ihr euch dann mit einer Tätigkeit belohnt, die euch das Wohlgefühl vermittelt, etwas zu können und zu schaffen, Anerkennung zu finden, Freunde zu haben.

Was ist ihre Botschaft an uns?

Sie will vor allem, dass ihr ganz realistisch und illusionslos werdet, ohne aber zu verbittern oder an den Menschen zu verzweifeln: Sie sind halt menschlich; überfordert sie nicht, und seid nicht schockiert. Dann könnt ihr die Wirklichkeit aktiv gestalten und Bindungen eingehen, die eurer Identität gemäß sind. Schock und Überforderung hingegen zermürben die Identität.
Sie sieht in euch nicht den eigentlichen Regenten, sondern nur den Bewohner des Hauses, das euch nicht gehört: Euer Körper, eure irdische Persönlichkeit, euer Leben, euer Schicksal, euer Dasein wurden euch zur Verfügung gestellt. Eure Identitätsfindung hängt von der Einsicht ab, dass ihr auf Erden im Dienst des Himmels steht, dass ihr sozusagen auch nur Ver-

walter seid. Kultiviert Grundgefühle wie Dankbarkeit, Freude und ein zärtliches Beschützertum euch und der Welt gegenüber, das Gefühl, mit einem Auftrag vom Himmel auf die Erde gekommen und hier nur auf der Durchreise zu sein.
Könnt ihr nicht so leben, wie es eurer Identität entspricht, habt ihr zwei Möglichkeiten: Entweder ihr bleibt, wo ihr seid, weil es doch etwas Gutes bringt. Ihr lernt, mit den Misslichkeiten umzugehen, sie zu korrigieren und in den Griff zu kriegen; sie fordern und fördern euch, härten euch zumindest ab. Oder ihr kommt zu dem Schluss, sie bringen nichts außer Kummer. Dann gibt es nur eins: aufhören, sich lösen, woandershin gehen und neu anfangen. In beiden Fällen ändert ihr etwas, so dass euch das Leben wieder schmeckt und bekömmlich ist.

Die Vorstellung, Identität finde man, indem man sich als glamourösen Herrn seiner selbst aus eigener Vollmacht versteht, ist ein Irrtum, der euch nicht guttut: Ihr habt euch doch inkarniert, um etwas vom Himmel auf die Erde zu bringen, habt euch selbst einen Auftrag erteilt, in dessen Dienst ihr euch stellen wolltet. Dazu bedarf es stimmiger sozialer Beziehungen.

Dienen und Dienstleistung sind zweierlei. Dienstleistungen erbringt man um einer Gegenleistung willen. Dienen ist demgegenüber eine innere Haltung, die nicht bezahlt werden kann. Was sie bedeutet, seht ihr am anschaulichsten in der Familie: Die Mutter dient dem Kind, das Kind dient auch der Mutter, und zwar schon dadurch, dass sich diese selbst als Dienende erfährt. Dass beide dabei lernen, ist nicht der Zweck, sondern ein Folgeeffekt des gegenseitigen Dienens. Das Dienen in der Familie ist die Grundlage aller Identitätsfindung. Wo diese Erfahrung fehlt, ist die Fehlhaltung für das Leben programmiert, kann sich dann leicht in die nächste Familiengeneration hinein fortsetzen und übrigens auch schädlich auf die Herzensfamilie auswirken (siehe Glossar).

Ihr dient nicht schon, indem ihr jemandem einen Gefallen tut und von oben auf ihn herabblickt. Ihr dient, wenn ihr zugleich einem Größeren dient – wie Jesus in der Szene von der Fußwaschung dem Vater diente. Ihr dient, indem ihr zu Jesus aufblickt und zu seiner Größe heranwachsen möchtet. Im Grunde eures Wesens wollt ihr euch aufrichten und immer aufrechter durchs Leben gehen, ihr wollt wachsen wie eine Pflanze, letztlich wollt ihr in den Himmel hineinwachsen.
Identitätsbildung geschieht durch das Aufnehmen und Vereinnahmen der Welt in der Weise, dass ihr auswählt, was eurer inneren Struktur entspricht. Ihr setzt die für euch stimmigen Prioritäten, ihr entscheidet über die hierarchische Ordnung, die ihr akzeptieren könnt und wollt. Identitätsfindung ist wie ein Nachbauen des eigenen Ichs aus den Materialien, die die Welt euch darbietet: Wie viel wovon? Was braucht ihr, damit ihr mit den euch eigenen Fähigkeiten optimal dienen könnt, und zwar bewusst und freudig?
Gelingt diese Identitätsfindung nicht, habt ihr es mit Menschen zu tun, die an die Stelle positiver Grundgefühle giftige Gefühle setzen. Sie nehmen immer das wahr, was nicht gelungen ist, das Ungerechte, Hässliche, Tückische, Böse oder das Angeberische (»Großes Maul und nichts dahinter«), das egoistische oder eitle Motiv in »scheinbar selbstlosen« Handlungen. Diese Menschen halten sich für Realisten, aber sie sind nur Teilrealisten. Manchmal ist an ihren Urteilen etwas Berechtigtes, aber bei weitem nicht immer und selten so unvermischt.
Solche Menschen lassen sich aber nicht gern eines Besseren belehren. Sie sind überzeugt: Die Welt ist schlecht, und sie sind die Opfer. Sie werden zu Nörglern, Querulanten, Ideologen, Spießern, Besserwissern oder Eiferern und sind nicht in der Lage, etwas Heilbringendes aus ihrem Leben zu machen. Statt zu wachsen, handeln sie wie ein Kind, das aus ungeeigneten Klötzchen einen Turm zu bauen versucht: Der stürzt dann immer wieder ein.

Gescheiter wäre es, sich der Orientierung anzuvertrauen, die euch die Organvertreterin des Magens bietet. Sie sorgt sich darum, dass sich das euch Zuträgliche und Bekömmliche in eurem Umfeld ankristallisieren kann und dass das Unbekömmliche fernbleibt – auf der körperlichen wie auf der emotionalen und mentalen Ebene. So werdet ihr zu Menschen, die sich an jedem Lächeln freuen, das ihnen begegnet, an den Blumen, den Vögeln, dem Sonnenschein. Sie gewinnen auch dem Regentag seine schönen Seiten ab, sie würdigen das ehrliche Bemühen und jedes Gelingen, sie vermuten lieber lichte als dunkle Motive. Sie mögen auch nur Teilrealisten sein: Manchmal werden sie enttäuscht und eines Schlechteren belehrt. Aber sie geben nicht auf. Sie suchen überall das Gute und Schöne, und so lässt es sich auch finden.

Eure Wahrnehmung der Welt ist immer selektiv und insofern subjektiv. Das Ganze ist zwar objektive Realität; das heißt, es wäre auch da, wenn ihr nicht da wäret. Was ihr aber davon aufnehmt, kann immer nur eine kleine Auswahl sein. Stellt euch vor, ihr seid zu einem Buffet geladen, das sei unendlich reichhaltig und ihr könntet nur von diesem oder jenem ein bisschen essen oder trinken. Ebenso könnt ihr auch nur mit einigen Menschen wirklich vertraut werden, nicht alles lesen und verstehen. Ihr werdet zum Beispiel nur an bestimmten Zweigen der Literatur, Kunst und Musik Freude haben. Ihr habt eure Vorlieben, euren Geschmack, eure Prägungen. Was wählt ihr aus, warum, wie viel wovon?

Wenn ihr den Tag hindurch seht, was alles so geschieht im Straßenverkehr, im Supermarkt, im Berufsleben – was fällt euch besonders auf? Alles, was wieder einmal ein pessimistisches Weltbild bestätigt? Oder das Freundliche, Lächelnde, Hübsche, Gelungene, das ein klein wenig die Möglichkeit einer heilen Welt durchscheinen lässt? Das Letztere ist im Sinn der Magenvertreterin, weil es euch bekömmlicher ist. Denn es entspricht eurer Herkunft und eurem Ziel, also eurer Identität besser.

Sie will von euch nicht, dass ihr realitätsblind werdet und das Dunkle aus der Wahrnehmung ausblendet. Ihr sollt es wahrnehmen, aber nicht schlucken. Dafür bieten sich folgende Strategien an:

1. Ihr seht zwar das Problem (zum Beispiel Kriminalität), aber auch, dass es Menschen gibt, die sich von Berufs wegen darum kümmern. Ihr habt einen solchen Beruf nicht gewählt, weil er euch nicht liegt und ihr euch um anderes kümmern wolltet.
2. Ist im konkreten Fall eure Mithilfe erforderlich, so tut etwas! Informiert zum Beispiel die verantwortliche Stelle, sagt als Zeuge aus, spendet etwas für eine Hilfsorganisation.
3. Leistet Fürbitte, bittet den Himmel um sein besonderes Augenmerk auf die Menschen, die von den Problemen betroffen sind (zum Beispiel Täter, Opfer und die Vertreter des Rechts).

So zeigt ihr, dass ihr euch der Realität nicht verschließt und hilfsbereit seid. Dann braucht ihr kein schlechtes Gewissen zu haben, wenn ihr euch den Aufgaben widmet, zu denen ihr euch berufen fühlt, und die übrigen anderen überlasst. Das hat nichts mit Überheblichkeit zu tun, vorausgesetzt, dass ihr die anderen nicht abwertet und nicht von oben auf sie hinabblickt. Es hat nur mit Arbeitsteilung und Stimmigkeit zu tun, mit dem klaren Blick auf das, was zu euch passt. Wenn ihr zu viel von dem aufnehmt, was nicht zu euch passt, dann fühlt sich eure Psyche gekränkt, der Magen zieht sich zusammen, verweigert sich.
Ihr seid als freie Wesen geschaffen, ihr habt nicht nur in den Hauptentscheidungen eures Lebens die Freiheit der Wahl (zum Beispiel des Berufs, des Lebenspartners, der religiösen oder politischen Orientierung), sondern auch in den unzähligen kleinen Schritten des Alltags. Je stimmiger ihr wählt, desto

mehr findet ihr zu eurer Identität, werdet zu dem, der ihr eigentlich seid. Macht euch zu souveränen Menschen, die nicht schlucken, was ihnen nicht bekommt, sondern Zumutungen zurückweisen; die nicht mucken und sich anpassen, sondern tätig werden und aktiv ihre Umwelt gestalten; die als die leben, die sie sind, und das aus freiem Entschluss. Wählerisch zu sein hat nichts mit Arroganz zu tun, sondern heißt, dem eigenen Sinn für Qualität zu folgen und insofern seine eigene Identität zu finden. In diesem Sinne solltet ihr auch eure Kinder erziehen, und zwar nicht, indem ihr es ihnen eintrichtert, sondern indem ihr es ihnen vorlebt.
Deshalb rät euch die Vertreterin des Magens: Macht von eurer Freiheit Gebrauch. Ihr habt nicht nur das Recht, sondern auch die Pflicht, bewusst und mit Freude das zu wählen, was zu euch passt. Wenn ihr euch eurer Freiheit wirklich bewusst seid und von ihr in Freude Gebrauch macht, könnt ihr auch die Entscheidung treffen zu dienen.

Das »**Motto**« der Organvertreterin des Magens ist:
Entdecke deine Freiheit und wähle, was dir bekömmlich ist.

Der »**heilende Satz**« lautet:
Ich bin frei, also diene ich.

Durch den »heilenden Satz« macht ihr euch zu liebenden, hilfreichen, lichten Menschen. Es kommt der Organvertreterin des Magens nämlich nicht nur darauf an, das Leben so zu gestalten, dass es euch schmeckt und bekömmlich ist, sondern auch darauf, dass ihr anderen schmeckt und bekömmlich seid. Wenn ihr Christen seid, erinnert euch an die Einladung zur Kommunion, wobei der Priester sagt: »Kommt und seht, wie gut der Herr schmeckt.« Ihr sollt nicht nur wissen, dass der Herr real auf der Erde gelebt und gelehrt hat, ihr sollt es im

gewandelten Brot und Wein körperlich spüren, in euch aufnehmen, es »schmecken«. Damit macht ihr zugleich die Gefühle und Erinnerungen in euch lebendig, die mit dem Abendmahl verbunden sind: die Liebe, die Freiheit, die Treue, die Opferbereitschaft, die Selbsthingabe des Herrn.
Der Apfelkuchen, der euch seit Großmutters Zeiten so schmeckt, weckt ja auch die Gefühle und Erinnerungen, die euch mit ihr verbinden. Es geht darum, dass ihr mindestens in einem Nachklang versucht, für andere ein wenig Nachfolger des Herrn zu sein und sagen zu können: »Kommt und seht, wie gut ich schmecke. Auch durch mich bekommen die Hungernden und Durstenden Brot und Wein und nicht etwa Steine, die ihnen schwer im Magen liegen.« Ihr sagt dann auch nicht bloß: »Wo bleibt mein Apfelkuchen?«, sondern: »Ich habe erlebt, was Apfelkuchen ist, das hat mich die Großmutter gelehrt, das werde ich ihr nie vergessen, dafür bin ich dankbar. Jetzt übernehme ich es, anderen mich selbst als den Kuchen anzubieten. Das ist die Ehre, die ich ihnen, der Großmutter und auch mir selbst erweise.« Denn wozu seid ihr auf der Welt? Um auf eure Weise und an dem Ort, an dem ihr euch befindet, anderen Brot und Wein zu sein.

Die dazugehörige Übung

Erster Schritt: Notiert einmal, welche Speisen und Getränke euch besonders verlockend erscheinen, auch wenn sie weniger gesund sind und der Verstand euch sagt, ihr solltet sie nur gelegentlich genießen. Und notiert, was euch besonders zuwider ist.
Zweiter Schritt: Fügt hinzu, welche Erinnerungen diese Speisen auslösen und was für Gefühle und Erinnerungen mit ihnen verbunden sind. Zum Beispiel: »Die Schokoladenplätzchen gab es in der Adventszeit. Die Kerzen waren entzündet. Es

roch nach Tannengrün. Wir waren voller Spannung und Vorfreude.« Oder: »Das Karamelleis spendierte der Vater auf dem Jahrmarkt, wir Kinder lächelten so froh.« Oder: »Der Rotwein lässt einen Abend meiner ersten Liebe wieder entstehen, an dem wir so überschwenglich glücklich waren und Zukunftspläne schmiedeten« ... und so weiter. An den Gefühlen und Erinnerungen, die dabei wach werden, könnt ihr ablesen, was euch entspricht, was zu euch passt, wie ihr charakterlich strukturiert seid, nach welchem Typus von Gefühlen ihr euch sehnt, was ihr sucht, was ihr braucht – und damit: Wer ihr im Grunde seid.

Das Entsprechende macht mit den Speisen und Getränken, die ihr abstoßend findet. Ihr mögt zum Beispiel keinen Fisch – denn damit verbindet sich das Bild des mit großen Augen im Netz zappelnden, hilflosen kleinen Wesens, und manchmal fühlt ihr euch selbst klein und hilflos und könnt das nicht ertragen.

Dritter Schritt: Was ihr braucht, ist genau das, was ihr anderen geben könnt, zum Beispiel dieses Lächeln, diese Sanftheit, diese Entspanntheit, diesen Frieden, diese Geborgenheit, diese Gläubigkeit, diese Zukunftsfreude. Werdet also aktiv, macht euch selbst zum Lebensmittel für andere. Entdeckt eure Identität: »Das bin ich, das brauche ich – und das gebe ich.«

Und entsprechend: Die Emotionen, gegen die ihr eine Abneigung habt, werdet ihr wahrnehmen, wenn andere unter ihnen zu leiden haben; ihr könnt verständnisvolle Freunde sein und ihnen helfen, die Ursachen zu überwinden. Ihr werdet euch aber auch von anderen nichts zumuten lassen, was solche Emotionen auslöst.

Die Organvertreterin des Magens wird sich verstanden fühlen, sich freuen und diese Wege eurer Identitätsfindung nach Kräften unterstützen.

Leber: Arbeit schätzen

Der Arbeiter

Wie kann man sich den Organvertreter der Leber vorstellen?

Stellt euch den Organvertreter der Leber als einen Arbeiter vor: in blauem Overall und kariertem Hemd mit hochgekrempelten Ärmeln, kräftig, zupackend, gutmütig und hilfsbereit, aber auch cholerisch. Er versteht sein Handwerk, arbeitet gern und mit Freude. Er lässt sich jedoch nicht von euch dreinreden (»Ich weiß selbst, was ich zu tun habe«), sich nicht hetzen (»Die Zeit, die ich brauche, brauche ich, basta!«) und nicht mit sich handeln. Er erwartet vielmehr Dank und Anerkennung für seine unermüdlich im Stillen geleistete Arbeit.

Er hat aber auch seinerseits Ansprüche an euch. Er verlangt rücksichtsvolle Behandlung, indem ihr euch vernünftig ernährt, zum Beispiel die Leber nicht mit zu viel Fett oder Alkohol belastet. Er verlangt, dass ihr erkennt, wie er mit seiner Arbeit eure Existenz sichert und wichtiger ist, als ihr zunächst geahnt habt. Er verlangt, dass ihr ein Bewusstsein dafür entwickelt, was euer Körper braucht und was er nicht gebrauchen kann, wie ihr also eure Ernährung und eure Lebensführung zu gestalten habt.

Was kränkt den Organvertreter der Leber, was rät er uns?

Der Arbeiter hat ein sehr ausgeprägtes Ehrgefühl. Es kränkt ihn, wenn ihr ihn ständig mit einer Lebensführung konfrontiert, die über sein Leistungsvermögen hinausgeht. Wenn ihr ihn nicht mit Respekt behandelt, verliert er seine gute Laune, verschränkt die Arme vor der Brust und stellt seine Arbeit ein: »Mach sie doch selber.« Dann hilft nur, dass ihr euer Verhalten aufrichtig bedauert und ihm versprecht, euch ernstlich um Besserung zu bemühen. Dann schlägt er euch mit der Pranke auf die Schulter: »Okay, ich mach mich wieder an die Arbeit.«

Er rät, dass ihr eure Arbeit einmal daraufhin überprüft, ob ihr an andere delegiert, was eigentlich eure Sache wäre, und andererseits, ob ihr sie selbst tut, was ihr an andere delegieren könntet, die sie gern täten und dafür vielleicht mehr Zeit, Fähigkeiten und Kompetenz haben. In diesen beiden Fragen solltet ihr zu einer klaren Haltung finden.

Was ist seine Botschaft an uns?

Ihr solltet euch selbst als Arbeiter verstehen und eure Arbeit als sinnvolles Tun erleben, mit dem ihr euch identifiziert – und nicht als etwas, was euch zwingt, bedrückt und knechtet, während sich das eigentliche Leben in der Freizeit abspielt. Er sagt: Ihr werdet Gott ähnlicher, indem ihr tätig seid, nützliche Beiträge zu den Notwendigkeiten der Gemeinschaft leistet und Spuren in der Welt hinterlasst.
Bei eurer Inkarnation habt ihr eine Lebensabsprache (siehe Glossar) getroffen und euch vorgenommen, etwas vom Himmel auf die Erde zu bringen. Was immer das im Einzelnen gewesen sein mag, bedenkt: Es hatte in jedem Fall mit Arbeit zu tun. Ohne Mühe und Arbeit könnte selbst das inspirierte

Genie keine Leistung erbringen. Wenn ihr ihm zu einer Preisverleihung applaudiert, mögt ihr den Eindruck haben, ihm sei das zugeflogen. Dahinter steckt aber eine Menge an Disziplin, Zweifeln, Niederlagen, Neuanfang, Kräfteverschleiß, oft schon seit mehreren Inkarnationen.
Wenn ihr Sinn und Wert des Arbeitens nicht erkennt oder nicht anerkennt und ernst nehmt, bringt ihr euch nicht nur um ein vollerfülltes Leben. Ihr beeinträchtigt auch euer Verhältnis zur sozialen Gemeinschaft, und zwar in mehrfacher Hinsicht:

Erstens erlebt ihr die Arbeit, zu der ihr um der Lebenserhaltung willen genötigt seid, als bloße Pflicht, als Demütigung, Ausbeutung, Ausgenutztwerden, als etwas Überflüssiges, was ein inneres Verhältnis zu Ehre, Würde, Selbstwert nicht aufkommen lässt. Ihr erlebt euch als einen Ausgestoßenen, Missbrauchten, der Macht anderer hilflos Ausgelieferten oder, noch schlimmer, als einen Entehrten, der sich seines Arbeitens schämt.
Zweitens verletzt ihr Stolz und Ehre der anderen, die in ihrer Arbeit Sinnerfüllung finden und in ihr einen Dienst an der Gemeinschaft sehen. Ihr haltet sie für dumm, unrealistisch, manipuliert.
Drittens beeinträchtigt ihr eure Gemeinschaft mit Gott und dem ihm dienenden Himmel. Denn Gott ist ein Werktätiger, und der Mensch ist auch insofern als sein Ebenbild und Gleichnis geschaffen. Indem ihr Sinn und Wert des Tätigseins erkennt und anerkennt, findet ihr zu euch selbst und schafft zugleich die Voraussetzung dafür, dass ihr euch der religiösen Dimension eures irdischen Seins zu öffnen vermögt. Wenn euch das gelingt, versteht ihr euch als Brüder des Sohns, das heißt als einen Mitarbeiter an der Heilung der Welt und ihrer schlussendlichen Heimführung. Und ihr versteht euch als ein dem himmlischen Vater gegenüber Gehorsamer, der sagen kann: »Ich mache mit.«

Das **»Motto«** des Organvertreters der Leber ist:
Ich arbeite, also bin ich.

Der **»heilende Satz«** lautet:
Ich bin, also arbeite ich.

Der Begriff »arbeiten« ist im »Motto« wie im »heilenden Satz« sehr weit zu verstehen; er umfasst jede Art von Tätigkeit, nicht nur die Berufsausübung. Wenn ihr euch vornehmt, einmal ganz still zu sitzen, ist das eine sehr anstrengende Tätigkeit: Muskeln, Sehnen, Gelenke, Nerven haben eine Menge zu tun. Aber auch wenn ihr gelockert irgendwo sitzt und wartet, sind Herz, Blut, Gehirn, Atmungstrakt, Magen, Leber, Darm in tätiger Bewegung. Ihr habt viele Mitarbeiter und steigt aus dem Arbeitersein nie aus. Das gilt selbst für den Schlaf, denn auch da sind Teile des Körpers und der Seele sehr aktiv. Vollständige Untätigkeit gibt es selbst in Ruhezeiten nicht. Auch wenn ihr still im Sessel sitzt und nachdenkt, Erinnerungen pflegt, die Zukunft plant, aus dem Fenster blickt oder euch einfach nur Wunschvorstellungen hingebt, ist das eine Tätigkeit, die mitgemeint ist. Auch das Unterlassen eines sich aufdrängenden Tuns, das Sichbremsen und Am-Zügel-Halten ist Arbeit.

Im Müßiggang seid ihr also nicht einfach passiv, sondern sozusagen »in aktiver Weise passiv«, erst recht natürlich beim Sport, Spazieren, Tanzen, Musikhören oder -ausüben oder in der Pflege sonstiger Hobbys und selbst in der sexuellen Betätigung. Die ersten Arbeitsleistungen eurer Lebenszeit sind das Sichinkarnieren, die Entwicklung als Embryo und die Geburt, die letzte ist das Sterben. So gesehen besteht euer Leben zu mehr als 99 Prozent aus Arbeit.
Macht euch einmal klar, dass ihr mit negativen und positiven Emotionen und Gedanken die gleiche Menge an Arbeit voll-

bringt. Ob ihr euch aufregt, wütet, jammert oder euch freut, lacht, tanzt, ob ihr dunkle und zerstörerische oder lichte und aufbauende Gedanken denkt – die Arbeitsleistung ist immer die gleiche. Sie ist auch die gleiche, ob ihr lichte Emotionen und Gedanken aktiv bewegt oder ob ihr euch von ihnen bewegen lasst. Der Unterschied ist nur: Wenn ihr sie aktiv bewegt, gewinnt ihr einen höheren Grad an Freiheit.

Arbeit ist alles, was über den Zustand des selbstvergessenen, träumerischen Vollkommenseins hinausgeht. Einen solchen Zustand gibt es für euch nur in kurzen Augenblicken, die allerdings für euch nichts mit Ruhe zu tun zu haben scheinen. Ihr erlebt ihn zum Beispiel, wenn ihr in der Messe die Kommunion zu euch nehmt und dabei das Gefühl völligen Einswerdens mit der himmlischen Trinität habt. Doch schon wenn ihr zu eurem Platz zurückgeht, ist es vorbei; es bleibt nur ein Nachklang. Eine ähnliche Erfahrung macht ihr in Momenten eines mystischen Erlebens, einer Verzückung, einer Erleuchtung, einer Inspiration. Einen Abglanz davon habt ihr in dem Augenblick eines ganz großen, Seele, Psyche und Leib ergreifenden Liebeserlebnisses. In solchen Momenten nähert ihr euch der Befindlichkeit Gottes vor der Schöpfung.

Das sind die eigentlichen Ruhepausen in eurem Leben. Sie reichen aus, um die übrigen 99 Prozent eurer Lebenszeit zu durchlichten, zu durchwirken und lebendig zu halten. Sie machen euch auf ihre durchdringende Weise vital, aktiv, fortschreitend, sie geben euch Impulse, Orientierung und Ausstrahlung. Davon könnt ihr jahrelang zehren. Was ihr euch normalerweise unter »Ruhe« vorstellt, ist eher Trägheit, Lahmlegen, Ablenken, Verdrängen, Sättigen oder auch Übersättigen. Damit entfremdet ihr euch dem Lebermann.

Was er von euch will, ist also nicht nur, dass ihr ihm, sondern dass ihr Gott ähnlicher werdet. Denn seit Gott begann, die Schöpfung ins Werk zu setzen, ist er ein Arbeitender. Als solcher lebt er vor seinem eigenen Hintergrund als der in sich und in der Ewigkeit Ruhende. Er ist beides zugleich: der Schaffende und der Ruhende, während ihr im Wesentlichen Schaffende seid und nur für Augenblicke Ruhende sein könnt. Der erste Schöpfungsbericht der Genesis schildert die Erschaffung der Welt in sieben Tagen, was natürlich nicht wörtlich zu verstehen ist, aber zum Ausdruck bringt, dass es eine Tätigkeit war, die jedenfalls Zeit beanspruchte. Seither steht er nicht untätig herum, sondern ist weiterhin rege, und der ganze Himmel ist im Einsatz, um ihn zu unterstützen.

Selbst wenn er sich an seiner gelungenen Schöpfung freut, ist das eine aktive Tätigkeit. Aber dabei lässt er es nicht bewenden. Er ist der Vater, der sich jedem einzelnen Geschöpf zuwendet, zu dem ihr beten könnt und der darauf reagiert. Und er ist der ständig weiter Schöpfende, und zwar auch indem er das Geschaffene nachmodelliert, weiterentwickelt, mit etwas Neuem ausstattet. Ihr nennt das »Evolution« und führt es auf zufällige Mutation und Selektion zurück. Aber dahinter steckt richtunggebende Arbeit. Seit dem »Fall der Engel« (siehe Glossar: »Engel, gefallener«) geht es auch darum, die Verletzungen der Schöpfung zu reparieren und ihrer schlussendlichen Heimkehr den Weg zu bahnen.

Jede menschliche Seele inkarniert zum Heil der Welt; das heißt, um mitzuarbeiten an der Arbeit Gottes und des ganzen ihm dienenden Himmels. Eine Lebensabsprache mit dem Ziel, das Böse zu tun, gibt es nicht. Wenn ein Mensch dann unter dem Einfluss der gefallenen Wesen in den Dienst der dunklen Mächte gerät, bedeutet das eine Abweichung von der ursprünglichen Absprache. Dann ist die Frage: An welchem Punkt seines Lebens begann das, worin genau bestand die Verführung? Findet man den Punkt, wo es noch heil war, und sucht zu verstehen, warum es anders geworden ist, kann man heilend und helfend wirken, nicht aber, indem man bloß verurteilt.

Zu den Grundprinzipien der Schöpfung gehören unter anderem *Gemeinschaft, Freiheit und Arbeit.* Dass Gott die Freiheit seiner Geschöpfe – nicht nur der Menschen, sondern auch der gefallenen Wesen – unbedingt respektiert, hat zur Folge, dass eure Arbeit auch gemeinschaftsschädlich sein kann und Gott dennoch nicht eingreift. Er tut es selbst dann nicht, wenn ihr euch dem Handwerk zum Beispiel des Henkers, des Kriegers, der Entwicklung und Verbreitung von Tretminen oder sogar von Massenvernichtungswaffen zuwendet. Nur dient eure Arbeit dann weder der Gemeinschaft noch eurer Selbstverwirklichung im Sinne von »Werde, der du eigentlich bist«. Doch jedes Tun, das halbwegs im lichten Bereich bleibt, ist sinnvoll, steht im Einklang mit der Arbeit des Himmels und trägt dazu bei, die Schöpfung schlussendlich heimzuführen. Ihr solltet euch als Gottes Arbeiter im Weinberg verstehen (Mt 20, 1–16).

Die dunklen Hierarchien nehmen wütend zur Kenntnis, wenn einer zu einem sinnvollen Tätigsein gefunden hat. Denn solange er tätig ist, ist er geschützt im lichten Bereich. Sobald er nicht mehr tätig ist, fällt er in all das, was die dunklen Hierarchien gern haben: Verzweiflung, Perspektivlosigkeit, Hoffnungslosigkeit, Strukturlosigkeit des Alltags, in Mangel an Anerkennung, Bestätigung, Erfolg, in das Gefühl der Abhängigkeit.

Gewiss gibt es auch in der Arbeit Abhängigkeiten: Ihr seid zum Beispiel abhängig von den Lebensnotwendigkeiten, vom Kreditgeber, von den säumigen Schuldnern oder vom Chef. Dann kommt es auf das Bewusstsein an, dass ihr euch diesen Zwängen unterwerft, weil das der immerhin möglichen Alternative aus bestimmten Gründen vorzuziehen ist. Mit dieser Haltung verwandelt ihr euch aus geduckten Knechten in aufrechtstehende Kinder Gottes, die eine freie Entscheidung getroffen haben. Ob ihr Stolz, Würde und Selbstwert bewahrt, ist also eine Frage der inneren Haltung. Bewahrt ihr sie nicht, so erlebt ihr die Arbeit als Verlust der Ehre. Damit kränkt ihr zugleich den Lebermann, der so unermüdlich für euch arbeitet, und es kommt zu einer Disposition für Lebererkrankungen.

Eure Ehre wird ja nicht dadurch angetastet, dass ihr euch

in die Regeln des Arbeitslebens einordnet, den Gesetzen des Staates und den Anordnungen des Chefs Gehorsam leistet, vorausgesetzt, dass ihr nichts Dunkles und Böses zu tun habt. Sie wird auch nicht berührt, wenn ihr euch den praktischen Notwendigkeiten fügt und für den Unterhalt eurer Familie Sorge tragt. Ihr seid freie Wesen, ihr könnt euch auch anders verhalten, habt aber entschieden, dass die Einfügung der immerhin möglichen Alternative bei Abwägung aller Umstände vorzuziehen ist. Damit bleibt ihr innerlich in einer königlichen Haltung und damit ein Ehrwürdiger. Anders nur, wenn ihr über die Notwendigkeiten stöhnt und klagt und das Gefühl habt, ein Gezwungener, Geduckter, Gedemütigter zu sein: Dann werdet ihr zu einem Unfreien und damit Ehrlosen. Es ist eine Frage der inneren Haltung.
Das gilt sogar dann, wenn ein Mensch geschlagen, getreten oder sonst unwürdig behandelt wird, wenn er versklavt und wehrlos ist. Dann allerdings kann er seine Ehre nur bewahren, wenn er sich als Kind Gottes und Bruder des Sohnes versteht. Denn dann ergeht es ihm wie Jesus in der Passion, den man sogar seiner Kleider beraubte. Er behielt seine königliche Würde, sie wurde selbst noch in der spöttisch gemeinten Dornenkrone sichtbar. Wer sich als Kind Gottes versteht und Jesus zum Vorbild nimmt, bewahrt seine Freiheit; das heißt, er gesteht seinen Peinigern nicht die Macht zu, ihn zu dunklen Reaktionen zu verleiten. Die Ehre seiner Herkunft kann ihm niemand nehmen. Wo diese Erkenntnis das Fühlen und Empfinden der Person und des Körpers durchdringt, kommt es rasch zur Genesung.

In eurem Kulturkreis seid ihr zwar im Allgemeinen vor derartigen Demütigungen und Versklavungen geschützt, aber es gibt andere, nicht minder schwerwiegende Angriffe auf euer Ehrgefühl. Wird zum Beispiel euer Arbeitsplatz als überflüssiger Kostenfaktor wegrationalisiert, so kann das allerdings ein äußerst giftiges Abhängigkeitsgefühl auslösen. Dann solltet ihr *erstens* alles daransetzen, wieder Arbeit zu finden, sei es auch an einem anderen Ort, *zweitens*, wenn das nicht gelingt, lieber unterbezahlte oder sogar unbezahlte Tätigkeiten aufnehmen, die euch wenigstens Dank und Anerkennung einbringen. Vielleicht könnt ihr euch als Vorleser für Alte oder Kinder zur Verfügung stellen, Fürbitten leisten, Streitigkeiten schlichten oder euch in öffentlichen Parks oder in Nachbars Garten nützlich machen. Alles ist besser, als untätig zu bleiben. Es wird euch übrigens dazu verhelfen, leichter wieder eine bezahlte Arbeit zu finden.

Vielleicht sucht einer einen Ausweg in der Parole »Proletarier aller Länder, vereinigt euch!«, ohne zu bedenken, dass die kommunistische Revolution die Lage der Arbeiter in aller Regel nicht besser, sondern schlimmer macht. Er sollte wissen, dass diese Parole die ins Dunkle gewendete Version eines heiligen Satzes ist: »Werktätige aller Länder, vereinigt euch!«, das heißt: Werdet euch bewusst, dass Ernährung, Gesundheit, Bildung und ein menschenwürdiges Zuhause für jeden aus dem arbeitsteiligen Zusammenwirken der Werktätigen entstehen. Wollt ihr euch politisch engagieren, richtet euch darauf aus, dass dieses Ziel wirklich erreicht wird. Denn es ist erreichbar, so schwierig die Lösung der damit verbundenen Probleme auch ist.

Dazu ist hilfreich, ab und an einmal einige Werktätige aus eurer Umgebung zu bedenken und euch möglichst bildhaft vorzustellen, mit welchen Emotionen sie gerade tätig sind. Dankt ihnen für ihre Arbeit. Dann dehnt den Dank auf die Werktätigen in aller Welt aus, heute und in der Geschichte. Dann dankt der göttlichen Trinität und ihren himmlischen Mitarbeitern, die ja auch Werktätige sind. So mit Dank erfüllt, werdet ihr anders an eure Arbeit gehen. Wichtig ist jedenfalls der innere Wille, stets ein Arbeitender zu sein und sich darum ernstlich zu bemühen. Damit bleibt ihr im Einklang nicht nur mit dem Lebermann, sondern auch mit den Grundprinzipien der Schöpfung.

Die dazugehörige Übung

1. Um eure innere Haltung auf die Wertschätzung der Arbeit einzustellen, ist es hilfreich, den Sprachgebrauch zu kultivieren. Substantive gehören dazu, ihr solltet euch aber klarmachen: Je mehr ihr davon aneinanderreiht, desto kopflastiger, trockener, unlebendiger wird eure Sprache, auch wenn ihr sie mit Adjektiven anreichert. Verben hingegen, die ein Tun ausdrücken, also nicht nur »haben« und »sein«, machen sie lebendig, dynamisch, strahlkräftig, zumal wenn ihr sie mit Adverbien noch ein bisschen anschaulicher ausgestaltet. Ihr solltet euren Sprachgebrauch ganz bewusst pflegen.
2. Tut einmal eine fällige Arbeit in eurer Wohnung, bringt zum Beispiel den Kleiderschrank, den Keller oder den Garten »in Ordnung« und beobachtet euch zugleich dabei, wie wenn ihr euch filmen wolltet. Während ihr die Tätigkeit anfangs als lästig empfindet, gewinnt ihr mit der Zeit mehr und mehr Freude daran und entdeckt, dass der geordnete Zustand viel schöner ist, erst recht, wenn das auch anderen auffällt und sie euch dafür loben. Das versetzt euch in eine Schwingung, in der ihr auch für den Lebermann Verständnis entwickelt und euch sagt: »Es täte ihm gut, wenn ich bemerkte und dankbar anerkennte, was er den ganzen Tag über leistet.« Ihr kommt ihm nahe, könnt ihn euch plastisch vorstellen mit dem Schweiß auf der Stirn. Ihr werdet dann eure Ernährung und Lebensführung so einrichten, dass ihr diesen treuen Freund erfreut und unterstützt. Und ihr werdet euch von ihm sagen lassen, was er von euch wünscht und erwartet. So bringt ihr euch in ein freundschaftliches Verhältnis zum Lebermann.

Gallenblase: Ordnung

Der Buchhalter

Wie kann man sich den Organvertreter der Gallenblase vorstellen?

Stellt euch einen Buchhalter vor, ein dünnes Männchen, kahl, hochstirnig, langgesichtig mit vielen Falten auf der Stirn und einer Brille auf der Nase: Um ihn herum schlottert ein sehr korrekter, aber zu großer Anzug. Er sitzt an einem Tisch und notiert alles, was der Lebermann an Einsatz, Zeit und Leistung aufgewendet und welche Mengen von welchen Materialien er verbraucht hat, ob diese vom Magen kamen oder woher sonst, was davon Gift war, wie schwierig und mit Hilfe welcher Substanzen sie bearbeitet und wohin sie befördert wurden. Das wird ihm nie langweilig, er ist ein Intellektueller mit viel Fachwissen, aber ohne Geist und Kreativität, ein braver und ordentlicher Amtmann.
Man braucht seine Aufzeichnungen für den möglichen Notfall. Der Körper versucht ja mit einer Überforderung der Organsysteme zunächst einmal allein – ohne Arzt und Medikamente – fertig zu werden. Hat der Mensch zum Beispiel etwas Schwerverdauliches gegessen, dann können die Organvertreter rasch nachschauen: »Hatten wir nicht schon einmal einen vergleichbaren Fall? Wie haben wir damals reagiert? War das erfolgreich? Sollen wir so oder anders reagieren? Oder sind wir hilflos und müssen uns geschlagen geben?« Man braucht die Aufzeichnungen aber auch, damit die Erfahrungen letzt-

lich in die genetischen Faktoren eingebaut und an die nächste Generation weitergegeben werden können.

Was kränkt den Organvertreter der Gallenblase, was rät er uns?

Der Buchhalter fühlt sich gekränkt, wenn es im organischen System keine klare Über- und Unterordnung gibt, keine Hierarchie, keine Maßstäbe, die darüber entscheiden, was wichtig und unwichtig, vordringlich und nachrangig ist, keine Klarheit in der Frage: »Was war die auslösende Ursache, was die Wirkung?«

Vor allem aber ist er gekränkt, wenn der Mensch, zu dem er gehört, sein Leben nicht in guter Ordnung führt, wenn er Regeln durch Beliebigkeiten ersetzt, keinen Rhythmus in den Mahlzeiten, in Schlaf- und Arbeitszeiten einhält oder Prioritäten und hierarchische Ordnungen nicht anerkennt. So wie dem Lebermann um die Wertschätzung der Arbeit, so geht es dem Gallenblasenmännchen um die Wertschätzung der Ordnung. Auch wenn dieser Organvertreter Sinn und Gerechtigkeit nicht ohne weiteres erkennt: Er vertraut einfach darauf, dass die schon da sein werden. Ordnung ist sein Lebenselement.

Am besten lässt man ihn einfach in Ruhe arbeiten, ohne ihn mit »Warum?«-Fragen zu behelligen. Die machen ihn nervös, weil er darauf keine Antwort hat. Fühlt er sich belästigt und unglücklich, verheddert er sich, macht Fehler, die sich summieren, und klappt schließlich das Buch zu. Missachtung der Ordnung kränkt den Organvertreter der Gallenblase. Sie bringt ja mit sich, dass ihr auch ihn missachtet. Und dann solltet ihr euch nicht wundern, wenn das zu körperlichen Erkrankungen führt.

Ihr könnt euer Inkarniertsein nur meistern, wenn ihr nicht nur auf Spontaneität und Kreativität setzt, sondern auch die Ordnung liebt. Dahinter stecken nicht allein Nützlichkeitserwägungen. Ordnung halten ist an sich schon sinnstiftend, es ist die Basis für alles darüber hinausgehende Wirksamwerden. In dem Kapitel über den Lebermann sollte deutlich werden, dass Gemeinschaft, Freiheit und Arbeit zu den Grundprinzipien der Schöpfung gehören. Jetzt ist hinzuzufügen: Auch Ordnung gehört dazu. Was sich in ihr abbildet, ist die Treue Gottes zu seiner Schöpfung.

Die Betonung der Ordnungen ist natürlich sehr einseitig. Ihr braucht auch Spontaneität, um kreativ zu sein und etwas Sinnvolles zu vollbringen. Kreativität steht aber nicht im Widerspruch zur Ordnung, sondern setzt sie voraus. Eine Idee, die die Ordnung erweitert, lässt sich nur realisieren, wenn sie sich in die Ordnungen einfügt. Ihr könnt euch zum Beispiel für Reformen des Rechts einsetzen, mit Aussicht auf Erfolg aber nur, wenn sie sich in den Gesamtrahmen der Rechtsordnung einordnen lassen. Ihr könnt sogar einmal den Gesetzesgehorsam verweigern, aber nur in extremen Ausnahmefällen und nur, wenn ihr bereit seid, die Konsequenzen auf euch zu nehmen. Im Normalfall brächtet ihr euch in überaus lästige und kräftezehrende Schwierigkeiten. Ihr verlangt ja auch von anderen, dass sie sich in die Ordnung einfügen, sobald es euren Interessen entspricht.

Ihr könnt an Sport und Spiel nicht teilnehmen, wenn ihr die Regeln nicht einhaltet. Ihr könnt keine verlässliche Beziehung pflegen, wenn ihr ständig eurer Spontaneität nachgebt. Ihr könnt eure Kinder nicht erziehen, wenn ihr keinerlei Ordnungsparameter vermittelt. Ihr könnt euer Ansehen in der Gesellschaft nicht bewahren, wenn ihr euch nicht an das haltet, was »sich gehört«. Ein Künstler als Kreativchaot könnte nicht

erfolgreich sein ohne regelmäßige Zeiten konsequenter Arbeit. Fügungen des Himmels können nur gelingen, wo die Engel Gewohnheiten, Tagesabläufe, Bewegungen in Raum und Zeit sehen. Und euer Körper wird krank, wenn er nicht im Großen und Ganzen in seinen Ordnungen funktioniert.
Gottes Ja zur Schöpfung ist absolut verlässlich, ebenso wie sein Ja zu jedem von euch. Er ist zwar weiterhin schöpferisch, aber er bleibt innerhalb des großen Rahmens der Ordnung, die er geschaffen hat. Er denkt nicht darüber nach, ob er seine Grundprinzipien ändern sollte. Er bleibt sich selbst treu, und er bleibt auch euch treu, was immer ihr tut oder euch widerfährt. Darauf könnt ihr so zuverlässig bauen wie darauf, dass jeden Morgen die Sonne aufgeht.
Wenn ihr die Ordnung liebt, lebt ihr seine Treue nach. Letztlich geht es darum, dass ihr Gott so treu seid wie er euch. Das bedeutet zugleich: Seid seiner Schöpfung treu, ihren Prinzipien und Grundwerten, auf denen ihre Ordnung beruht. Seid auch euch selbst treu, eurer Lebensabsprache, euren Freunden und all den anderen, zu deren Heil ihr euch inkarniert habt. Treue umspannt die Zeit von der Geburt bis zum Sterben, ja, von Ewigkeit zu Ewigkeit.
Es geht natürlich nicht um die Treue, die man einer dunklen Macht, zum Beispiel »dem Führer«, geschworen hat. Es geht um die Treue zu Gott und zu seiner Ordnung. Stellt euch vor, Gott streckt euch seine Hand entgegen, ihr legt die eure hinein, und er legt seine andere Hand darauf, um den Treuebund zu besiegeln. Hättet ihr euch vorgenommen, das Tötungshandwerk zu betreiben oder sonst dem Dunkeln zu dienen, dann sähet ihr ihn so entsetzt, traurig und weinend, dass sein Blick euch tief berühren würde; die dunklen Absichten vergingen euch von allein. Deshalb schauen Menschen nicht hin, solange sie in einer solchen Verfassung sind. Schaut ihm also ins Gesicht und legt eure Hand in die seine. Versprecht ihm Treue zu der Aufgabe, das Dunkle ins Licht zurückzuführen.

»Gott segnete den siebten Tag und heiligte ihn, denn an ihm ruhte er von seinem Schöpfungswerk« (Gen 2,3). Dessen gedenkt ihr am *Sonntag*. Der Sonntag ist nicht nur ein Tag der Woche, sondern auch ein Zustand, dessen Abglanz ihr jeden Abend erleben und in dem ihr euch sagen könnt: »Heute habe ich etwas in Ordnung gebracht.« Oder: »Ich habe etwas Ordentliches geschaffen, ich habe eine Lösung gefunden, es ist gelungen.« Je öfter ihr das sagen könnt, desto mehr Lebensglück habt ihr euch verdient. Dann wird das Sterben zum Sonntag des Lebens, an dem ihr sagen könnt: »Es ist in Ordnung, es war wunderbar und ist vollbracht, nun ist es gut.«

Ihr solltet Ordnung als etwas Befreiendes, Hilfreiches, Feierliches erleben, weil ihr euch damit in die Grundschwingung der Schöpfung hineinbegebt. In aller Materie – auch in den Zwischenräumen zwischen atomaren Partikeln und Energieeinheiten, zwischen Sternen und Galaxien – schwingt die Grundinformation: Es ist gut so, es ist in Ordnung. Fehlt es einmal daran, so herrscht das Bestreben, wieder in Ordnung zu kommen. Lasst die Maxime »Es ist gut so, es ist in Ordnung, ich will in Ordnung kommen« in eurem Denken, Fühlen und Wollen lebendig werden. Dann seid ihr dem Schöpfer nahe, aber auch Christus am Kreuz, der sagt: »Es ist vollbracht.«

Ihr könnt Dinge, in die ihr euch morgens kleidet, mit dieser Bedeutung anreichern. Dadurch stattet ihr sie mit einer Kraft aus, die sie zu Ordnungshütern werden lässt. Wenn ihr sagt: »Ich sehe das so, ich will das so«, ist das ein magischer Akt mit einer enormen Wirkung.

Das **»Motto«** des Organvertreters der Gallenblase ist:
Treue zur Ordnung von Ewigkeit zu Ewigkeit.

Der **»heilende Satz«** lautet:
Ich liebe die Ordnung.

Die dazugehörige Übung

Die folgende Übung wird euch zunächst befremdlich erscheinen, sie hat aber eine ähnliche Wirkung wie die Zen-Meditation. Sie braucht wie diese Geduld und Durchhaltevermögen, ist jedoch leichter zu praktizieren und nicht in buddhistischen Weltvorstellungen verwurzelt:
Nehmt einige Bögen Papier und beschreibt sie mit einem inhaltsschweren Wort wie zum Beispiel »Liebe«, »Licht«, »Wille«, »Leben«, »Schöpfung«, »Freund«, »Mutter« oder »Amen«. Schreibt es in verschiedenen Schriftarten, mal schwungvoll, mal in Druckbuchstaben, mal mit schmaler, mal mit breiter Feder, mal großflächig, mal klein, in verschiedenen Farben und so weiter. Lasst euch durch nichts ablenken, konzentriert euch in aller Ruhe auf das Wort. Mit der Zeit werdet ihr bemerken, dass dabei bestimmte Erinnerungen, Gedanken, Gefühle auftauchen.
Angenommen, ihr habt »Liebe« gewählt: Es wird euch in den Sinn kommen, welche Erfahrungen ihr mit der Liebe der Eltern, Geschwister, Freunde, später mit der sexuellen Liebe gemacht habt. In den Vordergrund drängen sich meist die damit verbundenen Probleme, die Verletzungen und Enttäuschungen, die ihr erlitten, dann aber zunehmend auch, die ihr anderen zugefügt habt. Ihr werdet beim Schreiben eine Menge erleben, durch Wellen der Scham und ein Meer von Tränen, durch Ärger und Wut hindurchgehen. Ihr werdet anfangen, dieses Wort zu hassen und euer ganzes bisheriges Leben in Frage zu stellen.
Dann folgt eine Phase, in der das Gefühl der Sinnlosigkeit vorherrscht: »Mein ganzer Lebenslauf war ohne Sinnerfüllung, und was ich jetzt hier mache, ist vollends unsinnig.« Sosehr ihr auch unter dem Gefühl des »Frustes« leidet, lasst nicht nach – schreibt weiter!
So kommt ihr in eine Phase, in der ihr es schön finden werdet,

dieses Wort zu schreiben. Jetzt geht ihr durch ein Meer von Blumen. Der Schreibstil wird sich wandeln. Irgendwann werdet ihr beginnen, euch in einen Buchstaben zu verlieben – zum Beispiel: Das Schönste am ganzen Wort ist das mittlere »e«. Darauf sollte eine Phase der Reduktion folgen. Schreibt nur noch das »e«. Dabei bewegt sich aber in euch das ganze Wort. Schreibt das »e« immer kleiner, dann nur noch das, was euch als Schönstes an diesem »e« erscheint: vielleicht das geschwungene Ende des Buchstabens, auch dies immer kleiner und kleiner, bis es schließlich zu einem Punkt schrumpft. Dieser Punkt bedeutet für euch Liebe mit allen Problemen, durch die ihr hindurchgegangen seid: Ihr habt sie »auf den Punkt gebracht«. Nicht nur euer bisheriges Leben, der ganze Himmel, die Trinität und die Hierarchie der Engel sind in diesem Punkt zentriert. Der Punkt hat keine Ausdehnung und ist doch alles. Verweilt eine Zeitlang in diesem Erlebnis. Ihr werdet eine Erfahrung machen: »Ach so ist das.« Das Überraschende ist, dass euch die Ordnung der Schöpfung plötzlich fühlbar, also spontan und unmittelbar erlebbar wird.

Das Erlebnis lässt sich nicht durch Denken erreichen. Es braucht Übung und wahrscheinlich viele Ansätze und viel Geduld. Je mehr Zeit ihr dafür aufwendet, desto tiefer wird am Ende die Wirkung sein.

Diese Übung trägt ihren Sinn in sich selbst, ein hübscher Nebeneffekt ist aber, dass sie euch das innerste Streben des Buchhalters nahebringt und verständlich macht. So kommt ihr mit ihm in Kontakt und stärkt seine Position.

Dünndarm: Lobpreis

Der Biochemiker

Wie kann man sich den Organvertreter des Dünndarms vorstellen?

Stellt euch einen Wissenschaftler vor, der an einem langen Labortisch mit vielerlei Apparaten die Verwertbarkeit der Nahrung prüft. Er sieht aus wie ein älter gewordener, aber nach wie vor leidenschaftlicher Forscher mit hoher Stirn, lustigen Augen, ausgeprägter Nase und zerzausten Haaren – keine hübsche oder imposante, aber doch eine faszinierende Erscheinung. In rastloser Betriebsamkeit untersucht er jede Einzelheit – kein Detail ist ihm zu geringfügig. Zugleich sucht er den Überblick über das Ganze zu gewinnen. Das erinnert an Fausts Schüler: »Zwar weiß ich viel, doch möcht ich alles wissen.«

Er rennt zwischen seinen Töpfen, Apparaten und Reagenzgläschen hin und her, um hier und dort etwas zu beobachten, zu messen oder in Gang zu setzen, und schreibt zwischendurch schnell seine Beobachtungen auf. Er lacht vor Freude, wenn ihm wieder etwas gelungen ist; und dann eilt er schon wieder woandershin. Seine Geschäftigkeit wirkt auf den ersten Blick nervös. Es geht aber immer alles gut. Er gönnt sich keinen Moment der Ruhe, doch ihr braucht sehr viel innere Ruhe, um ihm zuzuschauen.

Was kränkt den Organvertreter des Dünndarms, was rät er uns?

Von seinem Menschen wünscht er sich, dass dieser sowohl seine, des Wissenschaftlers, genaue Beobachtung als auch das von ihm zugrundeliegende Bewertungssystem anerkennt, schätzt und versteht, sonst fühlt er sich geschwächt und in seiner Tätigkeit beeinträchtigt.

Überhaupt solltet ihr das Interesse an den Dingen der Welt nicht verlieren, sondern ein wenig von der Neugier des Kindes beibehalten, das dem Blatt, dem Wurm, dem Kaffeekrümel, der Teppichfranse seine Aufmerksamkeit zuwendet und über das Ganze der Welt und des Lebens erstaunt. Nichts ist ihm zu klein oder zu groß, um nicht der Beachtung wert zu sein. Was dieser Organvertreter nicht leiden kann, ist Desinteresse: »Was geht mich das an?« Geistige Trägheit, Blasiertheit, Lustlosigkeit, Zeitmangel, soziale Abwehrhaltung und so weiter widerstreben seinem Naturell. Dann macht er sich Gedanken darüber, welche Gründe sein Mensch dafür haben mag und ob das vielleicht die richtigere Lebenshaltung ist. Er fühlt sich im Stich gelassen, verbringt seine Zeit mit solchen Fragen und verliert die Lust an seiner Tätigkeit.

Alle Maßnahmen, die mit Dünndarmproblemen zu tun haben, brauchen das ruhige Hinschauen, damit die chaotisch erscheinenden Vorgänge in ihrer Sinnhaftigkeit erkennbar werden. Um den Zusammenhang des Ganzen zu verstehen und das Wesentliche vom Unwesentlichen zu unterscheiden, solltet ihr im richtigen Moment die richtigen Details im Blick haben und möglichst genau beobachten. Dann könnt ihr euer ganzes bisher gelebtes Leben wie in einem zusammenfassenden Panoramablick überschauen und – so wie dieser Biochemiker – jede Einzelheit auf das Ganze beziehen.

Er sortiert die Nahrung, die sein Mensch aufgenommen hat: Was ist verwertbar, was mehr, was weniger, was gar nicht? Dazu braucht er ein Bewertungssystem, eine Skala der Wichtigkeit, eine Hierarchie der Prioritäten. Die liebevolle Zuwendung zu den Fakten im Einzelnen ist die Basis für die Fähigkeit, die innere Orientierung der Dinge zu erkennen und das Wesentliche von weniger Wichtigem zu unterscheiden.
Fragt ihr ihn: »Wonach ordnest du das eigentlich?«, wird er eine Antwort geben, die euch auf den ersten Blick verwundern und befremden mag. Ihn interessieren nämlich nicht nur chemische und physikalische Gesichtspunkte, sondern vor allem die Frage: Wie nah sind die Dinge bei Gott? Wie sehr überwiegt der Lobpreis, wie sehr sind sie mit sich selbst beschäftigt? Die Qualität der Nahrung ist für ihn umso höher, je mehr Lobpreis ihr den Zellen und Molekülen der Frucht, des Korns, des Breis und so weiter entnehmen könnt.
Erstens macht es einen Unterschied, ob zum Beispiel eine Frucht in ihrer eigenen, natürlichen Lebensform hat wachsen können oder ob sie in ihr fremde Bedingungen hineingezwängt worden war. Dazu treten Fremdeinwirkungen: Es wird gespritzt, chemisch gedüngt, in den Gewächshäusern künstlich beleuchtet, maschinell geerntet und dergleichen mehr. Das alles nimmt der Frucht die Leichtigkeit, die frohe Melodie des Gotteslobs. Ihr erkennt das am Geschmack: Erdbeeren aus dem Garten sind köstlicher als die aus dem Supermarkt. Eier von freilaufenden Hühnern haben eine andere Qualität als die aus den Hühnerbatterien. Schon in der Plantage, in der Apfelbaum neben Apfelbaum angereiht ist, wird Langeweile programmiert, weil keiner dem anderen etwas zu erzählen hat.
Zweitens wird das Gotteslob noch leiser und schwerfälliger durch den Zusatz von Konservierungs-, Farb-, Geruchsstoffen, Geschmacksverstärkern und so weiter und durch Lagerung

und Transport in tiefgekühlten, dunklen Behältnissen. Da fühlt sich die Frucht nicht angemessen gewürdigt. Das ungestört dem Urbild entsprechende Original singt und betet laut und kräftig, die Verarbeitung macht die Stimme immer leiser, und sie wird überlagert durch Hader und Gejammer.

Das **»Motto«** des Organvertreters des Dünndarms ist:
Lobpreis ist das Wesentliche.

Der **»heilende Satz«** lautet:
Ich lobe Gott in allem, was ich tue.

Achtet einmal darauf, was das Gericht, das ihr auf dem Teller habt, euch eigentlich sagt. Wendet euch ihm aufmerksam zu, lernt, ihm zu lauschen. Die Dinge reden nämlich mit Gott, und die Frage ist: Wie harmonisch, freudig, beglückt, ungebrochen tun sie das – oder wie wispernd und heiser? Oder tun sie es gar nicht mehr? Ihr habt da zum Beispiel einen Salatkopf, der im Garten neben Petersilie, Schnittlauch, Kohlrabi und Blumen herangewachsen ist. Versucht zu erlauschen, was euch da entgegenklingt. Dazu habt ihr Spaghetti mit Tomatensoße aus der Schnellkochpackung: Klingt das auch so, oder hört ihr, wenn überhaupt etwas, Gequietsche und Gejammer?
Der Organvertreter des Dünndarms weiß natürlich, dass euer Körper auch Kalzium, Magnesium, Zink und was sonst noch alles braucht, er ist der perfekte Biochemiker. Er weiß aber darüber hinaus etwas, was eure Biochemie nicht weiß, nämlich wie wichtig der Lobpreis ist, den die Zellen und Moleküle eurer Nahrung mitbringen und der sich eurer energetischen Ebene mitteilt.
Achtet auch darauf, in welcher Stimmung ihr seid, während ihr die Mahlzeit zubereitet. Was ihr denkt und fühlt, teilt sich ihr nämlich über die feinen Schwingungen des Körpers mit.

Beim Essen achtet darauf, dass ihr keine Missklänge wie Streit oder Sorgen mitverspeist. Am besten esst ihr schweigend, in den Essenspausen könnt ihr plaudern. Essen sollte keine Hintergrundbeschäftigung sein wie bei den sogenannten »Arbeitsessen«. Ihr solltet dabei auch nicht fernsehen. Die Mahlzeit sollte ein Gemeinschaftserlebnis sein. Am schönsten ist es, sie mit einem gemeinsamen Tischgebet zu beginnen.

Lasst es aber nicht dabei bewenden, sondern dankt still, jeder für sich, all dem, was ihr auf dem Teller habt, zum Beispiel dem Tier, von dem das Stück Fleisch stammt und das für euch getötet wurde. Ihr kennt es nicht, fragt euch aber: Wie mag es gelebt, was mag es empfunden haben? Die Reiskörner standen mal auf einem wässrigen Feld, Vögel zwitscherten, mal war da Sonnenschein, mal Vollmond, mal Dunkelheit. Bedenkt es kurz. Bedenkt auch all die Menschen, deren Arbeit ihr zu verdanken habt, dass ihr das Gericht nun essen könnt.

Ihr kennt das Wort der Heiligen Schrift: »Die Vögel säen und ernten nicht und sammeln nicht in Scheunen, und unser himmlischer Vater ernährt sie doch« (Mt 6, 26, Lk 12, 24). Das wird manchmal so verstanden: Ihr braucht nicht zu arbeiten, Gott wird schon für Nahrung sorgen. Das ist natürlich nicht gemeint. Die Vögel haben ja eine Menge Arbeit: Sie bauen Nester, grenzen ihr Revier ab, brüten und füttern ihre Jungen, ziehen zum Süden. Gemeint ist: Sie bitten nicht, sie hadern nicht, sie danken nicht, sondern sie lobpreisen. Das Bild will euch sagen: Die ganze Schöpfung wendet sich dem Himmel zu, schaut auf den Schöpfer und preist ihn; so wie es auch die allerhöchsten Hierarchien der Engel tun.

Bitten, hadern und danken tut man, wenn man nicht hat, was man braucht oder zu brauchen meint – diese drei Formen des Gebets gehören zusammen. Die Vögel des Himmels tun das nicht, sie preisen Gott, und auch ihr solltet den Lobpreis nicht mit Sorgen des Alltags zudecken und vergessen!

Rät uns der Vertreter des Dünndarms also, wir sollten uns mit sogenannten »Bioprodukten« ernähren?
Er rät euch, im Natürlichen das Normale zu sehen, nicht im Degenerierten. Es ist in eurer Gesellschaft etwas nicht in Ordnung, wenn das Natürliche zum Luxus hochdeklariert wird und ihr höhere Preise für Früchte zu zahlen habt, die natürlich aufgewachsen sind und nicht künstlich bearbeitet wurden. Er rät euch: Gebt der Natur die Ehre, kehrt schlicht zur Einfachheit zurück.

Es ist aber nun einmal so, dass wir natürliche Kost nicht so leicht erhalten können.
Dann solltet ihr, wenn irgend möglich, eure Speisen mit etwas Frischem anreichern. Wer einen Garten hat, könnte Salate, Gemüse, Früchte hinzugeben. Kochen beeinträchtigt die Natürlichkeit nicht. Wer keinen Garten hat, könnte wenigstens Basilikum, Petersilie, Estragon oder dergleichen im Blumentopf ziehen – irgendetwas jedenfalls, was den Lobpreis klar und kraftvoll singen kann. Ein wenig davon wird dann nicht etwa von dem Gericht nach unten gezogen, sondern es zieht das ganze Gericht nach oben und wertet es auf: Es kann sich dunkel erinnern und beginnt – etwas unbeholfen wie ein ungeübter Chor –, in die Melodie einzustimmen. So könnt ihr die Qualität eurer Mahlzeiten verbessern.
Der Organvertreter gibt euch einen weiteren Rat: Wie viel Nahrung braucht ihr eigentlich am Tag? Als Faustregel: Wenn ihr die Menge zugrunde legt, die ihr im Durchschnitt zu essen pflegt, dann braucht ihr davon allenfalls die Hälfte. Den Rest könnt ihr euch sparen, nicht aus finanziellen Gründen, sondern um der Einfachheit willen, die für eure Gesundheit das Bekömmlichste ist.

Die dazugehörige Übung

Wenn ihr euch die Ratschläge des Organvertreters in Bezug auf Qualität und Quantität der Nahrung zu eigen macht, dann empfiehlt es sich, die entsprechenden Maßstäbe auch in anderen Bereichen anzulegen: in Kleidung und Frisur, Körperpflege und Kosmetik, Wohnung und Möbeln, aber auch in aller Nahrung für den Geist, zum Beispiel in Literatur und Musik, in Gesprächen und Fernsehkonsum, in Kommunikation und Aufenthaltsorten.
Achtet darauf, dass alles, was ihr tut, zur Grundstimmung der Lebensfreude, der Dankbarkeit und des Gotteslobs beiträgt und sie von allen vermeidbaren Trübungen reinigt. Soweit irgend möglich, sollte Lobpreis euer Lebensgefühl durchdringen, so wie er das Lebensgefühl der Vögel erfüllt. Dann wird er auch durch euch in die Welt hinausklingen.

Dickdarm: Heimat auf Erden

Die Bäuerin

Wie kann man sich die Organvertreterin des Dickdarms vorstellen?

Stellt euch eine tüchtige Bäuerin vor: zupackend, fleißig, etwas korpulent, nicht mehr jung, sondern erfahren. Sie weiß, was zu tun ist. Sie mistet den Stall aus und sorgt dafür, dass nichts verlorengeht, was noch verwendbar ist. Sie melkt die Kühe und scheut sich nie, im Schmutz zu stehen oder in den Schmutz hineinzugreifen. Während sie noch nach Stall riecht, fängt sie an, zu kochen und zu backen, bringt das Haus in Ordnung, setzt der Familie das Essen und die frische Milch vor und verbreitet in der Bauernstube eine Atmosphäre der Gemütlichkeit. Ihr gegerbtes Gesicht zeigt ein mütterliches Schmunzeln. Sie ist sehr freundlich und hilfsbereit, warmherzig und vertrauenerweckend.

Sie hat aber auch eine etwas unheimliche Nachtseite – ihr solltet sie euch nicht zur Feindin machen. Um sich ihre Freundschaft zu bewahren, genügt es, sie zu mögen und zu schätzen, und zwar nicht anbiedernd, sondern von Herzen. Wenn ihr Mensch sie beleidigt, reagiert sie sehr düster und abweisend und stellt einfach ihre Arbeit ein.

Was kränkt die Organvertreterin des Dickdarms, was rät sie uns?

Sie versteht zwar ästhetisch-kultivierte Distanz zu Schmutz, Mist, Stallgeruch und anderen natürlichen Gegebenheiten, die ihr mit den Tieren gemeinsam habt: übel nimmt sie aber Arroganz und Dünkel: »Die anderen sind mir nicht fein genug, nicht kultiviert genug, nicht spirituell genug; ich mag keine Gemeinschaften, keine Gemeinschaftsveranstaltungen wie Volksfest, Karneval und so weiter.« Solchen Leuten sagt sie: »Mensch, du bist ein Tier unter Schweinen und Eseln.« Sie ist deshalb auch für urige Sexualität und hält nichts von verfeinerter Liebeskunst.

Sie verlangt, dass ihr euch nicht etwas Besseres dünkt als die anderen, dass ihr zupackt, wo etwas zu tun ist, auch wenn ihr euch dabei schmutzig macht, dass ihr euch in die vorgefundenen Gemeinschaften einfügt: Nachbarschaft, Schulklasse, Dorf oder Stadtviertel, Kirchengemeinde, Verein. Sie möchte auch, dass ihr ein natürliches Verhältnis zum Essen bewahrt, euch zum Beispiel auf den Kirschbaum oder mitten ins Erdbeerfeld setzt, um die Früchte zu essen, dass ihr Hausmannskost nicht verschmäht, nicht auf euren feinen Tischsitten beharrt, die findet sie lächerlich. Und sie verlangt, dass ihr das alles mit Lust tut und euch dabei wohl fühlt. Über das alles diskutiert sie nicht, sie lässt sich nicht mit Worten beschwichtigen. Ihr müsst ihr erst einmal beweisen, dass ihr es mit eurem Freundschaftsangebot ernst meint.

Was ist ihre Botschaft an uns?

Ihr findet nur Heimat auf Erden, wenn ihr euren Körper nicht nur als das Gewand der Person und der inkarnierten Seele seht, sondern auch das Empfinden habt: Ihr seid Gast auf Er-

den. Die Materie, die euren Körper bildet, war schon vor euch da und wird auch nach euch da sein. Aus ihren Molekülen und Atomen ist schon so manche Pflanze, so mancher Tier- und Menschenleib gebastelt worden. Jetzt seid ihr zu Besuch in diesem Körper, also verhaltet euch auch wie ein wohlerzogener Gast. Geht mit dem Körper rücksichtsvoll, höflich, respektvoll um. Fügt euch in seine Gegebenheiten und Bedürfnisse so ein, wie es angemessen ist und sich gehört. Die Bäuerin hat das Gefühl, dass ihr auch bei ihr zu Gast seid. Sie will, dass ihr alle Überheblichkeit ablegt.
Deshalb möchte sie ebenso, dass ihr euch nicht in selbstgewählten Kreisen isoliert, sondern euch in die vorgefundenen Gemeinschaften integriert. Sie will, dass ihr die Menschen, die ihr in ihnen vorfindet, wirklich mögt. Sie brauchen nicht zu nahestehenden Freunden zu werden, ihr braucht nicht täglich zusammenzuhocken. Wenn ihr sie nur einfach mögt, werden sie auch euch mögen. Sie will, dass ihr ein »Wirgefühl« pflegt, dass eine Gemeinschaftssymbiose entsteht, dass ihr euch aufeinander verlassen könnt, wenn einer den anderen braucht. Es genügt, dass ihr nett miteinander umgeht, dass ihr zum Beispiel an ihren Geburtstagen auf sie anstoßt und dass sie an eurem Geburtstag hereinschauen, um zu gratulieren, oder dass der Verein euch ein Lied singt. Und sie will, dass euch das alles zu einem aufrichtigen Herzensbedürfnis wird. Dann ist sie glücklich und zufrieden und tut ihre Arbeit gern.

Für die Zeit, die ihr auf Erden verbringt, solltet ihr euch hier auch verankern, um eure selbstgesetzten Aufgaben erfüllen zu können. Dazu gehört, dass ihr – wenigstens als Gast – hier Heimat habt. Da ihr in euren natürlichen Bedürfnissen alle miteinander und im Kern auch mit den Tieren verbunden seid, bedeutet die Integration in die Gemeinschaften die gegenseitige Anerkennung der Natürlichkeiten, während Hochnäsigkeit und »splendid isolation« Realitätsverweigerung bedeuten.

Ohne Anerkennung der Realitäten könnt ihr keine Heimat finden, und ohne Heimat könnt ihr nicht glücklich sein. Ihr kennt das aus den Lebensbeschreibungen von Menschen, die ins Exil getrieben wurden: Sie waren so lange sehr unglücklich, bis sie sich in eine neue Heimat integrieren konnten. Sie nimmt übel, wenn ihr Gemeinschaft verschmäht, deshalb keine Heimat habt und daher nicht wirklich glücklich lebt. Das empört sie, das widerspricht ihrem Wesen von Grund auf. Dann tritt sie in Streik.

Wie, wenn sich eine Gemeinschaft, zum Beispiel ein Verein, dem wir angehören, mit einem anderen Verein verfeindet?

Das ist ein beliebter Trick der linken Hierarchien (siehe Glossar). Sie wollen, dass ihr diese Feindschaft mitmacht und dass zum Beispiel ein Freund, den ihr in dem anderen Verein habt, zum Feind wird. Das solltet ihr durchschauen und abweisen. Entweder es gelingt euch, zur Wiederherstellung des Friedens beizutragen. Oder es ist ein Grund zum Austritt gegeben, den auch die Bäuerin respektiert.

Die Bäuerin macht nicht viele Worte, sie drückt sich eher in einer Geste aus. Sie schaut euch an und tätschelt eure Hand, als wolle sie sagen: »Kindchen, komm, iss noch was. Kann ich noch irgendetwas für dich tun, kann ich dir irgendwie helfen? Geht es dir gut?«

Das **»Motto«** der Organvertreterin des Dickdarms ist:
Brauchst du noch etwas?

Der **»heilende Satz«** lautet:
Ich füge mich ein.

Die Grundhaltung des »Mottos« möchte sie euch gern weitergeben. »Schau immer, ob der andere etwas braucht, ob du ihm irgendwie helfen kannst.« Ihr sollt niemandem Hilfe aufdrängen (wie beim Helfersyndrom), sie nur anbieten und deutlich machen: Wenn sie gebraucht wird, kremple ich die Ärmel hoch und mache sofort mit. Das Wesentliche dabei ist die Hinwendung.

Stellt euch die Bäuerin also nicht nur beim Ausmisten im Stall vor. Dieser Aspekt gehört zwar wesentlich zu ihr, aber auch der nährende und bergende Aspekt von Gemeinschaft. Der Hintergrund ist, dass die Familie mit Vater, Mutter und Sohn die himmlische Familie abbildet, in der eure Seele ihre eigentliche Heimat hat. In dem archetypischen Bild der bäuerlichen Familie holt ihr das Bild der himmlischen Familie in die Erdenwirklichkeit herein: »Ich bin jetzt hier zu Gast, bin aber nicht allein; es ist nicht bedrückend, einsam und zum Verzweifeln, denn ich bin in Gemeinschaft – im Himmel wie auf Erden – und erfahre, wie wichtig das für mich ist.« Das ist, was euch die Bäuerin vermitteln möchte.

Dieses Bild stellt zugleich den Bezug zwischen Lunge, Haut und Dickdarm her. Für die *Lunge* geht es um die Gemeinschaft mit dem Himmel, für die *Haut* um die Gemeinschaft mit individuellen Menschen, für den *Dickdarm* um die Einfügung in die vorgefundenen Gemeinschaften. Das gehört zusammen, wie schon die alten chinesischen Weisen entdeckt haben. Wenn das eine oder andere unter den Einfluss der linken Hierarchien gestört ist, dann kann sich das in allen drei Bereichen auswirken.

Die Organvertreter von Lunge, Haut und Dickdarm bilden also untereinander eine Dreierassoziation: Sie arbeiten zusammen und sind aufs engste befreundet. Wenn der Mensch seiner Lebensabsprache gemäß lebt, gute Freunde und Partner hat und sich zwanglos in die vorgefundenen Gemeinschaften einfügt, sind sie glücklich und zufrieden.

Das bekommen alle anderen Organvertreter mit. Es ist dann für sie viel leichter, auch in ihren Bereichen Probleme abzuwenden. Die drei Organvertreter zufriedenzustellen ist für euch also ein sehr erfolgversprechender Weg zur Stabilisierung eurer Gesundheit.

Die dazugehörige Übung

Stellt euch vor, ihr seid zu Gast in einer gemütlichen, bäuerlichen Wohnstube, um Advent zu feiern. Es riecht nach Zimt und Honig, Kerzen brennen, der Bauer spielt auf der Zither Weihnachtslieder, die Kinder singen dazu, und die Bäuerin lässt euch die frisch gebackenen Plätzchen probieren. Sie sagt: »Lasst es uns gemeinsam schön machen für die Zeit, die wir auf Erden zu Gast sind.«
Da habt ihr ein Bild für das urwüchsige Milieu, in dem man sich wohl fühlt und von dem sie sich wünscht, dass auch ihr hier Heimat findet.

Muskeln: Tätig sein

Die Arbeiterin

Wie kann man sich die Organvertreterin der Muskeln vorstellen?

Stellt euch eine schlicht gekleidete Arbeiterin vor, die immer bereit ist, zu tun, was verlangt wird, die zum Beispiel Hemden bügelt oder am Fließband Nudeln eintütet oder was sonst ansteht. Sie räsoniert und diskutiert nicht, sie wertet und urteilt nicht, sie interessiert sich gar nicht für Qualität und Verkäuflichkeit der Produkte. Sie fragt nicht, ob die Tätigkeit ihr selbst angemessen ist und ihre Kräfte nicht sinnvoller eingesetzt werden könnten. Sie ist auch keine moralische Instanz, sie führt die Aufträge aus, die ihr erteilt. Es ist natürlich wichtig, dass euer Handeln sinnvoll und vor dem Gewissen vertretbar ist. Aber dafür seid ihr verantwortlich, nicht die Beauftragte. Sie packt an und erledigt, was gefordert wird.

Was kränkt die Organvertreterin der Muskeln, was rät sie uns?

Sie rät euch, die Muskeln täglich zu fordern, und zwar mit freudiger Leichtigkeit und einem Lächeln auf den Lippen. Ihr könnt euren Muskeln viel abverlangen und ihr Leistungsvermögen durch Training steigern, darunter leiden sie nicht. Sie leiden viel mehr, wenn sie nicht gefordert werden. Je trainierter die Muskulatur, desto leichter fällt euch das Handeln; und je mehr ihr handelt, desto trainierter wird sie. Nötigt euch die berufliche Arbeit zum Sitzen, solltet ihr jede Gelegenheit zum Ausgleich nutzen – Sport treiben, Treppen steigen, tanzen oder dergleichen, aber immer so, dass es Freude macht, nicht mit verkniffenem, sondern lächelndem Gesicht. Ist aus bestimmten Gründen Bettruhe erforderlich, sollte sie auf das Unerlässliche beschränkt bleiben.

Andererseits kränkt sie natürlich die Überforderung durch zu viel, zu schnelle, zu anstrengende Tätigkeit, zumal wenn womöglich noch die rechte Art des Atmens und der Ernährung missachtet wird. Dann fühlt sie sich nicht angemessen gewürdigt. Es kommt zu Muskelverspannungen und in ihrer Folge zu Muskelerkrankungen.

Nicht selten liegt der Ursprung in einem inneren Getriebensein: »Ich muss.« Dahinter steckt meist eine unbestimmte Angst und hinter dieser eine aus Kindertagen stammende Erinnerung, zum Beispiel an den enttäuschten Blick des Vaters und den erhobenen Zeigefinger, begleitet etwa von den Worten: »Du leistest nichts und verdienst Strafe.« Dann hilft es nichts, sich zu sagen: »Ich muss ja nicht, ich will«, weil der Eigenwille eben auf der Verängstigung, letztlich also doch auf dem Gefühl des Müssens beruht. In solchen Fällen gilt es, den biographischen Ursprung dieses Gefühls zu entdecken und sich immer wieder seine Gegenstandslosigkeit vor Augen zu stellen.

Was ist ihre Botschaft an uns?

All euer Erwägen, Planen, Nachdenken, Theoretisieren ist für sich allein nutzlos, es bedarf der Umsetzung ins Handeln, und dazu braucht ihr einen kräftigen Körper. Das solltet ihr nicht geringschätzen, es gehört zu euren Stärken. Tätigkeit ist das

Fundament eures Selbstwerts, aber auch eurer Glaubwürdigkeit und der Anerkennung, die ihr findet.

Das **»Motto«** der Organvertreterin der Muskeln ist:
Es gibt nichts Gutes, außer: Man tut es.[17]

Der **»heilende Satz«** lautet:
Ich pack es an.

»Motto« und »heilender Satz« bedeuten: Die Organvertreterin der Muskeln fordert euch auf, jeden Tag fleißig das jeweils Nötige zu erledigen: im Haushalt, im Garten, am Arbeitsplatz und so weiter. Für die Intaktheit eurer Muskulatur und eurer Fitness kommt es nicht darauf an, etwas intellektuell Bedeutsames zu schaffen. Ihr solltet euch auch für die einfachen Arbeiten des Alltags nicht zu schade sein und es euch hoffentlich gar nicht leisten können, sie an andere zu delegieren. Wenn ihr seht, dass es etwas zu tun gibt – aufräumen, sauber machen, Schnee schippen –, packt an, wartet nicht, dass es andere tun. Wenn ihr Kinder zu beaufsichtigen habt, sitzt nicht einfach herum, sondern tut etwas dabei oder – noch besser – spielt mit ihnen. So erzieht ihr eure Kinder durch euer Vorbild und macht sie mit einem Prinzip der Schöpfung vertraut. Sie verlangt nach der Tat, ihr dient ihr nicht durch das Theoretisieren darüber, was getan werden müsste, ihr dient ihr, indem ihr es tut.

Wer anfängt zu handeln, zieht himmlische Helfer an, aber auch irdische. Ihr braucht nur durchzuhalten, dann weckt ihr Interesse, findet Zulauf. Unterstützer und Nachfolger stellen sich ein. Beginnt den Tag, indem ihr überdenkt, was heute zu tun ist, und nehmt euch vor: »Ich tue es.«
Fügt aber gleich hinzu: »... und ich schaffe es.« Denn es werden euch nicht nur äußere Hindernisse in die Quere kommen.

Auch innere Motive wie zum Beispiel Bequemlichkeit oder die Angst, ihr könntet als lächerlicher Tölpel gelten, können eure Schaffenskraft bremsen oder gar lähmen. Macht euch Mut! Ihr habt so muskulöse Gliedmaßen, einen so biegsamen Rücken, ein so kraftvolles Herz, weil euch der Schöpfer damit ausgestattet hat. Das Vertrauen, dass ihr eure Aufgaben schaffen werdet, könnt ihr schon deshalb haben, weil euer Bruder Jesus Christus es auch geschafft hat. Dann geht mit klarem Kopf, guten Gedanken und lichtem Gemüt ans Werk.

Die dazugehörige Übung

Wenn ihr euch körperlich betätigt, achtet auf eure Gesichtsmuskulatur: Zeigt sie ein Lächeln? So, wie ihr die Gesichtsmuskulatur einstellt, färbt sich eure Grundstimmung. Macht das Lächeln also nicht von eurer Stimmung abhängig, sondern lasst es vorangehen und die Führungsrolle spielen. Was immer ihr tut, tut es lächelnd, dann wird es euch auch Freude bereiten. Habt ihr ein verkniffenes Gesicht, haltet inne, ruft euch zur Ordnung und zur Ruhe, sagt euch: Ich wollte doch nicht innerlich diskutieren und streiten, jemandem etwas beweisen, etwas um jeden Preis erreichen, sondern eigentlich nur so vor mich hin das und das machen – und lächelt wieder. Damit bringt ihr euch in Einklang mit der Vertreterin der Muskeln und könnt mit ihr ins Gespräch kommen.

Gelenke: Sich mögen

Der Pantomime

Wie kann man sich den Organvertreter der Gelenke vorstellen?

Stellt euch einen buntgekleideten Pantomimen vor, weder alt noch jung, auch im Geschlecht kaum bestimmbar: Er wirkt männlich, wenn er aufstampfend den Zornigen spielt, dann wieder von entzückender Weiblichkeit, wenn er geschmeidig tanzt. Er ist immerzu in Bewegung.

Der Pantomime ist ein Weiser in der Gestalt eines Spaßvogels, er ist sozusagen euer Hofnarr. Er ist zwar der Bedienstete des Königs. Dieser hat ihm aber die Erlaubnis gegeben, ihn zu beobachten und wertend zu beurteilen, ihn sogar spöttisch zu imitieren und auf diese Weise Kritik und Ermahnungen vorzubringen, die er sich anders kaum sagen ließe.

Was kränkt den Organvertreter der Gelenke, was rät er uns?

Euer Hofnarr macht keine Worte, er tanzt euch immer euch selbst vor. Ihr blickt auf ihn wie in einen Spiegel. Zum einen demonstriert er euch eure Erwartungen, Gefühle, Verletzungen, Ängste. Schaut auf seine Bewegungen: Sind sie anmutig, rund und fließend oder kantig, stockend und stakkatohaft? Welche Mimik zeigt er, was tut er mit den Händen, welche Figur in was für einem Stück stellt er dar und in was für einer Szene? Daran könnt ihr erkennen, wie ihr – jedenfalls derzeit – so seid, wie eure Einstellung zur Welt und zum Leben ist.

Zum anderen aber spielt er euch auch vor, wie ihr auf eure Umwelt wirkt. Seht ihr so aus, wie ihr gesehen werden wollt? Wie beurteilen euch die Menschen, welche Haltung nehmen sie zu euch ein, wie hat euer Auftreten auf sie gewirkt? Wie ihr innerlich seid und wie ihr nach außen wirkt, ist das zweierlei, oder ist es identisch? Ist es zum Lächeln oder zum Lachen? Ist es schön, versetzt es euch sogar in Staunen? Oder entdeckt ihr Seiten an euch, die ihr nicht so wichtig genommen oder gar nicht bemerkt habt und die euch vielleicht peinlich sind? Wie unpassend, verdreht, aus dem Zentrum herausgelöst ist euer Denken, Fühlen, Wünschen und Wollen? Überspielt und verbergt ihr etwas, was und warum, nur vor anderen oder auch vor euch selbst?
Es geht ihm also *erstens* um die Frage, ob eure innere Haltung zu euch selbst stimmig ist oder nicht, *zweitens* darum, wie ihr auf eure soziale Umwelt wirkt, *drittens* um die Frage, ob es eine Diskrepanz zwischen eurem Sosein und eurem »So-wirken« gibt und wie groß sie ist. Es missfällt und verletzt ihn, wenn diese Diskrepanz zu groß wird.

Was ist seine Botschaft an uns?

Eure Einstellung zur Welt geht immer von eurer Einstellung zu euch selbst aus. Nur wer sich selbst mag und respektiert, kann auch die anderen mögen und respektieren. »Liebe deinen Nächsten wie dich selbst«, heißt zunächst einmal: »Liebe dich selbst«, nämlich: »Werde so, dass du mit dir selbst, mit deinem eigentlichen inneren Wesen in Einklang bist, dann wird auch dein Verhältnis zur Welt liebevoller werden.«

Das **»Motto«** des Organvertreters der Gelenke ist:
Möge deinen Nächsten wie dich selbst.

Der **»heilende Satz«** lautet:
Ich mag mich, und die anderen mag ich auch.

»Liebe« ist ein sehr hochgegriffener, umfassender Anspruch. Der Pantomime rät euch zunächst einmal schlicht und bescheiden anzufangen. Deshalb spricht er nicht von »lieben«, sondern von »mögen«, der Eingangsstufe zum Lieben. Das gelingt euch leichter; an diesem Anspruch werdet ihr nicht gleich scheitern und dann aufgeben, das wäre schade. Orientiert euch zwar an Jesus, aber verlangt von euch nicht, gleich so heilig zu sein wie er. Mit »mögen« ist schon viel gewonnen.
Ihr verwendet den Begriff der »Projektion« meist nur im negativen Sinn: Innere Düsternis wird auf die Welt projiziert. Man empfindet sich selbst nicht in guter Ordnung und folglich auch die Welt nicht; man kann nicht lieben, weil man sich selbst nicht liebt. Projektion gibt es aber ebenso auch im positiven Sinne. Dem Verliebten zum Beispiel wird alles rosa: Er liebt sich in der Liebe, und der Blick hinaus zeigt ein Paradies, mag es sich auch um regnerische Kulissen und unschöne Bauwerke handeln. Die Welt ist wunderbar, wenn ihr euch selbst als glücklich erlebt, ihr bewertet sie so, wie ihr gestimmt seid. Grundlegend für die Welthaltung ist die Selbsthaltung.
Seht ihr die Welt zu rosa, könnt ihr das lächelnd zur Kenntnis nehmen, es wird sich von allein korrigieren. Seht ihr sie aber zu grau, dann ist es Zeit, sich selbst in eine ausgeglichenere Verfassung zu bringen: Alle Farben des Regenbogens sollten da sein; keine sollte fehlen und keine so stark dominieren, dass sie die innere Harmonie stört.
Der Pantomime wird euch zunächst die innere Realität bewusst machen und euch vielleicht damit überraschen. Dann

wird er euch vorspielen, was ihr nach außen ausstrahlt: Ist es etwas, was im Innern tatsächlich vorhanden ist – wollt ihr das überhaupt ausstrahlen? Oder ist es aus dem Wunsch gespeist, zu gefallen? Oder aus eurer Erziehung oder Selbsterziehung? Oder aus dem, was sich gesellschaftlich gehört?
Ihr könnt die Gebärdensprache des Pantomimen auch durch Selbstbeobachtung ergänzen:

1. Haltet zum Beispiel einmal ganz zwanglos eine Hand vor die Augen. Dann schaut, ist der Ellbogen höher oder niedriger als die Hand? Weist er nach oben, ist das ein Indiz dafür, dass ihr das Leben mit Freude bejaht, weist er nach unten, überwiegt das Gefühl von Leid und Mühsal.
2. Umgekehrt bei den Schultergelenken: Sinken sie entspannt nach unten, fühlt ihr euch geschützt und frei. Je höher sie gezogen sind, desto mehr empfindet ihr Pflicht und Anstrengung.

Die meisten Menschen interessieren sich ja lebhaft für Fragen wie »Komme ich gut an, werde ich geliebt und geachtet?«, »Wirke ich charmant, glaubwürdig, harmonisch, glücklich, zufrieden, elegant und schön?« Doch der Pantomime zeigt euch meistens, dass ihr Schauspieler seid, die mehr oder minder gekonnt darstellen, was euch in der Erziehung beigebracht wurde oder ihr euch antrainiert habt. Häufig ist die Fassade ein verzweifelter Ersatz gerade für das, was im Innern fehlt, also eine Kompensation: Nach außen wirkt ihr glücklich und kommunikativ, auch wenn ihr im Innern todernst oder schüchtern oder gar menschenfeindlich seid.
Was schöpft ihr aus diesen Erkenntnissen – Kräftigung oder Schwächung, Mut oder Angst, Freude oder Kummer? Wird euer Inneres durch äußere Faktoren verdrängt, oder könnt ihr der werden, der ihr seid? Wie seht ihr eure Mitmenschen und die Gegebenheiten der Welt? Ist eure innere Haltung *erstens* wahr-

haftig, *zweitens* sozial verträglich, und hat sie *drittens* eine heilende Wirkung auf euch selbst und eure Mitmenschen?

Die Zunft der Hofnarren gewinnt ihr Urteil in erster Linie aus der Orientierung am Sohn. Ich weiß, manche von euch haben ihre Schwierigkeiten mit dem christlichen Glauben oder zumindest mit der kirchlichen Tradition. Aber wir Engel sind nun einmal an Christus orientiert. Und ihr seid nicht zufällig in einen christlich geprägten Kulturraum hineingeboren, ihr selbst habt das aus gutem Grunde so gewollt. Ihr tragt einen Christenkörper.

Der Pantomime weiß: Wie stimmig oder unstimmig ein Leben gelebt wird, hängt davon ab, wie weit es sich vom Vorbild Jesu bestimmen lässt. Hat jemand Gelenkprobleme, kann der Arzt dies und jenes raten und unternehmen. Darüber hinaus aber wäre ein weiser Rat, täglich einmal das Neue Testament aufzuschlagen, mit dem Finger irgendwo hineinzutippen und die betreffende Stelle zur Tageslosung zu machen: »Das wird mir heute wichtig sein.« Gelenkprobleme lösen sich nicht, indem man sich vornimmt, stimmig zur Welt, sondern stimmig zum Herrn zu werden. Wenn einer versucht, ohne Rücksicht auf Lehre und Vorbild des Herrn den Forderungen der Welt zu gehorchen, dann renkt sich nach und nach alles aus, wird künstlich und steif, die Gelenke tun weh.

Der Pantomime versucht euch also dazu zu bringen, dass ihr euch an Jesus Christus orientiert. Ihr könnt euch natürlich auch auf den Vater, die himmlische Mutter oder den Heiligen Geist ausrichten, aber am einfachsten ist die Ausrichtung auf den Sohn, der Mensch geworden ist und dessen Vorbild euch die Maßstäbe für eure Selbstkorrektur anschaulich macht. Ihr könnt den Pantomimen bitten, euch Szenen aus seinem Erdenleben vorzutanzen. Ihr werdet sehen: Die Darstellung seines inneren Seins und die seiner Ausstrahlung nach außen sind völlig identisch. In ihm sind alle Farben des Regenbo-

gens harmonisch gegenwärtig; das heißt, er ist ganz und gar licht.
In der materiellen Welt wird aus der Mischung aller Farben Schwarz, in der lichten Welt aber Weiß: die Farbe des Erleuchteten. Um eine innere Haltung zu gewinnen, die alle Farben vollständig und vollkommen integriert, müsstet ihr von allem Wissen durchdrungen sein, von aller Vergangenheit und Zukunft in einer zentrierten Gegenwart – und damit von der Ewigkeit. Dann hätte der Pantomime nichts mehr zu demonstrieren; denn wenn er alles zeigen müsste, würde er gar nichts mehr zeigen, sondern in Frieden in vollkommener Ruhe einfach still dasitzen und lächeln, wie ihr es aus fernöstlichen Religionen kennt: Ihr wünscht nichts, wollt nichts, strebt nichts an, lehnt nichts ab, lebt in einem Zustand selbstvergessener Selbstzufriedenheit wie Gott, bevor er Schöpfer wurde. Das ist natürlich kein menschengemäßes Ideal, das ihr erreichen könntet und solltet.
Das Vorbild Jesu zeigt euch aber, wie ihr idealerweise euer Leben meistern könntet. Es dient euch nicht nur zur Selbsterkenntnis, sondern zur Korrektur eurer Weltsicht und eurer inneren Haltung. Für diese innere Haltung ist die Mischung aus Gefühlen bestimmend, die euch bewegen, manchmal sogar zwingen. Ihr erkennt, welche Farben dominieren und welche zu kurz kommen. Ihr erkennt, wie ihr eure Vergangenheit, die Kindheit und Jugend bewertet: War sie schön, habt ihr euch geborgen gefühlt, oder waren es dunkle, verlorene Jahre? Ihr erkennt die Vorurteile, die eure Urteile über die Welt, die Menschen, auch über euch selbst geprägt haben. Es geht um Klarheit in der Frage: In welcher inneren Verfassung lebe ich derzeit? Will ich das? Will ich es korrigieren und wie? Ohne diese Klarheit bleibt ihr dem Zweifel, Vorurteil, Misstrauen verhaftet.
Wenn ihr euch vom Pantomimen belehren lasst, dann findet ihr nicht nur zu klarer Erkenntnis, sondern auch zu einem klaren Entschluss: »Ja, ja, nein, nein.« Ihr werdet euch selbst

liebenswerter machen. Dann werdet ihr auch in der Lage sein, euren Nächsten zu mögen wie euch selbst.

Die dazugehörige Übung

Ihr wollt euer Verhältnis zu euch selbst und damit zur Welt in Ordnung bringen. Wie macht man das? Der Rat des Pantomimen ist: Kontrolliert die Art und Weise eurer Bewegungen. Bewegt euch so, als wäre euer Verhältnis zu euch selbst und zur Welt schon in Ordnung.

Verbietet euch zum Beispiel, durch die Gegend zu schlurfen, mit den Armen zu fuchteln, mit der Faust auf den Tisch zu schlagen, mit dem Fuß aufzustampfen und dergleichen, auch wenn euch im Moment danach ist. Bewegt euch so, wie ihr es von einem Menschen erwarten würdet, dem ihr Verehrung entgegenbringt. Wenn ihr das konsequent übt, wird sich eure Innenwelt auf Dauer eurem äußeren Verhalten anschmiegen. Um es zu üben, geht folgende Schritte:

Erster Schritt: Macht euch *bewusst*, wie ihr euch bewegt, wie ihr zum Beispiel aufsteht, euch hinsetzt, eine Tasse nehmt, einen Mantel anzieht. Beobachtet euch im Spiegel. Bewegt euch so, als ob euch jemand zuschaut, dessen Meinung euch etwas bedeutet. Macht eure Bewegungen einmal ganz langsam, wie in Zeitlupe. Beobachtet auch, wie sich andere Menschen bewegen.

Zweiter Schritt: Achtet darauf, ob eure Bewegungen *schön* sind, also elegant, harmonisch, fließend, weich, ob sie einem inneren Rhythmus, dem Takt einer schönen Melodie folgen. Passen sie zu den äußeren Gegebenheiten? In festlicher Abendkleidung bewegt man sich anders als in Arbeitssachen. In einer Bauernstube setzt man sich anders nieder als in einem

Schloss. Eine goldgerahmte Meißner Tasse führt man anders zum Mund als einen Bierkrug.

Dritter Schritt: Nehmt Bewegungen aus dem Bereich des *Heiligen* in euren Alltag hinein, zum Beispiel bekreuzigen, niederknien, Hände falten, segnende Gesten machen. Sie müssen nicht christlich geprägt sein, ihr könnt euch auch im Lotussitz niedersetzen, Yoga-Übungen machen, die Hände wie ein Bodhisattwa halten oder dergleichen. In eurem Kulturbereich werden euch aber christliche Gesten am nächsten liegen. Versucht einmal, so zu gehen, wie Jesus Christus über die Erde geschritten ist – fühlt euch bewusst hinein. Ihr werdet sehen, wie eure Bewegungen mit der Zeit immer schöner werden und wie sich dann auch eure innere Haltung dem Schönen und Heiligen immer mehr annähert.

Knochen: Vergangenheit und Zukunft

Der Archäologe

Wie kann man sich den Organvertreter der Knochen vorstellen?

Stellt euch vor, da sitzt ein nachdenklich vor sich hin blickender Mann. Auf dem Tisch rinnt eine Sanduhr, sie treibt ihn aber nicht zur Eile – im Gegenteil: Sie bestärkt ihn in einer großen Ruhe, mit der er über Vergangenheit, Gegenwart und Zukunft, über Zeit und Ewigkeit sinniert. Er macht Ausgrabungspläne, entwirft aber auch Baupläne und philosophiert.

In erster Linie ist er Archäologe, ihn interessiert Folgendes: Wie ist die Geschichte des Ortes, wie sah es da aus, nicht nur in den letzten Jahrhunderten, sondern zur Steinzeit, zur Eiszeit, in den Millionen Jahren davor? Wie ist die Abstammungsgeschichte seines Menschen, nicht nur die der Vorfahren, deren Namen man noch kennt, sondern die in der fernsten Frühzeit? Wie sind die Vorinkarnationen der Seele verlaufen, was hat sich da vorbereitet, welche Begabungen, welche Tugenden wurden entwickelt? Kurz: Auf welchem Fundament ruht eure Gegenwart?

Ihn interessiert aber auch die Frage: Was lässt sich auf diesem Fundament für die Zukunft bauen, welche Möglichkeiten kommen in Betracht, welche hält die meisten Alternativen offen und wäre insofern optimal?
Was ihn so nachdenklich macht, sind die Probleme der Zeit:

die Bedingtheit der Gegenwart durch die Vergangenheit, die Auswirkungen eurer Entscheidungen für die Zukunft, das Verhältnis von Zeit und Ewigkeit. Welches Weltbild ergibt sich, wenn man das immer neue Entstehen von Gegenwart und Zukunft aus der Vergangenheit betrachtet? Was liegt dem Prinzip »Entwicklung« zugrunde? Worin gründet sich der dynamische Prozess des Werdens und Vergehens und immer neuen Werdens? Wo führt er hin? Was ist »Zeit«, und wie ist ihr Verhältnis zur Ewigkeit? Was gilt es alles zu bedenken, wenn man das zu verstehen sucht?

Was kränkt den Organvertreter der Knochen, was rät er uns?

Was er von seinem Menschen will, ist Dankbarkeit für die Vergangenheit, Verantwortung für die Zukunft und Verehrung für die in der Gegenwart sich offenbarende Ewigkeit. Er hat ein Problem, wenn einer dieser Aspekte nicht in Ordnung ist. Entweder sieht sein Mensch nicht die Fragen, oder er hat zu viele Antworten übernommen und sich damit festgelegt.

Es fehlt dem Menschen an Sicherheit in seinem Selbstverständnis, wenn er nur einen kleinen Ausschnitt aus den geschichtlichen und vorgeschichtlichen Bedingungen seines Soseins gelten lässt. Er lebt dann vielleicht in äußeren Sicherheiten, an die er sich gewöhnt hat, zugleich aber in der Angst vor der Möglichkeit, sie einzubüßen. Er ist nicht fähig, sie in innere Sicherheiten umzuwandeln. Deshalb mangelt es ihm dann auch an innerer Beweglichkeit.
Das stellt die Weichen für die Zukunft. Wenn ihr etwas entscheidet, verengt ihr euch in der Gegenwart? Wie weit legt ihr euch fest oder haltet euch die Weite vieler Möglichkeiten offen? Bewahrt ihr euch den Impuls der Lebendigkeit? Bedenkt

ihr die Folgen eures Tuns nicht nur für euer jetziges und euer künftiges Leben, sondern auch für eure Kinder und Enkel, vielleicht für die Menschheit? Seid ihr euch eurer Verantwortung bewusst? Oder meint ihr, euer Tun und Lassen habe keine Bedeutung? Hadert ihr womöglich mit der Vergangenheit, statt sie zu ehren und aus ihr den Impuls zu freudiger Aktivität in der Gegenwart abzuleiten?

Und schließlich: Wie offen seid ihr für die Ewigkeit, wie viel Verehrung bringt ihr dem Schöpfer dar? Wie bewusst lasst ihr euch von den Mächten des Himmels leiten? Stellt ihr euch in ihren Dienst? Ordnet ihr die Zeitlichkeit in die Ewigkeit ein, oder wollt ihr davon gar nichts wissen? Bedrückt euch gar die Last der Zeitlichkeit?

Was ist seine Botschaft an uns?

Jede eurer Handlungen hat Wurzeln, die nur archäologisch zu verstehen sind. Sie offenbart ein Stück Vergangenheit, bringt ans Tageslicht, was geworden ist und was ihr in euch tragt. Das Aufdecken und Bewusstmachen der Vergangenheit ist etwas Wunderbares. Es gehört aber noch mehr dazu. Die Archäologen finden ja nur, was die Zeiten überdauert hat. Vieles finden sie nicht mehr, weil es die Zeit geschluckt hat, es wurde vom Winde verweht.

Das **»Motto«** des Organvertreters der Knochen ist:
Das Schlechte schreibe in den Sand, das Gute meißle in Stein.

Der **»heilende Satz«** lautet:
Auf dem Fundament der Vergangenheit öffne ich mich für das Neue.

1. Das »Motto« sagt euch: Wenn ihr nach den Fundamenten eures Soseins sucht, dann sucht vor allem nach dem, was in Stein gemeißelt ist, weil es gut und schön war. Das andere lasst auf sich beruhen. Sucht nicht nach dem Schlimmen, das passiert ist, nicht nach dem Belastenden, dessen ihr euch schämt, nicht nach fremder und eigener Schuld, macht weder anderen noch euch selbst Vorwürfe.
Blickt auf euer jetziges Leben zurück und schaut vor allem auf das Schöne, das euch widerfahren ist, und auf alles, was ihr gut gemacht habt und was euch gelungen ist. Blickt auf eure Familiengeschichte zurück. Worauf könnt ihr stolz sein? Schwingt diese Eigenschaft oder Begabung auch noch ein wenig in euch?
Betrachtet die Geschichte eurer Gegend, eures Volkes, eures Kontinents. Aber verzweifelt nicht an dem Schrecklichen, das da angerichtet wurde, sondern richtet euch auf an den Bemühungen, es besser zu machen, an der Arbeit an den großen Werken der Kunst und der Wissenschaft, am bisher schon erreichten zivilisatorischen Fortschritt. Das gehört zu dem, was euch ausmacht, es trägt euch mit.
Blickt auf die vorgeschichtliche Evolution und seid dankbar für das Knochengerüst mit dem Rückgrat, das euch aufrecht und erhobenen Hauptes gehen lässt. Seid stolz auf euren wunderbar gebauten Körper, ein Meisterwerk, das nicht nur funktionstüchtig ist, sondern auch schön und geglückt.
Mit dem Gefühl für Stolz, Ehre und Würde werdet ihr euch auch in eurem Verhalten ehrenhaft und würdig zeigen. Es gibt euch erst die Möglichkeit, das Beste aus euch herauszuholen. Gebt ihr auch euren Kindern Grund, auf ihre Eltern und Vorfahren stolz zu sein, so ist das ein Fundament, auf dem sie aufbauen und das Beste aus sich machen können. Das Gefühl für Stolz, Ehre und Würde sollte nicht an die gelungene Lebensleistung anknüpfen, es ist vielmehr eine Voraussetzung dafür, dass sie erbracht werden kann. Wo es fehlt und ein Mensch

sich als Opfer demütigender Umstände empfindet, besteht die Gefahr, dass er manipulierbar ist und schlimmstenfalls zu jeder Schandtat fähig wird.

Der Archäologe möchte, dass ihr diese Art des Rückblicks auch auf die früheren Inkarnationen eurer Seele erstreckt. Selbst wenn ihr nichts Konkretes von ihnen wisst, seid sicher, dass ihr schon Schönes und Gutes erlebt und geleistet habt, jedenfalls nichts, was euch heute noch belasten sollte.

Schließlich schaut zurück bis zu dem Moment, wo der Vater euch geschaffen hat. Eure Seele ist eine Facette aus seiner Innenwelt. Ihr seid seine Kinder, als solche habt ihr eine königliche Würde. Tragt diese Krone mit Stolz, sie steht euch zu. Das erhebt euch nicht über die anderen: Auch ihnen steht sie zu, selbst wenn sie das nicht wissen. Achtet ihre Würde, behandelt sie mit Respekt und verlangt auch den Respekt, in dem Königskinder miteinander umzugehen haben.

Ihr baut die Zukunft mit den Steinen der Vergangenheit. Das ist zwar eine Selbstverständlichkeit, aber es ist wichtig, sich dies immer wieder in Erinnerung zu rufen, damit man zweierlei nicht vergisst: *Erstens* ist, was ihr heute tut, denkt, plant, entwerft, nicht so neu, wie ihr vielleicht meint. So oder so ähnlich hat es das schon des Öfteren gegeben. *Zweitens* braucht ihr die Welt nicht neu zu erfinden, nicht alles zu revolutionieren; und ihr könnt das in der Vergangenheit Gewordene weder verdrängen noch unbeachtet lassen. Ihr baut euer Leben in Gegenwart und Zukunft aus dem Material, das frühere Zeiten euch darbieten.

Zur Gesundheit gehört die ökologische Denkweise: die Offenheit für Zusammenhänge und Wechselbeziehungen, für das Junge, Lebendige, Heilsame, Erneuernde. Es mag euch seltsam erscheinen, aber der ökologischste unter allen Organvertretern ist der, der am konservativsten auftritt, nämlich der »Knochenmann«. Er erforscht die Vergangenheit, und eben damit öffnet er das Verständnis für die Kräfte des Werdens und weckt die Impulse zur Gestaltung der Zukunft.

2. Der »heilende Satz« ist für viele Menschen kein Problem. Manche haben aber Schwierigkeiten damit, die Erinnerung an die Entstehungsgeschichte ihres Soseins und Sohandelns zuzulassen, weil sie um ihre Originalität besorgt sind. Sie könnten sich in ein besseres Verhältnis zur Realität setzen, indem sie einmal ganz bewusst auf die praktischen Traditionen schauen, die sie übernommen haben.

Da gibt es zum Beispiel Koch- und Backrezepte, die noch von der Großmutter stammen, da gibt es Lebensmaximen wie »Mein Vater hat immer gesagt ...« Das trägt auch euch durchs Leben. Da gibt es ererbte Möbel, Uhren oder Bilder, die an die Vorfahren erinnern. Da gibt es vielleicht das Kinderbettchen, in dem schon die Oma lag und jetzt die Kinder oder Enkel schlafen. Da gibt es die Familienüberlieferung, dass dieser oder jener Vorfahr schon ähnliche Begabungen, Eigenschaften und Schicksale hatte wie ihr. Da gab es Vorfahren aus allen Teilen Deutschlands und vielleicht auch aus Italien, Frankreich, Schweden oder Polen: Die ganze Geschichte Europas ist in euch gegenwärtig. Ihr braucht sie nur auszugraben, bewusst zu machen und präsent werden zu lassen.
Es geht aber nicht nur um die Familiengeschichte, sondern auch um die Geschichte und Vorgeschichte des Ortes, in dem ihr wohnt, des Landes und Kontinents, auf dem ihr zu Hause seid. Es geht um das Fundament, auf dem ihr steht. Es geht darum, sich dieses Fundaments so umfassend wie möglich bewusst zu werden, eure Vorstellungen davon immer mehr zu erweitern. Das gibt euch Sicherheit, so wie ein Baum umso sicherer steht, je weiter seine Wurzeln reichen.
Der Archäologe empfiehlt euch deshalb, euch mit der Geschichte eurer Lebensbedingungen ein wenig vertraut zu machen. Er rät euch, auch die Abstammungsgeschichte des Menschen, um die sich die biologische Evolutionsforschung bemüht, wenigstens im Prinzip gelten zu lassen, auch wenn ihr nicht in ihre

Einzelheiten einzudringen braucht. Sie ist jedenfalls auf der richtigen Spur.

Zu den Fundamenten eurer Vergangenheit gehört natürlich auch die Geschichte eurer Seele: angefangen mit ihrer Schöpfung über ihren Eintritt in die irdische Evolution hinweg bis zu ihren zahlreichen Vorinkarnationen. Beides zusammen – die himmlische und die irdische Entwicklungsgeschichte eurer gegenwärtigen Existenz – ergeben erst das gesamte Fundament, auf dem ihr die Zukunft baut. Der Archäologe stellt das nicht in Frage, auch wenn er die irdische Geschichte betont. Für diese ist er in erster Linie »zuständig«. Es geht ihm darum, auch ihr den gebührenden Platz in eurem Denken und Empfinden zuzuweisen.

Die dazugehörige Übung

Erinnert euch einmal an einen Raum, in dem ihr euch besonders wohl gefühlt habt und von dem ihr sagen würdet: »Hier war ich so richtig ›zu Hause‹.« War es eine bäuerliche Wohnstube mit Kachelofen oder ein Meisterwerk moderner Architektur mit viel Weiß, abstrakten Bildern und großen Glastüren? Liebt ihr mehr die gemütliche Atmosphäre oder die des kühlen Friedens? Fühlt ihr euch am wohlsten in einer gotischen Kathedrale oder in einer malerischen Kapelle? In einem Schloss oder in einem alten Fachwerkhaus? Welche Eigenschaften machen den Raum für euch so anziehend?

Das sind genau die Eigenschaften, die ihr so oft und so nachdrücklich wie möglich an die Welt weitergeben solltet. Schafft für die Menschen, mit denen ihr es zu tun habt, das, was ihr selbst als euer Zuhause haben möchtet, baut es aus den Steinen der Vergangenheit für sie auf. Versucht, die Begegnung mit ihnen so zu gestalten, dass sich genau dieses Gefühl des Zuhauseseins in ihnen entfalten kann.

Geschlechtsorgane: Sexuelle Liebe

Das Tanzpaar

Wie kann man sich die Organvertreter der Geschlechtsorgane vorstellen?

Die Vertreter der Geschlechtsorgane stellt euch vor als ein Tanzpaar. Jeder, Mann oder Frau, hat zwei Vertreter, einen männlichen und einen weiblichen; doch tritt beim Mann der männliche, bei der Frau der weibliche stärker hervor. Individuell unterschiedlich ist nur, ob sie Walzer tanzen, Tango, Menuett oder was sonst, wie züchtig oder aufreizend sie gekleidet sind, wie zeremoniell oder leidenschaftlich sie tanzen, eng umschlungen oder indem der eine den anderen an der Hand leitet, ob der männliche oder der weibliche Partner führt. Das wechselt ab und sollte im Lauf eures Lebens auch von Zeit zu Zeit wechseln. Es hängt nicht vom Geschlecht des Menschen ab, sondern von dem jeweiligen Spiel der Hormone.

Dieses Spiel ist ein Grundfaktor eurer Gesundheit und eures Wohlbefindens. Es strahlt auf alle anderen Organe aus. Das Tanzpaar tanzt den anderen Organvertretern etwas vor und nickt oder winkt mal dem einen, mal dem anderen im Vorbeitanzen lächelnd zu. Ist der Tanz ein gelungener und fröhlicher, dann hat die gesamte Vollversammlung teil an der Freude, der Lust, dem Spaß, dem Vergnügen des Tanzpaars. Die Sexualität kann den Menschen in die festliche Stimmung einer rauschenden Ballnacht versetzen: Alles dreht sich umeinander in Lust, Freude, Lachen, Sinnlichkeit. Die Welt ist in Ordnung, man genießt das Leben in vollen Zügen.

Was kränkt die Organvertreter der Geschlechtsorgane, was raten sie uns?

Der Tanz ist nur dann stimmig, wenn die körperliche Ebene funktioniert, angefangen beim Reiz durch das Auge, die Nase, die Berührung. Entscheidend ist, dass sich der Mensch insgesamt als ein sexuelles Wesen versteht und ihm das angenehm ist, dass er gern als Mann oder Frau lebt und seine Sinnlichkeit bejaht, auch wenn er sie nur reserviert und zurückgenommen auslebt. Ist er mit den Rhythmen seines Tanzpaares einverstanden und ebenso mit seinem Aussehen, seiner Kleidung, dem Grad von Nähe und Berührung? Mit anderen Worten: Stimmt die äußere Bewegung mit der inneren überein?

Frigidität hingegen bedeutet: Man trinkt statt Champagner abgestandenes Wasser. Man mag noch so reich und erfolgreich sein, die Welt wirkt schal und ödet einen an, das Leben macht keinen Spaß, es knirscht und kracht. Das Tanzpaar versteht sich nicht mehr, es geht nicht mehr locker und frei, sondern steif miteinander um oder gibt das Tanzen ganz auf. Dann leidet der gesamte Organismus.
Das Ideal wäre *erstens*, ihr findet den Tanzpartner eures Geschlechts überaus sympathisch und seid ihm selbst sehr ähnlich; *zweitens*, ihr begeistert euch auch für den anderen Tanzpartner und wünscht euch einen solchen als Lebenspartner. Problematisch wird es, wenn sie euch zwar beide gefallen, ihr aber das Gefühl habt: »Ich bin anders« oder »Ein solcher Partner ist für mich unerreichbar« – oder auch wenn ihr den einen oder den anderen oder beide nicht mögt. Ähnlich ist es, wenn der Tanz misslingt, weil sich einer so sehr vor Sehnsucht

nach einem Partner verzehrt, dass er schon deshalb keinen finden kann. Jede dieser Varianten signalisiert, dass sich eure Sexualität in der einen oder anderen Hinsicht nicht frei und unbeschwert entfaltet und es euch an Lebenslust oder Selbstbewusstsein mangelt. Dann kann das Tanzpaar nicht unbeschwert tanzen und fühlt sich unglücklich.

Was ist ihre Botschaft an uns?

Liebe und Sexualität gehören zwar insofern zusammen, als die sexuell gelebte Liebe die beste Schule der Liebe ist, die es gibt. Man kann so weit gehen zu sagen: Ohne dieses Übungsfeld wird es sehr schwer, die weiterführenden Formen der Liebe und ihre Erstreckung auf andere Menschen und die ganze Schöpfung zu lernen. Darin liegt – wie euch schon Solowjew [18] gelehrt hat – der Sinn der geschlechtlichen Liebe.

Liebe und Sexualität sind zwar nicht notwendigerweise miteinander verknüpft: Es gibt Liebe ohne Sexualität. Die Liebe beginnt ja in der Beziehung zwischen Eltern und Kind und zwischen den Geschwistern. Und es gibt eben auch Sexualität ohne Liebe. Aber darin erfüllt sich nicht der Sinn der Sexualität.

Das Bild des Tanzpaares hat einen hintergründigen Symbolgehalt. Es spiegelt die Beziehung zwischen dem himmlischen Vater und der himmlischen Mutter in einer allerdings sehr vereinfachten Darstellung und in einem sehr herabgedimmten Licht. Diese Beziehung ist die Urform des Liebespaares schlechthin. Wenn ihr auf sie blickt, begreift ihr am ehesten, was Liebe ist.

Ihr wisst ja, wie es zur Schöpfung kam. Die Fülle allen Seins befand sich in der Innenwelt Gottes. Die Schöpfung bestand darin, dass er Teile davon aus sich heraussetzte, und zwar als Erstes die himmlische Sophia, die ein Aspekt der himmlischen Mutter ist. In dem in sich selbst versunkenen, träumerischen

Gott erwachte das innere Bedürfnis nach einem Du, das seinen Blick erwiderte. Er wünschte sich eine Gefährtin, mit der er in Kommunikation treten konnte. Das hat Salomon der Weise richtig gesehen, der sie sagen lässt: »Mich hat Jahwe geschaffen als Erstling seines Waltens ... ich ward vor aller Zeit gebildet ... ich war da, als er den Himmel erstellte. Da war ich der Liebling an seiner Seite, war Tag für Tag sein Ergötzen, indem ich die ganze Zeit vor ihm spielte« (Spr 8, 22–30).
Das Spiel war eine tanzende Bewegung, die auf den Vater abgestimmt war, so dass sich eine Kommunikation ergab mit Frage und Antwort, Spannung und Entspannung, Entfernung und Annäherung. Dieser Tanz ist das Urbild der geschlechtlichen Liebe.
In gleicher Weise setzte er sodann den Sohn aus sich heraus. Denn Liebe wünscht Fülle, Vielfalt, Hingabe, Buntheit, das Sichverströmen und Sichteilhabenlassen am gemeinsamen Glück. Der Sohn ist »aus dem Vater geboren vor aller Zeit. Gott von Gott, Licht vom Licht, wahrer Gott vom wahren Gott«, wie es im Glaubensbekenntnis von Nizäa heißt. Die himmlische Mutter ist also nicht die Mutter des Sohnes. Der Vater teilte ihr jedoch die Rolle der fürsorglich liebenden, schützenden Mutter zu, die sie gern übernahm und die vom Sohn auch anerkannt wurde. Deshalb ging Maria seiner Erdeninkarnation voraus: Sie hat ihn geboren und großgezogen und hielt schließlich seinen Leichnam im Arm.
Im Credo heißt es weiter: »gezeugt, nicht geschaffen«. Das hat zu dem Missverständnis geführt, die himmlische Mutter sei *erstens* die Mutter des Sohnes und, da das nicht sein dürfe, sei *zweitens* von der himmlischen Mutter nicht mehr zu sprechen. Gemeint war aber Folgendes: Das Gebären ist eine Art Zeugungsakt. Der Vater war sozusagen schwanger mit der Schöpfung und setzte sie Stück für Stück aus sich heraus. In der irdischen Schwangerschaft zeigt sich das weibliche Prinzip im geduldigen Tragen, Bergen, Beschützen, Schweigen. Im Ge-

bären zeigt sich das männliche Prinzip, das in jeder Frau gegenwärtig ist, ebenso wie in jedem Mann auch das weibliche Prinzip. Das wurde später nicht mehr verstanden, weil man nicht mehr in Prinzipien dachte, sondern zunehmend biologisch, körperlich, materialistisch.
Ihr kennt aus anderen Zusammenhängen den weiteren Verlauf der Schöpfung. Der Vater setzte mehr und mehr aus seiner Innenwelt nach außen: Die Engel, die menschlichen Individuen als sein Ebenbild und Gleichnis, die Tiere und Pflanzen nach ihrer Art. Dann kam es zum »Fall« eines Teils der Engel, dadurch zum Fall eines Teils der Schöpfung in der Materie, damit zur Evolution des Kosmos und schließlich zur biologischen Evolution.[19]
Der Vater war zwar der Zeugende und Gebärende, aber er legte seine Geschöpfe in die Hände der Mutter, die ihnen den Weg wies, ehe sie sie entließ, und die sie weiterhin mütterlich betreut. Auf der irdischen Ebene ist zwar die Zeugung Sache des Mannes, Schwangerschaft und Geburt Sache der Frau: Hier haben sich die beiden Prinzipien des Männlichen und des Weiblichen neu verteilt, um die biologische Evolution zu ermöglichen. Der Ursprung der Liebe zwischen Mann und Frau aber ist die Liebe zwischen dem himmlischen Vater und der himmlischen Mutter. Der Beischlaf, die Zeugung, die Schwangerschaft, die Geburt sind auf die irdische materielle Ebene geronnene Szenen dieser himmlischen Gefährtenschaft. Deshalb ist die Sexualität letztlich eine heilige Größe. Denn das Nachspielen eines heiligen Aktes ist selbst ein heiliger Akt.

Deshalb gab es in vielen alten Kulturen und gibt es zum Teil heute noch Tempeltänzer und -tänzerinnen, die in festlich geschmückten Gewändern rituelle Tänze vorführten, manchmal mit rasenden Drehungen, manchmal nur im Lotossitz mit Bewegungen der Hände und des Kopfes, aber immer nach einer festgelegten Choreographie. Selbst noch in der christlichen

Messe bewegt sich der Priester nach vorgeschriebenen Abläufen: Er schreitet um den Altar, tritt vor oder zurück, verneigt sich, öffnet die Arme zum Segen, beugt die Knie, erhebt sich wieder, erhebt eine Hand zur Wandlung, am Karfreitag wirft er sich flach vor dem Altar nieder.

In all dem kommt eine Anerkennung und Bejahung der Körperlichkeit zum Ausdruck und damit die Dankbarkeit dafür, dass der Vater nach dem »Fall der Engel« nicht die ganze Schöpfung zurückgenommen hat. Er hat ja auf Bitte der himmlischen Mutter die ins Materielle gesunkene Schöpfung bestehen lassen, weil er auf ihre schlussendliche Heimkehr vertraut. Die Mutter hatte ihm versprochen, dass die menschlichen Seelen, sobald sie sich werden inkarnieren können, mit Hilfe des Sohnes und der heiligen Engel das ihre tun werden, die gefallenen Wesen zu überzeugen und ihren Beitrag zur Heimführung zu leisten. Sie ist sozusagen in Vorleistung getreten. Wenn ihr die körperlichen Gegebenheiten nicht heilig haltet, nehmt ihr ihr die Kraft aus dem Rücken, ihr kränkt sie und den Vater auch.

Das »Motto« des Tanzpaares lässt sich am besten in einem geflügelten Wort aus Goethes *Faust* wiedergeben:

Das **»Motto«** der Organvertreter der Geschlechtsorgane ist:
Welch Schauspiel! Aber ach! ein Schauspiel nur!

Der **»heilende Satz«** lautet:
Ich sehe in meinem Sexualpartner Gottes Ebenbild und Gleichnis.

Das Schauspiel ist sehr heilig gemeint: Es ist das heilige Spiel, der heilige Tanz, das Nachstellen der ersten Liebesbeziehung, die es überhaupt gab. Wenn ihr eure Liebesbeziehung so erlebt, ist sie das Schönste, was der Mensch in seinem Leben erfahren kann.

Wenn sich ein Paar im Höhepunkt des Zeugungsaktes in innigstem Liebesglück und dem Bewusstsein unverbrüchlicher Treue in die Augen blickt, dann vermittelt ihm das wenigstens eine entfernte Ahnung von dem himmlischen Liebesbund zwischen Vater und Mutter. Es ist eine Tür, durch die der Mensch das Heiligste erspähen und erspüren kann. Im Idealfall schwingt dieses Nachspielen des himmlischen Schauspiels durch alle Ebenen hindurch. Sexualität wird nicht nur körperlich erlebt, sondern auch auf der Ebene der Gefühle – mit Freude an sich und an der gelebten Beziehung – und auch auf der geistigen und spirituellen Ebene. Sie wird erfahren als ein religiöser Akt, in dem man ganz bewusst nachspielt, was Gott und seine Gefährtin vorgelebt haben.

»Aber ach! Ein Schauspiel nur!«: Es ist ja nur ein an die körperliche Ebene gebundenes Feuer, das sehr schnell wieder erlischt, zu Asche wird und der Ermattung weicht. Es ist so vergänglich wie alles Irdische und hat auch diesen Beigeschmack. Ihr könnt es weder erzwingen noch verlängern. Und wenn der Körper nicht mitzieht, kann der Versuch sogar zur Plage werden.

Vor allem aber wollen die dunklen Hierarchien den Vorgang – gerade wegen seiner Heiligkeit – besetzen und ihn in irgendeiner Weise zu etwas Unheiligem verzerren. Aus dieser trüben Quelle stammt all das, was die Würde der Beteiligten verletzt, was mit Gewalt und Schmerzzufügung verbunden ist und was die Partnerschaft zerstört.

Kindesmissbrauch und Vergewaltigung wirken nicht weniger verletzend als Mord, Hinrichtung, Verbrennen, Ertrinken, Erfrieren, Verhungern oder Verdursten. Die Erinnerung daran, die die Seele in die nächste Inkarnation mitbringt, kann in der Psyche noch nachträglich traumatische Effekte auslösen. Denn so schlimm auch die psychischen Kränkungen sind, das Furchtbarste ist der Angriff auf den Körper. Dass ihr den Schutz der Menschenwürde, des Lebens und der körperlichen

Unversehrtheit zu unantastbaren Rechten erklärt habt, ist ganz im Sinn des Himmels und seinen Inspirationen zu verdanken. Es kränkt auch ihn, wenn diese Rechte verletzt werden. Denn damit wird zugleich die Heiligkeit der Schöpfung in Frage gestellt, der auch in ihrer materiellen Erscheinungsform – in Körperlichkeit und Fortpflanzung – Achtung gebührt. Dies war ja die Grundlage und Voraussetzung dafür, dass der Vater die Schöpfung nicht zurücknahm, sondern bestehen ließ. Ihre Infragestellung bedeutet deshalb eine Kränkung sogar der göttlichen Trinität.

Sie erwartet von euch und vertraut darauf, dass ihr die Schöpfung auch in ihrem materiellen Zustand liebt und heilig haltet, dass ihr sie hegt und pflegt, durchlichtet und schützt, dass ihr euch an ihr erfreut und für sie dankbar seid. »Das Wort ist Fleisch geworden« (Joh 1, 14) – dieser Satz gilt nicht nur für den Sohn, sondern für die ganze Schöpfung. Nur deshalb konnte sich der Sohn in ihr inkarnieren.

Eure Verantwortung erstreckt sich in erster Linie auf eure Mitmenschen, aber auch auf Pflanzen und Tiere, auf Landstriche und ganze Kontinente. Sie wahrnehmen zu wollen ist der Anfang aller spirituellen Arbeit. Wer damit nicht anfängt, fängt vergebens an.

Auch wenn ihr betet, eine Messe oder einen Vortrag besucht oder ein heiliges Buch lest, sollte der erste, vorangehende Schritt sein, dass ihr auf euren Körper achtet: Ist er sauber, ordentlich gekleidet? Fühlt er sich wohl? Der zweite Schritt ist: Sind die Menschen und Dinge in eurer Umgebung in gutem Zustand? Fühlt sich jemand oder etwas nicht beachtet, geschätzt und geliebt? Dann bringt es in Ordnung. Überspringt die beiden Schritte nicht, haltet euch nicht für Fortgeschrittene, für die es erst interessant wird, wenn das Gebet oder die spirituelle Arbeit beginnt.

Wird die Körperlichkeit in der Sphäre der Sexualität verletzt, dann ist das Tanzpaar besonders betroffen, und es zeigt sich,

dass es das verletzlichste und sensibelste unter allen Organvertretern ist. Es bekommt sehr, sehr traurige Augen, unter Umständen weint es – das ist seine Art zu bluten.
Aus dem Einfluss der dunklen Hierarchien stammen aber auch theologische und moralische Verurteilungen, die die Sexualität als solche tabuisieren und euch weismachen, sie sei im Dunkel gegründet. Für den lichten Himmel ist sie nicht abzulehnen, selbst in unvollkommener Form nicht, schon gar nicht ist sie teuflischen Ursprungs. Sie ist vielmehr ein Nachspielen dessen, was im Himmel vorgelebt wird. Ihr könnt euch deshalb vorstellen, welchen Spaß die dunklen Hierarchien an der Entwürdigung der Sexualität haben.
Im Christentum liegt theologischer und moralischer Strenge allerdings nicht das Motiv zugrunde, Sexualität der dunklen Sphäre zuzuordnen, sondern im Gegenteil ihre Heiligkeit schützen zu wollen. Das solltet ihr nicht verkennen, sondern gerecht beurteilen. Auch diese Strenge ist zwar überzogen, wenn sie die Sexualität auf Ehe und Zeugungsabsicht beschränken will. So wird sie vom Himmel nicht geteilt. Sie ist gut gemeint, aber menschlichen Ursprungs. Der Himmel verurteilt weder Sexualität ohne Ehe noch jede Form von Empfängnisverhütung. Er überlässt es eurer Freiheit, würdig und liebevoll damit umzugehen.
Eine zölibatäre Lebensweise kann stimmig sein, wenn einer das Leben so intensiv und ausschließlich einer priesterlichen oder mönchischen Aufgabe weiht, dass er die Sexualität nicht ausleben kann und will. Diese wird dann weder verdrängt noch pervertiert, sondern verinnerlicht und sublimiert. Das ist keine Flucht aus der Sexualität. Das Tanzpaar ist ja da, aber es tanzt nicht in äußerer, sondern in innerer Bewegung: Es sitzt zwar ruhig da, aber hält sich an den Händen, singt die Melodien des Lebens mit, tappt die Rhythmen mit den Füßen, schwingt ein wenig hin und her, nickt und lächelt dazu. Wo das wirklich gelingt, schauen die anderen Organvertreter mit

amüsierter Zärtlichkeit auf dieses Liebespärchen und freuen sich mit an seiner Freude und Innigkeit.
Der Himmel schätzt freilich auch nicht einen gesellschaftlichen Zustand, in dem alles erlaubt und nichts verboten ist. Ein solcher lädt die dunklen Hierarchien geradezu ein, die Sexualität zur Schädigung und Entwürdigung des Menschen zu benutzen, den Kinder- und Jugendschutz auszuhöhlen und allerlei Formen der Perversion anzutreiben. Da treten dann an die Stelle der Freude, die mit der Sexualität verbunden ist, Rücksichtslosigkeit, Bösartigkeit und am Ende Öde und Langeweile.
Die gesellschaftlichen Grenzen braucht ihr übrigens auch – so verblüffend das klingen mag –, um sie in einer echten Liebesbeziehung ein wenig übertreten zu können. Zum Tanz gehört nicht nur, dass man die Regeln des jeweiligen Tanzes gut kann und einhält, sondern auch, dass man manchmal die Gesellschaft ein wenig spitzbübisch »aufmischt«. Zur Sexualität gehört auch ein bisschen Spaß an der Heimlichkeit, am Sichverbergen, am Übertreten der Grenzen, an der Unabhängigkeit von den Beobachtern. Das ist ein gemeinschaftliches Erlebnis von Freiheit. Die Erfahrung der glücklichen Zweisamkeit stellt sich in der allmählichen Annäherung an die Freude der göttlichen Zweisamkeit ein und geht niemand anderen etwas an.

Wer in der sogenannten Sexualmoral so etwas wie einen Normenkodex sieht, der wie ein Gesetzbuch regelt, was erlaubt und verboten ist, hat das Problem nicht erfasst. Es geht um die Frage, ob ihr bestimmte Heiligkeiten seht, spürt und lebt. Wer das tut, sieht im Sexualpartner das Ebenbild und Gleichnis Gottes und im sexuellen Akt ein Nachspielen der Beziehungen zwischen dem göttlichen Vater und der himmlischen Mutter. Wo dieser Akt heilig gehalten wird, versteht sich von selbst, was man wie und mit wem tut und nicht tut, es bedarf keiner Vorschriften und keiner gesellschaftlichen Sanktionen.

Ohne diese Voraussetzung ist der sexuelle Akt ein gefährlicher Ansatzpunkt für die dunklen Mächte. Er bringt euch dann nicht in den paradiesischen Zustand, wie er vor dem »Fall der Engel« bestand, sondern mitten in das Sündenfallgeschehen hinein und spielt jetzt dieses nach. Letztlich geht es um eine Frage des religiösen Bewusstseins. Wo es daran fehlt, liegt das nicht an Denkunfähigkeit, sondern an Denkunwilligkeit und geistiger Trägheit. Man lässt es dabei bewenden, dass andere gedacht haben, und hat kein Training darin, etwas Neues zu denken oder überhaupt für möglich zu halten.

Bewusstwerden heißt, das Leben als ein ständiges Tanzen zu begreifen, weil Bewusstwerden ein Bewegungsablauf ist, der euer Leben von Beziehung zu Beziehung begleitet. Wenn ihr zum Beispiel bei einem Kreistanz mitmacht, wie es ihn in fast allen Kulturen gibt, dann erlebt ihr *erstens* die Bewegung, lernt *zweitens* ihre Regeln kennen und *drittens* ihren Sinn verstehen, macht *viertens* die Erfahrung einer lebendigen, freudigen Gefühlswelt. Und in alldem nähert ihr euch *fünftens* dem Lebensgefühl des Himmels an, übt ein wenig Nachahmung und damit Nachfolge.

Wenn es in den großen Lehren der Eingeweihten heißt: »Die Welt tanzt vor dem Schöpfer, so wie Sophia tanzte vor aller Zeit«, so ist das eine bildhafte Darstellung des himmlischen Bewusstseins. Tanz und Bewusstsein sind Akte der freudigen Anbetung Gottes im anderen, und zwar auf allen Ebenen: von der sexuellen über die gefühlsmäßige bis zur spirituellen Ebene. Ihr bewegt euch hinauf und hinab, nehmt Informationen auf und gebt sie weiter.

Ein Tanz wird aktiv gestaltet. Es geht darum, sich nicht passiv durch dieses Leben durchschleppen zu lassen, sondern Beziehungen zu gestalten, nicht nur sexuelle Beziehungen, sondern auch die zu Familienangehörigen, Mitarbeitern, Vorgesetzten, Nachbarn und so weiter. Auch sie sind ein Tanzen, sie können gelingen und freudig machen. Es ist nicht un-

abwendbar, dass sie euch aus einer Opferrolle in die nächste schleifen.
Entweder ihr sagt ja zu euren Beziehungen, oder ihr sagt nein und grenzt euch ab. Auch das ist in Ordnung. Damit sagt ihr ja zum Neinsagen; das heißt, ihr bezieht bewusst Position. Das gehört zum aktiv gestalteten Tanz. Bloß schaut nicht weg, verdrängt nicht, lasst es nicht treiben. Vielmehr verarbeitet die Begegnungen und die erlangten Erkenntnisse, Erfahrungen oder auch Verletzungen. Was sagt der Verstand dazu, das Herz, die sexuelle Ebene? Damit habt ihr umzugehen, demgemäß habt ihr eure Beziehungen zu gestalten.
Ihr kennt das Bild der »Jakobsleiter«, auf der die Engel auf- und absteigen (Gen 28, 12). Diese Jakobsleiter gibt es tatsächlich, aber nicht irgendwo zwischen Himmel und Erde, sondern im Innern eines jeden von euch. Die Engelkräfte, die in euch wirken, steigen auf und ab, von Ebene zu Ebene, nehmen Informationen auf und reichen sie weiter, so dass sie verarbeitet werden können. Das Auf- und Absteigen ist ein Bild für ihre tänzerische Bewegung, und diese ist nichts anderes als eure Bewusstwerdung. Dem Tanzpaar geht es darum, dass dieser Prozess stimmig verläuft, das heißt schön und ohne Holpern und Stolpern, dass ihr also nicht durch äußere Ereignisse durchs Leben geschleppt werdet, sondern euer Leben bewusst gestaltet.
Ein Wort noch zur Homosexualität. Da tanzt ein Tanzpartner allein und demonstriert die Idee: So ist man freier. Der sitzenbleibende Tanzpartner nimmt das nicht übel, sondern schaut zu und sagt bloß: »Zur Vollständigkeit eines erfüllten Sexuallebens hätte ich eigentlich dazugehört.«
Im Hintergrund stehen häufig schlimme Erfahrungen in der vorigen Inkarnation: Die Frau hatte unter der Verletzung durch männliche Dominanz, Willkür und Brutalität zu leiden oder – auch das gibt es ja – der Mann unter weiblicher Dominanz. Es hat sich die Vorstellung eingeprägt, die heterosexuelle Welt sei gefährlich und beängstigend, man könne sich einander nicht

anvertrauen. Man sucht einen Ausweg, auf dem das Thema Sinnlichkeit und Erotik in freier Weise erlebbar wird, auch wenn man das Gefühl hat: Es ist nicht ganz stimmig, da sind bestimmte Wunden aus früheren Inkarnationen nicht ganz geheilt. Man lebt in Trotz und Opposition gegen bestimmte Zwänge aus der eigenen Vergangenheit und auch gegen Ansprüche von außen. Das ist weder dramatisch noch bösartig, ist keine Krankheit, sollte auch kein Makel sein. Es ist eine Facette im vielgesichtigen Spiel des Erlebens der Freiheit.

Die dazugehörige Übung

Versucht einmal, zu zweit zu tanzen, also mit einem Du im Wir. Ihr berührt euch körperlich in der klassischen Tanzhaltung, orientiert euch zunächst an den vorgegebenen Schrittfolgen, dann brecht aus ihnen in freien Variationen aus. Versucht, die innere Bewegung in eine äußere und die äußere in eine innere umzuformen. Dabei schaut einander in die Augen, nehmt wahr, was euch die Blicke sagen. Wie befindet sich der andere?
Ist er zum Beispiel locker und fröhlich oder angespannt, überlastet, chaotisch? Wer von euch beiden übernimmt die Führung, nach welcher Melodie, in welchen Rhythmus? Drückt der Tanz aus, was euch im Innern bewegt? Fasst ihr auf, was im anderen vorgeht? Gelingt es euch, so zu tanzen, dass der andere das Gefühl hat, genau verstanden zu sein? Was vom Himmel und von der Welt klingt in ihm? Hört ihr einen freudigen Frühlingsgesang oder den Schrei von Kranken oder Flüchtlingen, den Lobpreis von Engelscharen oder die Verzweiflung dunkler Mächte?
Fangt es auf und setzt es in Bewegung um, und zwar so, dass der Partner mitmachen kann und aus dem Ich und Du ein Wir wird. Seid ihr in einer Gruppe, macht dasselbe mit verschiedenen Partnern.

Es geht darum, dass ihr mit der ganzen Welt tanzen lernt, auch mit einem Baum, einem Vogel, einem Regenwurm. Dann ist der Tanz nicht mehr eine körperlich sichtbare Bewegung, er vollzieht sich innerlich. Am Ende des Weges erlebt ihr wieder das, was am Anfang der Schöpfung noch vor dem Fall geschah: Ihr tanzt mit Gott wie dereinst die himmlische Sophia, und er tanzt mit euch – ihr vor ihm und er in euch.

Nieren und Nebennieren: Vertrauen

Die Zwillinge

Wie kann man sich die Organvertreter der Nieren und Nebennieren vorstellen?

Stellt euch die Organvertreter der *Nieren* als ein Zwillingspärchen vor – einen Jüngling und ein Mädchen, ähnlich in Aussehen, Kleidung, Gestik, Wortwahl und einer humorvollen, spontanen Wesensart. Sie lachen und plappern quicklebendig daher, immer gleichzeitig und wenig zentriert. Sie sind allerdings auch schreckhaft und neigen dann zu Überreaktionen, ein bisschen wie Kinder, die immerzu liebevolle Zuwendung brauchen. Sie stehen mit allen anderen Organvertretern in ständiger Kommunikation und sorgen für den Fluss der Informationen zwischen ihnen. Wenn einer Grund hat, sich zu beschweren, leiden sie mit ihm. Sie können zwar sein Problem nicht lösen, reagieren aber mit Ängsten und verlieren ihre Fröhlichkeit.
Sie unterziehen das arterielle Blut einer gründlichen Kontrolle. Sie scheiden die nicht verwertbaren Stoffe aus und veranlassen ihren Abtransport. Je mehr sie darauf vertrauen können, dass die anderen Organe von vornherein nur ein Minimum an Schadstoffen abzugeben brauchen, desto wohler fühlen sie sich. Andererseits sind sie dankbar für das Vertrauen, das man der Verlässlichkeit ihrer Kontrollfunktion entgegenbringt.

Die Organvertreter der *Nebennieren* stellt euch ebenfalls als ein Zwillingspärchen vor, als die kleinen Geschwister der Nierenzwillinge, sehr jung, jedoch viel ernster und nicht so verspielt wie diese. Sie stehen in engem Kontakt mit anderen Organvertretern des Hormonsystems, insbesondere mit dem Tanzpaar der Geschlechtsorgane. Wenn die älteren Geschwister mit ihnen zum Beispiel »Eltern/Kind« spielen wollen, reagieren sie distanziert, fast etwas gravitätisch im Bewusstsein ihrer Bedeutung.

Was kränkt die Organvertreter der Nieren und Nebennieren, was raten sie uns?

Die *Nieren*zwillinge wollen von ihrem Menschen, dass er in einem Grundvertrauen zu anderen Menschen leben kann. Fehlt es daran längere Zeit oder grundsätzlich, so geht das dem Menschen »an die Nieren«. Die Organvertreter der Niere wollen zwar nicht, dass ihr naiv und unrealistisch durchs Leben geht, sondern im Gegenteil, dass ihr wach in die Welt blickt und nötigenfalls eure Wahrnehmungen überprüft. Was sie aber kränkt, ist die Diskrepanz zwischen Sein und Schein, zwischen Misstrauen in der Innenwelt und der täuschenden Maske des Vertrauens in der Außenwelt.

Ebenso kränkend wirkt es auf die Nierenzwillinge, wenn ihr Mensch schon lange etwas zu bestimmten Vorgängen sagen wollte, es aber nicht gewagt hat; wenn sich also zu viel Wut aufstaut. Besonders schlimm wirkt sich das aus, wenn ihr Mensch den Gedanken ganz aufgegeben hat, dass es eine geglückte Kommunikation geben könne, und sich zum Beispiel sagt: »Jeder macht jedem etwas vor, das alles ist eine Farce, ist verletzend und enttäuschend. Ich kann mich nicht verständlich machen, und ich traue niemandes Wort mehr. Heute rufen die Leute: ›Hosianna!‹ und morgen: ›Kreuziget ihn!‹«

Auch für die Organvertreter der *Nebennieren* steht das Urvertrauen im Vordergrund; deshalb können wir sie hier mit-

erörtern, obwohl Nieren und Nebennieren ganz verschiedene Funktionen haben. Wie alle kleinen Kinder haben sie Vertrauen vor aller Erfahrung, als Vorleistung, als Geschenk. Das wirkt ja an Kindern so bezaubernd.
Vertrauen ist für das Kind eine existenzielle Notwendigkeit. Wollte es erst prüfen, ob die Milch gut oder vergiftet ist, würde es verhungern. Die angemessene Reaktion auf Vertrauen ist: Dessen will ich mich würdig erweisen. Die kleinen Zwillinge schauen euch an und sagen mit ihrem Blick: »Ohne die Vorleistung des Vertrauens ist Leben gar nicht möglich, ihr hättet euch nicht einmal inkarniert. Vertrauen ist immer der erste Schritt.«
Sie geraten in Stress, wenn ihr Mensch diesen Schritt nicht tun kann und immer erst Beweise der Vertrauenswürdigkeit verlangt. Sie schütteln die Köpfchen, wenn er das gar noch für »erwachsen« und »realistisch« hält. Sie wissen: Diese Haltung wird auf Dauer in Bitterkeit, Stumpfheit, Vereinsamung führen. Dann geraten sie aus dem Takt, und das ganze Hormonsystem kommt aus dem Gleichgewicht.

Was ist ihre Botschaft an uns?

Die Organvertreter von Nieren und Nebennieren möchten, dass ihr die Kraft zu vertrauen entwickelt – euch selbst, anderen Menschen und dem Himmel. Diese Kraft lässt sich ebenso trainieren wie die Muskelkraft. Sie raten: Fangt einmal damit an, euch selbst zu vertrauen, vor allem eurer Fähigkeit, vertrauen zu können. Der zweite Schritt ist dann, dem Vertrauen, das der Himmel euch entgegenbringt, zu vertrauen. Dankt den himmlischen Wesen dafür, dass sie euch wohlmeinend, aufmunternd, mittragend begleiten und froh sind über alles, was euch gelingt, setzt alles daran, sie nicht zu enttäuschen. Dann werdet ihr als dritten Schritt auch den Menschen vertrauen können. Sollte sich einer eures Vertrauens nicht als würdig erweisen, dann sagt euch: »Er wird es wieder werden; und solange das noch nicht der Fall ist, ist das nicht mein Problem, sondern seins. Er hat es mit sich und dem Himmel auszumachen.«

Das **»Motto«** der Organvertreter der Nieren ist:
Kontrolle ist gut, Vertrauen ist besser.

Der **»heilende Satz«** lautet:
Ich verlasse mich auf meine Nächsten.

Das »Motto« der Nebennierenzwillinge bringt das »Motto« der Nierenzwillinge noch intensiver und grundsätzlicher zum Ausdruck.

Das **»Motto«** der Vertreter der Nebennieren ist:
Vertrauen ist die einzig mögliche Lebenshaltung.

Der **»heilende Satz«** lautet:
Vertraue!

Ihr könnt zum Beispiel mit euren Kollegen nur zusammenarbeiten, wenn sich einer auf den anderen verlässt. Ihr könnt nur Wissenschaft treiben, wenn ihr im Normalfall davon ausgeht, dass die Forschungsergebnisse anderer nicht gefälscht sind. Vor allem könnt ihr nur Freunde haben und auch eine glückliche Ehe nur führen, wenn ihr zueinander Vertrauen habt. Sobald ihr anfangt, den anderen zu kontrollieren, sind Freundschaft und Eheglück schon am Ende.
Das bedeutet nicht, dass auf jegliche Kontrolle verzichtet werden sollte. Der Staat kann das nicht tun, und ihr könnt es auch nicht. Wenn ihr zum Beispiel eine Dienstleistung in Anspruch

nehmt, solltet ihr, ehe ihr sie abnehmt, schon überprüfen, ob der Auftrag ordnungsgemäß erfüllt ist. Und wenn ihr einen Gebrauchtwagen kauft, schaut euch an, ob alle Angaben stimmen. Es kann auch angebracht sein, zu kontrollieren, ob die Kinder die Schularbeiten ordentlich gemacht haben. Neunzig Prozent eurer Beziehungen könnt ihr aber nur pflegen, wenn ihr den anderen Vertrauen entgegenbringt.
Wenn ihr euren Mitarbeitern, Nachbarn und Familienangehörigen ohne konkreten Anlass, einfach aus einem pessimistischen Menschenbild heraus, unterstellt, sie wollten euch hintergehen, betrügen, bestehlen, dann sind die Angriffsflächen der linken Hierarchien groß. Ihr werdet dann wahrscheinlich wirklich schlecht behandelt werden. Klüger ist es, den Menschen mit der Voraussetzung zu begegnen, dass sie gutwillig sind und bis zum Beweis des Gegenteils Vertrauen verdienen.

Es kommt natürlich immer wieder vor, dass Vertrauen enttäuscht wird. Das ist das Risiko des Lebens. Solange ihr keinen konkreten Anlass zu einer solchen Befürchtung habt, ist es aber besser, das Risiko in Kauf zu nehmen, es in Gottes Hand zu legen und gar nicht darüber nachzudenken. Denn auf Misstrauen lässt sich keine Beziehung aufbauen.
Deshalb sind Ereignisse so schädlich, die eure Fähigkeit zum Vertrauen zutiefst erschüttert haben. Man lächelt euch zum Beispiel freundlich an, doch gleichzeitig sind die Augen eiskalt, und ihr spürt die Hinterhältigkeit. Oder die Mutter sitzt weinend am Tisch, das Kind fragt: »Was hast du?«, und es erhält die Antwort: »Nichts.« Es spürt: »Das kann nicht wahr sein. Dem, was die Mutter sagt, kann ich nicht vertrauen.« Es gerät in einen Zwiespalt, für den ihm das Verständnis fehlt.

Solche Erfahrungen beeinträchtigen die Sicherheit in den Beziehungen empfindlich. Man verliert das Vertrauen, dass der andere meint, was er sagt. Wenn sich solche Erfahrungen häufen, verfestigt sich das und wird zur Grundhaltung. Man fürchtet ständig, die anderen, die sich so freundlich geben, werden über einen herziehen, sobald sie unter sich sind. Man verliert die Leichtigkeit und Lockerheit, man glaubt, sich auf nichts und niemanden verlassen zu können, und gerät in eine Art Kontrollzwang nach dem Motto Lenins: »Vertrauen ist gut, Kontrolle ist besser.«

Man kann aber unmöglich alles kontrollieren, vor allem das Wesentliche nicht. Man lebt folglich ständig mit Verdächten, Unterstellungen, negativen Vermutungen, die nicht nur die anderen verletzen, sondern zugleich und vor allem einen selbst zutiefst kränken. Die Kränkung teilt sich dem Körper mit, und zwar in erster Linie den Nieren.

Dieser Kontrollzwang entsteht vor allem durch nicht gemeisterte Beziehungskrisen: Der eine kann sich dem anderen nicht verständlich machen, er findet nicht die richtigen Worte und Bilder, den richtigen Moment, den richtigen Tonfall. Und vielleicht will der andere auch gar nicht verstehen. Man sieht und hört einander nicht.

Noch gravierender ist das, wenn nicht nur eine unmittelbare Beziehung, sondern überhaupt der Aufnahmefilter in der Kommunikation beschädigt ist. Die Psyche ist wund gescheuert, reagiert auf bestimmte Schlüsselworte mit übertriebener Empfindlichkeit. Entweder sie kann sie nicht mehr souverän herausfiltern, sie geflissentlich überhören, sondern fühlt sich ständig gereizt und verletzt.

Oder umgekehrt: Sie hört sie nicht, selbst wenn man sie ihr zubrüllt. Sie nimmt sie einfach nicht zur Kenntnis. Der Aufnahmefilter besteht aus Löchern und kann seine entgiftende Aufgabe nicht mehr erfüllen, nämlich: »Was lasse ich mir von wem sagen? Was wirkt konstruktiv oder destruktiv? Was ist für mich Gift? Welche Formulierungen, welche Lektüre, welche Musik, welche Theorien? Und was tut mir gut? Wo ziehe ich Grenzen?«

Stellt sich heraus, dass Vertrauen tatsächlich enttäuscht worden ist, und es fällt euch »wie Schuppen von den Augen«, dann ist der verheerendste Fehler, den ihr begehen könnt, das als eine persönlich gemeinte Bösartigkeit des anderen zu nehmen. Wer hat wen getäuscht? Ihr habt euch selbst getäuscht, ihr hattet »Schuppen vor den Augen«. Der andere ließ sich von seinem Doppelgänger verführen, gab seiner Schwäche nach, nutzte seine Gelegenheit. Es ging ihm um sich selbst, nicht um euch.

Dass er euch damit traf, war eine Nebenfolge, also nicht die eigentliche Absicht. Das ist sein Problem, nicht das eure. Es lastet auf seinem Gewissen. Ihr könnt es zwar zu eurem Problem machen, aber besser ist, es abzugeben. Ihr seid in eine unangenehme Situation geraten, weil ihr euch getäuscht habt. Nur das ist euer Problem: »Wie konnte ich mich so täuschen?«

Kontrolle hätte euch dann wenig genutzt, denn sie lässt sich im Regelfall leicht umgehen, unterwandern, austricksen. Sie schafft euch keine Sicherheit, sondern steigert im Gegenteil das Gefühl der Unsicherheit – ein unangenehmes Lebensgefühl, das auch den anderen in sehr unangenehmer Weise spürbar ist und das weder menschen- noch nierenfreundlich ist.

In Zukunft werdet ihr genauer hinschauen, wen ihr euch zum Freund, zum Geschäfts- oder gar zum Lebenspartner wählt. Aber lasst euch nicht davon abbringen, dann wieder eine auf Vertrauen gegründete Beziehung zu schaffen und zu erhalten. Nur in einem Grundgefühl der Sicherheit könnt ihr glücklich und gesund durchs Leben gehen.

Das Leben besteht aus Beziehungen, und die Kunst des Lebens zeigt sich darin, dass die Beziehungen möglichst stimmig sind. Die totale Stimmigkeit gibt es allerdings nicht. Beziehungen sind immer nur für bestimmte Zeiten, für bestimmte Bereiche und in bestimmter Intensität stimmig. Das bedeutet:

1. Beziehungen sind dem Wandel unterworfen: Genießt sie, solange sie da sind. Aber macht euch nicht leichtsinnig und bedingungslos abhängig von ihnen.
2. Macht euch klar, dass es in 99 Prozent aller Beziehungen eine Interessenkomponente gibt – selbst in der besten Ehe und der Eltern-Kind-Beziehung. Tut das nicht als etwas Minderes ab, sondern freut euch daran, dass ihr etwas zu geben habt, an dem der andere Interesse hat, und dass dies die Beziehung stabilisiert.
3. Überfordert einander nicht. Wenn ihr euch nicht perfekt verständlich machen könnt, bedenkt, dass der andere das ebenso wenig kann. Seht es ihm nach, versucht es aufs Neue. Vor allem behaltet im Auge, dass die dunklen Hierarchien nichts lieber wollen, als Beziehungen zu stören. Also setzen sie alle ihre Tricks ein, um ihr Glücken zu hintertreiben. Beziehungen machen aber euer Leben aus, der Himmel will, dass sie möglichst stimmig sind. Deshalb bleibt immer bestrebt, die Situation zu entdramatisieren, Konflikte zu versachlichen und in liebevollem Verständnis für den anderen zum Ausgleich zu bringen.

Vor allem aber findet einen Bezugspunkt im Himmel, sucht euch Freunde unter Engeln und Heiligen, letztendlich aber in eurer ursprünglichen Heimat, der Trinität. Auf ihre Freundschaft könnt ihr unter allen Umständen vertrauen, da gibt es keine Unzulänglichkeiten, die die Beziehung beeinträchtigen könnten. Wenn die himmlischen Beziehungen stimmen, dann stimmen nach und nach auch die irdischen.

Die dazugehörige Übung

Ich empfehle euch zwei Übungen, eine zu den *Nieren*zwillingen und eine zu den *Nebennieren*zwillingen.

a) *Erster Schritt:* Stellt euch zu zweit gegenüber, fasst euch an den Händen, werdet ganz still und versucht, über den bloßen Augenkontakt in gedankliche Kommunikation zu kommen. Der eine stellt sich ein Wort vor, das ein Grundgefühl ausdrückt, zum Beispiel »traurig«, »nervös«, »erschrocken«, »verträumt« oder »sehnsüchtig«. Der andere versucht, herauszufinden, was der Erste gedacht und empfunden hat. Lasst euch Zeit! Wenn ihr euch dann das Ergebnis mitteilt, werdet ihr erstaunt feststellen, dass ihr euch wortlos so gut verständigen konntet wie mit Worten.
Ihr macht die Erfahrung, dass die Sprache als Kommunikationsmittel überschätzt wird. Sie ist häufig sehr missverständlich. Selbst was intellektuell ganz klar und eindeutig ist, kann der andere nicht verstehen, wenn es sich in seinen emotional geprägten Erfahrungshorizont nicht einfügt oder jedenfalls nicht jetzt und nicht so.

Zweiter Schritt: Jetzt teilt der Zweite nicht in Worten mit, was er verstanden hat, sondern indem er adäquat reagiert. Hat der Erste zum Beispiel etwas Schmerzliches übermittelt, so blickt ihn der Zweite tröstend, zärtlich, aufmunternd oder beschwichtigend an. Erst danach bestätigen beide in Worten, ob sie einander verstanden haben.
Zwei Menschen, die herzensverwandt und wie Zwillinge verbunden sind, können sich in die Empfindungen des anderen sogar ohne Augenkontakt einschwingen und seine Gedanken weiterdenken. Ja, sie können sich sogar über große Entfernungen ohne ein anderes Kommunikationsmittel miteinander verständigen. Ihr habt sicherlich bei einem Telefonanruf auch schon die Erfahrung gemacht, dass der andere sagt: »Ich habe gerade an dich gedacht und wollte dich auch anrufen«, und dass ihr beide eure Empfindungslage schon erfasst hattet.

Dritter Schritt: Macht die gleiche Kommunikationsübung jetzt einmal mit einem Baum, einer Blume oder einem Tier, das euch seine Empfindungen schweigend mitteilt. Versucht zu erfahren, in welchem Zustand, in welcher inneren Verfassung sich euer Gegenüber befindet, und reagiert je nachdem tröstend, dankbar oder in Mitfreude. Dann kehrt das um und teilt zum Beispiel dem Baum euren Kummer mit: Ihr werdet sehen, dass er tröstend reagiert. So hat zum Beispiel Jesus im Garten Gethsemane Trost bei den Olivenbäumen gefunden.

Diese Übungen werden euch zur Stärkung oder Wiederherstellung des Urvertrauens verhelfen, das die Nierenzwillinge von euch erbitten und das eure Gesundheit festigen wird.

b) Nun zu den *Nebennieren*zwillingen. Mit der folgenden Übung überbrückt ihr nicht die räumliche Distanz zum Nächsten, sondern die zeitliche Distanz zu eurer eigenen Vergangenheit:
Versetzt euch in die Situation vor eurer Inkarnation, als ihr mit eurem Sonnenengel einen Spaziergang gemacht und eure Lebensabsprache getroffen habt. Stellt euch vor, ihr nehmt den, der ihr damals wart, herzlich in die Arme und sagt: »Gut gemacht! Gib mir Heutigem ein bisschen von dem damaligen Vertrauen zurück. Ich habe es vergessen, verdrängt, unter meinem Kontrollzwang verschüttet. Lass es mich wieder spüren.«

Blase: Nachbarschaft

Die Klatschbase

Wie kann man sich die Organvertreterin der Blase vorstellen?

Stellt euch eine etwas korpulente ältere Dame vor, eine Klatschbase, die begierig Gerüchte und schlechte Nachrichten aus dem ganzen Dorf oder Stadtviertel sammelt und mit hochrotem Kopf weiterverbreitet. Sie klagt immerfort darüber, wie schlimm heutzutage alles geworden und wie schwer das zu ertragen sei. Bei ihr sammeln sich die Informationen über Missstände bei den anderen Organen, auch über das, was sich »hinter den Kulissen« abspielt.
Sie erwartet, dass ihr immer wieder mit Interesse und Zustimmung zuhört. Und wenn sie fertig ist, fängt sie wieder von vorn an. Nehmt ihr euch nicht die Zeit dafür, nimmt sie das übel. Sie ist sehr nachtragend; schlimme Erinnerungen aus der Vergangenheit sollte man von ihr fernhalten, sonst verbohrt sie sich erneut darein. Stattdessen sollte man sie mit verständnisvoller Zuwendung zu beruhigen versuchen.

Was kränkt die Organvertreterin der Blase, was rät sie uns?

Es verletzt sie vor allem, wenn ihr Mensch auf Kränkungen, die ihm von außen zugefügt werden, nicht angemessen reagieren kann. Das ist anders als bei den Nierenzwillingen: Die sind sozusagen mitgekränkt, wenn der Mensch in seinem Vertrauen zu anderen enttäuscht wird. Diese Erfahrung lassen sie der Blasenfrau zufließen. Die aber regt sich nicht über den verletzenden Vorgang als solchen auf, sondern darüber, dass der Mensch mit ihm nicht angemessen umgeht.

Angenommen zum Beispiel, ein Mensch wird gehänselt, nicht genügend geachtet, nicht mehr eingeladen, es öffnen sich auch keine neuen Türen. Er versteht das nicht und kann sich nicht verständlich machen. Dann verlangen die *Nierenzwillinge* von ihm die Analyse der Ursachen und die Suche nach Auswegen. Die *Blasenfrau* hingegen will, dass ihr Mensch zunächst einmal den Kummer und Schmerz in sich zulässt, ihn bis ins Körperliche hinein empfindet und bitterlich weint, und zwar nicht stumm und innerlich, sondern »richtig«: mit fließenden Tränen.

Tut er das, dann weint sie mit; tut er es nicht, dann weint sie an seiner statt – weniger über die Verletzung als vielmehr über die emotionale Abgestumpftheit ihres Menschen oder über seine Selbstbeherrschung aus Angst, sich zu exponieren und das Gesicht zu verlieren. Beides kränkt sie und löst die Disposition zu Blasenproblemen aus.

Was ist ihre Botschaft an uns?

Bei Tieren gibt es drei Arten der Reaktionen auf Herausforderungen: Angriff, Flucht oder Sichtotstellen. Wer die Disposition zu Blasenproblemen aufweist, hat die dritte Variante gewählt: Keine lebendige Reaktion zu zeigen ist so ähnlich, wie sich tot zu stellen. Man zeigt keine Gefühlsbewegung; ja, man kämpft sie in sich nieder: Man lacht nicht, man weint nicht, man duckt sich und lässt das Leben wie eine große Welle über sich hinwegrollen, ohne emotional Stellung zu nehmen.

Der Mensch meint dann wohl, so gehöre sich das, so sei es wohlerzogen. Die Blasenfrau hingegen meint, der Mensch gibt sich auf, wenn er Freud und Leid nicht an sich herankommen lässt. Er verliert seine innere Lebendigkeit. Was sie nicht verträgt, ist das depressive Vakuum, das lautlose Resignieren (»Die Welt ist so tot wie ich, kalt, hart, gleichgültig, desinteressiert, abweisend«). Und ebenso wenig mag sie ein Übermaß an stoischer Selbstkontrolle.
Deshalb ist ihr Lieblingsthema die *Nachbarschaft*. Denn hier zeigt sich, wie euer Verhältnis zu Menschen ist, mit denen ihr weder durch Familienbande noch durch berufliche Interessen verbunden seid. Die Nachbarn sind eure »Nächsten« aus purem Zufall. Habt ihr das Gefühl, sie gehen euch trotzdem etwas an? Findet ihr es unangenehm, wenn sie sich ihrerseits für euch interessieren? Wie weit wünscht ihr Kontakt? Wie weit besteht ihr auf Distanz, Fremdheit und Gleichgültigkeit?
Die Nachbarschaft ist eine lockere Gemeinschaft mit ihren Cliquen und einem ungeschriebenen Buch voller Geschichten über allerlei Skandale, Streitigkeiten, Beziehungen, Hilfsaktionen, Feste und was sonst alles so geschieht. Die Frage ist: Interessiert es euch, hört ihr zu, fragt ihr nach, macht ihr mit, erzählt auch ihr und veranstaltet auch ihr einmal selbst etwas? Fügt ihr euch in einer Weise ein, die für alle angenehm, freundlich und friedlich ist? Achtet ihr die dort geltenden Regeln über das, was man tut und lässt? Habt ihr, wenn ihr des Nachts über die Dächer blickt, das Gefühl: All diese fremden Menschen kenne ich ein wenig mit ihrem Weh und Ach, sie gehen mich etwas an? Kurz: Gelingt euch die Balance zwischen Privatheit und guter Nachbarschaft, zwischen Individualität und Gemeinschaft?
Dies zu schaffen ist nämlich wichtig. Die Annahme, zum Individualisierungsprozess gehöre, Gemeinschaft hinter sich zu lassen, sie störe und beenge, ist ein weit verbreiteter Irrtum. Zu einem aufrechten Menschen gehört es, dass er verwurzelt

ist, und zwar nicht nur in den Vorprägungen der Seele, nicht nur in der eigenen Familie, in den Kreisen der Mitarbeiter, der Gesinnungsgenossen und der Hobbyvereine, sondern auch in der Nachbarschaft. Beziehungslosigkeit fördert nicht den Individualisierungsprozess, sondern führt bloß in Isolation und Vereinsamung.

Wenn die Nachbarn eurer individuellen Orientierung und Arbeit fremd gegenüberstehen und sich gar nicht dafür interessieren, ist das unwichtig. Trotzdem solltet ihr nette, freundliche Beziehungen zu ihnen pflegen. Das fängt mit dem Antrittsbesuch an und setzt sich fort mit dem Gruß auf der Straße oder über den Gartenzaun, der Erkundigung nach dem Befinden, dem kurzen Gespräch über das Wetter oder die neuesten Ereignisse, mit kleinen Hilfen zum Beispiel beim Schneeräumen oder Gepäcktragen und von Zeit zu Zeit mit gegenseitigen kleinen Besuchen auf einen Kaffee.

Beteiligt euch auch an dem Nachrichtennetz um die Ereignisse in der Nachbarschaft, aber nicht indem ihr Öl ins Feuer von Streitigkeiten gießt, sondern indem ihr besänftigend wirkt, zum Beispiel sagt: »Vielleicht ist das nur ein Missverständnis.« Oder: »Das wird schon wieder.« Unterschätzt nicht die Bedeutung guter Nachbarschaft für euren inneren Frieden!

Die Organvertreterin der Blase achtet darauf, dass sich euer Individualisierungsprozess harmonisch mit dem Funktionieren der Gemeinschaft verbindet. Sie will eine nette, freundliche Atmosphäre zunächst einmal in eurer unmittelbaren, zufälligen Umgebung. Was ihr an Interesse, Humor, Teilhabe und kleinen Gesten in die Gemeinschaft hineingebt, werdet ihr auch zurückbekommen. Und es können Situationen entstehen, in denen ihr darauf sogar angewiesen seid. Vor allem aber: Wer als Christ leben und Nächstenliebe üben will, fängt beim Nachbarn an.

Das **»Motto«** der Organvertreterin der Blase ist:
Dein Nächster ist dein Nachbar.

Der **»heilende Satz«** lautet:
Ich füge mich in meine Nachbarschaft ein.

Gewiss sind auch die Millionen, die fern von euch Not leiden, eure Nächsten. Und es ist ehrenwert, wenn ihr für sie spendet oder euch politisch für die Berücksichtigung ihrer Interessen engagiert. Das hat aber etwas Artifizielles, wenn ihr euch gleichzeitig von euren Nachbarn distanziert und diese Gemeinschaft überspringt. Die Flucht in die Ferne ist eine Flucht aus dem Konkreten ins Abstrakte. Letztlich ist die ganze Welt »euer Nächster«, aber ihr solltet mit der Nächstenliebe bei denen beginnen, die euch auch räumlich die Nächsten sind.

Es ist viel leichter, die Menschheit zu lieben als den Nachbarn, es bleibt so angenehm unverbindlich. Christliche Nächstenliebe übt man am besten mit Nettigkeit und Hilfsbereitschaft gegenüber den Menschen, die euch zufällig vor die Tür gesetzt sind. Ihr lernt dabei mancherlei:

1. Der Nachbar ist für euch zwar nicht so wichtig, aber ihr seid auch für ihn nicht so wichtig. Nächstenliebe hängt nicht von der Wichtigkeit ab.
2. Frieden geht immer vor Krieg. Vermeidet juristische Auseinandersetzungen mit den Nachbarn. Auch wenn ihr im Recht seid, sucht, wenn immer möglich, den gütlichen Ausgleich. Denn in der Nachbarschaft geben bestimmte Traditionen die Ordnung vor, sie funktioniert nicht juristisch. Es ist ähnlich wie in der Familie: Wo die Mutter den Sohn verklagt oder umgekehrt, ist das Prinzip der Familie überhaupt nicht verstanden. Ebenso wenig gehört es sich in der

Nachbarschaft, sein Recht im Prozesswege durchzusetzen. Ihr mögt zwar Erfolg haben. Doch auch dann ist nicht nur das Verhältnis zum Prozessgegner zerstört, sondern auch das zu den anderen Nachbarn ist so beschädigt, dass ihr besser daran tut fortzuziehen.

3. In der Nachbarschaft übt ihr das Jonglieren in der Pflege von Beziehungen. Das System Nachbarschaft funktioniert über Klatsch und Tratsch, über Neugier, über den Widerwillen gegen alles, was verdeckt abläuft, über die Großzügigkeit, nichts übel zu nehmen, über Humor und vor allem: über das Abbauen von Ängsten und von Misstrauen. Das alles ist oftmals ein Eiertanz. Doch es gehört zur Kunst des Lebens, ihn tanzen zu lassen; das heißt, Wege zu finden, die einen Bruch der Beziehungen umgehen. Damit lernt ihr praktisch gelebtes Christentum.

   Stellt euch zum Beispiel vor, da stünde eine Nachbarin mit einem Gugelhupf vor der Tür und möchte mit euch einen Kaffee trinken, ihr seid aber todmüde oder habt etwas Dringendes vor. Der erste Impuls wird sein: »Ich kann jetzt nicht, vielleicht morgen.« Stattdessen sagt lieber: »Wie nett, kommen Sie doch rein!« Nehmt euch die Zeit für einen kleinen Tratsch, lasst euch ins Vertrauen ziehen, macht bei Gelegenheit einen Gegenbesuch.

   Manche Menschen halten es für ein Zeichen ihrer Wichtigkeit, keine Zeit zu haben. Wer wirklich wichtig ist, entscheidet aber selbst darüber, was ihm wichtig ist, und macht die Erfahrung, dass er dafür immer Zeit hat. Ihr solltet für wichtig halten, dass ihr anerkannte Mitglieder der nachbarschaftlichen Gemeinschaft seid, dass ihr dazugehört. Spielt das Spiel mit. Dann ist die »Klatschbase« glücklich und zufrieden, und ihr werdet schwerlich gesundheitliche Probleme mit der Blase bekommen.

Die dazugehörige Übung

Um Blasenproblemen vorzubeugen oder die Heilung von Blasenerkrankungen zu unterstützen, empfehle ich euch folgende Übung:

Erster Schritt: Wenn ihr Hemmungen habt, laut zu weinen, dann übt wie ein Schauspieler, das künstlich zu tun, also unabhängig von einer Situation, die dazu Anlass gibt. Macht die Töne nach – vom leisen Wimmern bis zum lauten Wehklagen –, schlagt die Hände vors Gesicht, nehmt eine entsprechende Körperhaltung ein.

Zweiter Schritt: Jetzt denkt einmal an schmerzliche Begebenheiten in der Außenwelt, zum Beispiel an sterbende Kinder oder misshandelte Tiere, und versucht, das künstliche Weinen mit ihnen zu verbinden. Übt das so lange, bis das künstliche Weinen allmählich zu einem natürlichen wird, bis euch das Ereignis wirklich die Tränen in die Augen treibt.
Dann wagt den Schritt, um euch selbst zu weinen. Denkt an etwas, was euch angetan wurde, wie man euch verletzt hat, bei dem ihr im Stich gelassen wurdet. Es gibt kein Leben, in dem es keinen Anlass zum Weinen gegeben hätte.

Dritter Schritt: Jetzt tut dasselbe mit dem Lachen – lacht erst künstlich, dann verbindet das Lachen mit einem Geschehen in der Welt, wo sich etwas zum Guten gewendet hat, geistreich war, eine gelungene Pointe gezeigt hat. Schließlich lacht über euch selbst, über unerwartete glückliche Wendungen in eurem Leben. Hatten sie nicht auch etwas überraschend Komisches?
Es geht nicht um das Auslachen. Selbstironischer Spott hat ja immer auch eine niederziehende Komponente. Es geht um die Erleichterung, die euch fröhlich macht. Ihr werdet sehen, dass es viel leichter ist, über sich zu weinen als zu lachen.

Vierter Schritt: Wenn ihr das alles geübt habt, übertragt es ins wirkliche Leben. Gewöhnt euch an, zu lachen und zu weinen, wenn es Anlass dazu gibt und euch danach zumute ist. Ein Tag ist verloren, wenn ihr nicht mindestens fünf Minuten gelacht und eine Minute geweint habt. Auch die Vergänglichkeit des Schönen, das euch froh macht, gibt Anlass zu einem begleitenden Weinen. Und bei traurigen Anlässen lasst auch wieder den kleinen Scherz und das Lachen zu. Dann bleibt eure Blase bei guten Kräften.

Das sensorische und das motorische System: Wach und tätig sein

Die Informatiker

Wie kann man sich die Organvertreter des sensorischen und des motorischen Systems vorstellen?

Hier handelt es sich um zwei Vertreter des Gehirns, die sehr eng zusammenarbeiten und die wir am besten gemeinsam betrachten. Beide sind hochkompetente Informatiker, perfekt im Umgang mit komplizierten Computerprogrammen. Sie sehen sich aber nicht als gebildete Intellektuelle, sondern als stets einsatzbereite Arbeiter im blauen Kittel, die ganz aufs Praktische ausgerichtet sind. Sie haben alles im Blick, was mit äußeren Bewegungen zu tun hat. Sie sammeln alle einschlägigen Informationen, vergleichen und bewerten sie, tauschen sie untereinander aus und treffen auf ihrer Grundlage Entscheidungen.

Stellt euch eine großangelegte Informationszentrale vor, vergleichbar der einer Großstadt. Der *Sensoriker* beobachtet die Wind- und Wetterverhältnisse und die Wanderungsbewegungen: Wie viele Menschen kommen wann und über welche Wege in die Stadt oder verlassen sie, bewegen sich in ihr – zu Fuß oder im Auto? Er stellt sich aber auch Fragen wie: Wie viele Tiere befinden sich wo, wie viele Bäume blühen gerade, wie viel Wassermengen brauchen sie, wo kommt das Wasser her, wo fließt es hin?

Der *Motoriker* entscheidet, welche Maschinen wo eingesetzt werden müssen, wo die Beanspruchung zu groß wird, wo Schaden eingetreten und etwas zu reparieren ist, wo Schnee zu räumen, Feuer zu löschen, Staus aufzulösen, zusätzliche Hilfskräfte anzufordern sind.

Dieses Bild will sagen: Der Sensoriker beobachtet alle Bewegungen, die von außen auf euch zukommen. Der Motoriker steuert und kontrolliert die Bewegungen, mit denen ihr darauf reagiert oder die ihr aus eigener Initiative unternehmt. Der Sensoriker steht in enger Verbindung mit dem Vertreter der Sinneswahrnehmungen, der Motoriker in enger Verbindung mit der Vertreterin der Muskeln.

Was kränkt die Organvertreter des sensorischen und motorischen Systems, was raten sie uns?

Es kränkt sie, wenn ihr Mensch nicht motiviert ist, wach und tätig zu sein. Normalerweise kommt der Mensch mit dem Willen auf die Welt, wahrzunehmen, was um ihn herum geschieht, und handelnd einzugreifen. Es ist also gar nicht nötig, ihn zu motivieren. Es gibt aber demotivierende Faktoren: Er ist dann beherrscht von Kräften, die ihn niederdrücken und am Boden festhalten. Das können Blockaden sein, die aus Kindheitserinnerungen stammen, Ängste, üble Gewohnheiten oder einfach Trägheit. Dann kommt es darauf an, diese Faktoren zu erkennen und wegzuarbeiten, so dass sich die ursprüngliche Grundgegebenheit der Motivation wiederherstellt.

Was ist ihre Botschaft an uns?

Beide vertreten das Grundprinzip: »Dein Reich komme – wie im Himmel, so auf Erden.«

Der *Sensoriker* nimmt die Realitäten auf Erden wahr und funkt sie sozusagen dem Himmel zu, genauer gesagt, dem

Sonnenengel des Menschen. Durch diesen wird alles, was der Mensch wahrnimmt, dem Weltgedächtnis, der sogenannten Akasha-Chronik, der »großen Bibliothek«, einverleibt und dem Vater weitergereicht. Der Vater nimmt es in sich auf. Es wird von ihm zwar nicht alles gutgeheißen. Aber auch das Dunkle wird von ihm angenommen, vergeben, durchlichtet, gereinigt, gebessert, mit nachträglichem Sinn ausgestattet. Am Ende der Zeiten ist alles Irdische in ihm aufgehoben, geborgen, beheimatet und verwandelt.

Die Chronik enthält zwar auch das, was kein Mensch wahrgenommen hat – nicht die kleinste Einzelheit geht verloren. Was aber den Umweg über den Menschen genommen hat, hat schon den Filter seiner Freiheit durchlaufen. Der Mensch hat die Aufgabe, es möglichst schon in sich zu läutern und in dieser Form dem Vater weiterzureichen. Er soll innerlich so groß, so offen, so gütig, so nachsichtig, so vorurteilsfrei werden, dass alles in ihm seinen Platz findet: Nichts ist so gering, gefährlich, fremd, verkehrt, dass es vor der Tür abgewiesen wird. Das heißt, der Mensch spielt den Vater nach und bereitet damit die endgültige Heimkehr vor.

Der *Motoriker* geht den umgekehrten Weg: nicht von unten nach oben, sondern von oben nach unten. Er strebt an, dass im Bereich der Materie alles so abläuft, wie es dem himmlischen Ideal entspricht: Wie es im Himmel ist, so soll es auch auf Erden werden. Wo es nicht so verläuft, wo es hakt, kantig und mühselig wird, Zeit braucht, wo Kraft eingesetzt werden muss und wiederholte Anläufe erforderlich werden, da setzt er alle Schalthebel und sonstigen Apparaturen ein, die ihm zu Gebote stehen, um das Beste daraus werden zu lassen, das reibungslose Funktionieren doch noch möglich zu machen.

Der *Motoriker* ist der pragmatischste unter allen Organvertretern des Gehirns, zugleich aber auch einer der spirituellsten und idealistischsten. Denn er vertritt die Prinzipien des Schöpfers. Er will, dass jeder Mensch insofern ein Stellvertreter Gottes auf Erden wird, als er die Bewegungen der Trinität auf unserem Planeten nachvollzieht, in ihrem Sinn handelt und an der Heimführung der Schöpfung mitarbeitet.

Das sollte auch euer Maßstab für die Beurteilung der technisch-industriellen Entwicklung werden. Die Maschinen, die ihr konstruiert, sind meist ein Nachbauen dessen, was schon von der Natur erfunden worden ist und was sein Urbild in der geistigen Welt hat. Vieles aber weicht vom Urbild ab, wird von dunklen Kräften in Besitz genommen und schafft mehr Probleme, als es Nutzen stiftet.

Das *Internet* zum Beispiel spielt das System der Informationsübermittlung im Himmel nach: Alle Engel können von allen anderen jede gewünschte Information in Gedankenschnelle erlangen – noch viel schneller und umfassender, als ihr euch mittels des Internets verständigt. Dieses aber ist noch nicht gesichert gegen dunkle Einflüsse und Angriffe: Es steht auch für allerlei Verleumdungen, Ideologien, Dummheiten und kriminelle Machenschaften zur Verfügung; und der Empfänger vermag die dunkle Herkunft oft nicht zu durchschauen.

Der »*Fort*schritt« ist eben manchmal ein *Schritt »fort* vom Vater«. Dem Motoriker geht es um den »Rückschritt« im Sinn von »zurück zum Vater«; das heißt, er will, dass eure Technik für den Heimweg zum Vater hilfreich wird.

Das **»Motto«** der Organvertreter des sensorischen und motorischen Systems ist:
Dein Reich komme.

Der **»heilende Satz«** für den Sensoriker lautet:
Ich will reich an Wahrnehmung werden und die Welt im Innern beheimaten.

Der **»heilende Satz«** für den Motoriker lautet:
Mit allem, was ich bewege, will ich den Himmel nachstellen.

Das »Motto« ist allerdings in zwei Varianten zu verstehen: Der *Sensoriker* trägt, was auf Erden geschieht, dem Himmel zu; der *Motoriker* trägt die Urbilder und Prinzipien des Himmels auf die Erde. Ihr erkennt darin die zwei Varianten des hermetischen Analogieprinzips »Wie unten, so oben« und »Wie oben, so unten«: Was auf Erden ist, wird im Himmel geheilt; und wie es im Himmel ist, so soll es auch auf Erden werden.

Die dazugehörigen Übungen

a) Für den *Sensoriker*: Übt einmal die möglichst genaue und umfassende Wahrnehmung. Blickt zu zweit oder zu mehreren in eine Richtung, dreht euch um und beschreibt einander, was ihr wahrgenommen habt. Es wird euch erstaunen, wie unterschiedlich das ist und was euch alles entgangen ist. Wiederholt das einige Male und vergleicht dann die ergänzte und korrigierte Beschreibung mit eurer anfänglichen Wahrnehmung.

Schließlich fragt euch: »Wenn ich eine Ameise, eine Maus, ein Adler wäre, was wäre mir dann aufgefallen?« Ihr werdet sehen, dass ihr viel mehr wahrnehmt, als euch bewusst ist. Je mehr ihr von der Welt in euch aufnehmt und je bewusster ihr das tut, desto mehr werdet ihr ein Gespür für die Sichtweise entwickeln, mit der der Vater auf die Welt blickt.

b) Für den *Motoriker*: Vergegenwärtigt euch, dass ihr als Gottes »Ebenbild und Gleichnis« geschaffen seid und dass Gott nicht ein abstrakter Begriff ist, sondern der Vater. Versucht, ihn euch möglichst personal vorzustellen, ebenso auch die anderen Personen der göttlichen Trinität. Wie bewegen sie sich, wie halten sie die Hände, wie neigen sie den Kopf? Vor allem: Wie wandert der Sohn durch die Sphären des Himmels?

Versucht, euch so in ihr innerstes Wollen und Streben hineinzuversetzen, dass eure Bewegungen den ihren möglichst ähnlich werden und dass auch von ihnen eine heiligende, heilende, segnende Wirkung ausgeht.

Das autonome Nervensystem: Der Natur vertrauen

Der Gentleman

Wie kann man sich den Organvertreter des autonomen Nervensystems vorstellen?

Im Gehirn findet ihr auch die Zentrale, die die Atmung, den Herzschlag und andere Körperfunktionen »autonom«, das heißt unabhängig von eurem Wollen, reguliert. Ihren Vertreter stellt euch als einen wohlerzogenen, tadellos gekleideten Gentleman vor, »very British«, vielleicht als einen Lord mit Händen, die nie etwas Gröberes getan haben als eine Teetasse zu halten. Er spricht und benimmt sich, wie es sich für einen Gentleman gehört: Er wahrt stets Anstand und guten Ton, Ruhe und Souveränität und kennt keine Zweifel an sich selbst. Wenn andere in Aufregung geraten und aus der Rolle fallen, beruhigt und beschwichtigt er: »Das kriegen wir wieder hin, das hatten wir doch schon öfter.« Dabei hilft sein mitunter schwarzer Humor, mit dem er die anderen zum Lachen oder zumindest wieder zum Lächeln bringt.

Was kränkt den Organvertreter des autonomen Nervensystems, was rät er uns?

Es kränkt ihn, wenn ihr euch nicht zivilisiert und anständig verhaltet, wenn ihr frech, unverschämt und respektlos werdet und weder durch Humor noch durch vernünftiges Zureden zu

bremsen seid. Doch er reagiert auch dann nicht wütend und tritt auch nicht in Streik. Er zuckt die Achseln und arbeitet weiter.
Er mahnt euch aber, euren aufbrausenden Emotionen nicht unkontrolliert freien Lauf zu lassen, euch zu mäßigen und zu beherrschen und ein erträgliches Miteinander zu pflegen.

Was ist seine Botschaft an uns?

Er bittet euch, einmal mit Erstaunen, Respekt und Dankbarkeit zur Kenntnis zu nehmen, dass viele eurer Organe bestens funktionieren, ohne eurer willkürlichen Kontrolle zu unterliegen. Normalerweise nehmt ihr ihre Arbeit nicht einmal wahr. Sie tun sie unterhalb der Schwelle eures Bewusstseins, auch während ihr schlaft. Doch damit halten sie euch gesund und lebendig. Sie haben also einen Willen und somit ein »untergründiges« Bewusstsein. Jede Zelle hat das: Sie will leben, und zwar im Zusammenhang und in Zusammenarbeit mit dem Organismus, dem sie angehört. Dieses Bewusstsein ist zwar nur sehr entfernt mit dem Bewusstsein des menschlichen Geistes vergleichbar. Aber immerhin: Es drückt sich aus in einem »Ja« zum Leben.
Dieses untergründige Bewusstsein, das ihr an eurem Körper erlebt, durchdringt die gesamte biologische Natur, ja, die ganze Schöpfung. Als der Vater angesichts des »Falls der Engel« vor der Frage stand, ob er die Schöpfung, wie sie nun war, zurücknehmen will, hat er den Entschluss gefasst, das nicht zu tun. Die gesamte licht gebliebene himmlische Welt hat ihn darin bestärkt und ihm versprochen, an der schlussendlichen Heimführung der Schöpfung mitzuarbeiten.
Doch auch die ins Materielle gesunkene Schöpfung hat den Entschluss gefasst, weiterleben und sich entwickeln zu wollen. Sie hat zu der Entscheidung des Vaters »ja« gesagt, und das

zeigt sich eben auch in eurem autonomen Nervensystem. Es ist ein Teil der Natur und funktioniert, weil die Schöpfung diesen grundsätzlichen Entschluss gefasst hat. Jede einzelne seiner Nervenzellen macht mit: »Ja, ich bin auch dabei.«

Das aber bedeutet, dass die Schöpfung ursprünglich und grundsätzlich guten Willens ist. Der Vertreter eures autonomen Nervensystems, der »Gentleman« sagt euch: »Meint doch nicht, es bedürfe immer eures Entscheidens, Bestimmens, Befehlens, Motivierens. Es gibt Kräfte, die funktionieren sogar ohne euer Bewusstsein; und sie meinen es gut mit euch. Ihr werdet nicht nur vom Ja des Vaters, der Mutter, des Sohnes und der ganzen himmlischen Welt getragen, sondern auch vom Ja der Schöpfung.«

Es ist ein Fehler, zu meinen, die Natur sei ein trostloser Tummelplatz des Dunkels, der kein Heil in sich birgt, ein sinn- und zielloses Unterfangen, in dem der Stärkste überlebt und ansonsten Kampf, Krieg und Zerstörung herrschen. Gewiss, der Fall der Engel hat sie mitgezogen; sie ist aus dem paradiesisch-urbildlichen Zustand in die Materie und die ihr eigenen langsameren Schwingungen gesunken. Das bringt mit sich, dass sich die einen Tiere von den anderen ernähren oder einander verdrängen, dass es also sehr grobe und brutale Szenen gibt.

Jedoch gilt ebenso: *Natura vulnerata non deleta* (»Die Natur ist verletzt, aber nicht zerstört«). Schaut euch die Zusammenarbeit in der Natur an, die Arbeitsteilung, die Symbiose, die Evolution, die Höherentwicklung. Das alles zeigt, wie wunderbar und schön die Natur im Grunde eigentlich ist, wenn auch durchsetzt mit hässlichen Flecken.

Ihre Grundstimmung ist gekennzeichnet durch das große »Ja«. In dieser Strömung könnt ihr bewusst mitschwimmen. Wollt ihr das nicht, dann schwimmt ihr eben unbewusst mit. Ihr fließt mit in eurem autonomen System. Das aber heißt: Mit

eurem Körper sagt ihr immer »ja« – unabhängig davon, was ihr euch im Kopf an weltanschaulichen Theorien zurechtgelegt habt. Ihr braucht nichts zu tun, ihr braucht das Funktionieren der Natur im Allgemeinen und eurer inneren Organe im Besonderen bloß nicht zu stören, die störenden Eingriffe nur zu unterlassen.
Wenn ihr eines Tages die irdische Welt verlasst, habt ihr euch nicht nur der Frage zu stellen: »Was habe ich Gutes, Schönes und Lichtes auf die Welt gebracht?«, sondern auch der Frage: »Wo habe ich mich dem Guten, Schönen und Lichten entgegengestellt? Warum habe ich nicht die Kraft gefunden, es zu unterlassen?«

Das **»Motto«** des Organvertreters des autonomen Nervensystems ist:
Die Schöpfung ist guten Willens.

Der **»heilende Satz«** lautet:
Ich vertraue darauf, dass es die Schöpfung gut mit mir meint.

Viele Menschen halten es für »Realismus«, die Aufmerksamkeit überall auf das Negative zu richten: in der Natur, in der Politik, in anderen Menschen. Es ist zwar realistisch, das alles nicht zu übersehen – nur so kann man sich darum bemühen, Schlimmes zu überwinden, einzudämmen oder zu vermeiden.

Erhebt man die negativen Aspekte aber zum »Eigentlichen«, wird man wenig Positives erreichen; eher wird man die Dinge noch schlimmer machen. Bestenfalls resigniert man und verfällt in einen nörglerischen Gemütszustand: Das Wetter, die Jahreszeit, die Leute, das Sozialsystem und so weiter – nie passt etwas, alles ist immer verkehrt. Das Vorurteil des Negativen verstößt gegen das autonome System und kränkt seinen Organvertreter, auch wenn er höflich dazu schweigt.

Realist sein heißt, sich an der Wirklichkeit der Welt, wie sie ist, zu orientieren. Deshalb setzt immer voraus: »Eigentlich« sind alle guten Willens, wollen etwas Gutes – es sei denn, sie sind von dunklen Mächten beeinflusst. Gewiss ist »gut gemeint« nicht gleich »gut«. Das könnt ihr kritisieren und darauf hinwirken, dass man es besser macht. Vergesst aber nicht, dass die gesamte Schöpfung guten Willens ist.

Auch die menschlichen Seelen haben sich mit der Absicht inkarniert, etwas vom Himmel auf die Erde zu bringen. Das gelingt nicht immer, manchmal bewirken sie etwas ganz Schlimmes. Aber haltet euch nicht daran fest, behaltet das große Ganze, die Grundtendenz der Menschen und der ganzen Schöpfung im Blick.

Unterstellt ihr der Natur Böswilligkeit, ist sie nicht motiviert, euch zu helfen und zu schützen. Überdies kränkt ihr sie und, da ihr Teil der Natur seid, auch euch selbst. Habt ihr hingegen die Tatsache ihrer grundsätzlichen Gutwilligkeit akzeptiert, findet sie selbst bei einem Unfall noch Möglichkeiten, dass er glimpflich abgeht. Ihr werdet der Schöpfung nur gerecht, wenn ihr davon ausgeht, dass sie es ernst meint mit ihrem Ja. Sie will heil sein, schön sein, euch tragen, euch vorwärtshelfen, gut funktionieren, sie will Fülle und Vielfalt darstellen. Sie will, dass ihr lebt und weiterschreitet, sie will euch zu Diensten sein.

Wenn ihr euch das zu eigen macht, dann kann euch zwar manches Schlimme passieren, und ihr könnt auch mancher Versuchung erliegen. Aber ihr wisst dann: Ihr werdet trotzdem nicht untergehen. Es geht wieder weiter, und am Ende wird alles gut.

Die dazugehörige Übung

Erster Schritt: Begebt euch in die freie Natur, und zwar ganz real, nicht nur in der Vorstellung. Wählt ein Stückchen Natur aus, das euer Herz berührt, sei es, weil es besonders schön ist, sei es, weil es euch besonders hilfsbedürftig erscheint: vielleicht eine Stelle mit weitem Blick, einen Bachlauf, einen alten Baum oder einen blühenden Strauch, und übernehmt dafür eine Art Patenschaft: Sorgt euch um sein Wohlergehen, betet dafür, sendet ihm Grüße und zärtliche Gedanken, schreibt ihm einen Liebesbrief, kurz: Baut eine innere Beziehung zu ihm auf.

Zweiter Schritt: Jetzt beherbergt dieses Stückchen Natur in einem der Innenräume eurer Seele, schafft es in euch nach und laßt es in euch wirksam werden: Es wird auch dort blühen und Frucht tragen, der Bach wird sich mit Wasser füllen, der Stein wird eine Kraft ausstrahlen. Dadurch wird das autonome System belebt und gestärkt, denn es schöpft aus derselben Quelle, es ist Natur. Wenn ihr die Natur liebt, fängt sie an, sich zu entfalten. Wenn ihr sie nur als nutzbare Ressource behandelt, verödet sie im Inneren wie im Äußeren: Ihr verbraucht ihre Kräfte, das autonome System wird geschwächt.

Dritter Schritt, falls ihr Kinder habt. Was sie Schönes in der Natur sehen, z.B. eine Wolke, einen Schmetterling, eine Blume, sollten sie mitunter abends malen. Das Bild sollten sie in ihrem Kinderzimmer aufhängen oder auf den Fußboden legen – so können sie z.B. auf Wolken gehen. Das Kinderzimmer ist ein äußerer Rahmen für die Innenräume von Kindern; da gehören nicht nur Plakate von Stars aus der Sport- oder Musikszene hin. Kinder sollten trainieren, die Natur nicht nur zu nutzen, sondern ihre Wunder und Schönheiten zu entdecken und zu lieben, sie in sich aufzunehmen und sich zu eigen zu machen.

Das limbische System: Gefühle

Die Karrierefrau

Wie kann man sich die Organvertreterin des limbischen Systems vorstellen?

Etwa in der Mitte des Gehirns liegt die Zentrale, die die Welt der Gefühle reguliert, und zwar sowohl die Grundstimmung, in der ihr durchs Leben geht (wie fröhlich, wie mürrisch?), als auch die Reaktion auf äußere Situationen (zum Beispiel freundlich, erregbar, abwehrend, angriffslustig). Je intensiver die Emotionen sind, desto stärker prägt sich das Erleben oder die Beobachtung, das sie ausgelöst hat, dem Gedächtnis ein.

Das limbische System wird von einer Vertreterin repräsentiert, die ihr euch als eine starke Karrierefrau im Businesskostüm vorstellen könnt. Sie tritt sehr professionell, selbstsicher und bestimmend auf und wirkt auch tonangebend auf andere im Gehirn angesiedelte Systeme, insbesondere auf das endokrine und das autonome System.

Sie lebt ganz in der Gegenwart, plant nicht, kalkuliert nicht die Folgen ihrer Entscheidungen, sondern trifft diese rasch und auf Risiko. Sie sagt: »Die Frage ›richtig oder falsch?‹ stellt sich erst im Nachhinein.« War die Entscheidung falsch, so kann man für die Zukunft daraus lernen. Das ist aber nicht ihre Sache, da ist sie nicht zu Hause. Sie ist immer unsicher, ob das, was sie tut, richtig ist. Deshalb wirkt sie bei allem kraftvollen, männlichen Auftreten zugleich ein wenig kindlich oder pubertär, überdeckt das aber durch ihre Entschiedenheit.

Was kränkt die Organvertreterin des limbischen Systems, was rät sie uns?

Wenn ihr eure Entscheidungen immer wieder in Frage stellt, bekommen eure Organe widersprüchliche Informationen. Sie folgen dem Befehl und bekommen hinterher dafür Schelte: zu sanft oder zu heftig, zu viel oder zu wenig, zu schnell oder zu langsam, zu früh oder zu spät, oder ihr hättet überhaupt besser das Gegenteil getan. Das schwächt die Karrierefrau.

Sie ist nur stark, solange sie das Gefühl hat: Sie macht es gut, und das wird von euch auch anerkannt. Wenn ihr etwas entscheidet und im gleichen Augenblick wieder zurücknehmt, weiß sie nicht, was sie soll und darf. Ihr konfrontiert sie mit Fragen, die nicht die ihren sind. Das macht sie nervös und unsicher; das heißt, ihr verliert eure spontane Handlungs- und Reaktionsfähigkeit.
Es kann ein Teufelskreis entstehen: Auch die anderen Systeme werden unsicher, reagieren übersteigert, eure Selbstkritik wird immer berechtigter. Der Mangel an Selbstvertrauen führt in Ängste, dann in Aggressionen, dann in Depression.
Schlimmstenfalls kann der Körper sogar einmal unbeherrschbar werden. Stellt ihr euch ständig selbst in Frage und gebt euren Organen widersprüchliche Informationen, entscheiden sie selbst, was sie wollen, und driften auseinander; ihr verliert die Führung. Oder ihr zaudert, zögert, entscheidet gar nicht. Dann geschieht, was andere entscheiden: Ihr seid nicht mehr selbst-, sondern fremdbestimmt und flüchtet in die Opferrolle (»Ich war es nicht, es waren andere«). Die eine wie die andere Variante zieht äußerst unangenehme Konsequenzen nach sich,

viel schlimmere als ein Irrtum über das Bestmögliche. Gibt es solche Probleme mit dem limbischen System, dann geht es darum, Urvertrauen zu stiften oder wiederherzustellen.

Die Karrierefrau rät euch: Wenn ihr sicher im Leben stehen und handlungsfähig sein wollt, seid ihr darauf angewiesen, das zu tun, was euch im Moment als das Bestmögliche erscheint, und in Kauf zu nehmen, dass es sich später als nicht richtig herausstellen könnte.

Was ist ihre Botschaft an uns?

Ihr solltet lernen, die Frage »Was habe ich im Moment zu tun?« zu unterscheiden von der Frage »Ist es objektiv richtig oder falsch?« Die erste Frage muss im Moment entschieden werden, die zweite klärt sich erst in Reflexion und Erfahrung. Die zweite darf also nicht zu viel Gewicht bekommen, sich nicht zu laut in den Vordergrund drängen, nicht das Funktionieren beeinträchtigen. Sonst ist das Leben nicht lebbar, das heißt, ihr könnt in der Gegenwart nicht agieren und reagieren. Ihr braucht sie in der zweiten Instanz, um aus Fehlentscheidungen für die Zukunft zu lernen.

Ihr sollt natürlich weder leichtfertig noch gewissenlos werden, sondern jeweils das »Bestmögliche« tun. Wenn erkennbar ist, dass ihr anderen oder euch selbst Schaden zufügt, kann das nicht das Bestmögliche sein. Aus der Erfahrung früherer Fehlentscheidungen – der eigenen und der anderer – lernt ihr mehr und mehr, was das Bestmögliche ist, auch wenn es objektiv noch immer nicht das Richtige sein sollte. Ihr trefft eure Entscheidungen immer unter diesem Risiko.

Eure Gefühlsreaktionen erfolgen spontan. Die Frage ist: Könnt ihr sie mit der Zeit so verändern, dass sie sich nachträglich als die tatsächlich objektiv richtigen herausstellen? Das er-

fordert Arbeit am limbischen System. Dessen Abläufe sind eingefahren und nicht leicht zu korrigieren. Dieses System ist sehr labil, es braucht immerfort den Zuspruch »Gut gemacht, bestmöglich gehandelt, jetzt kommst du einen Schritt weiter«. Fehlt dieses Grundvertrauen, wird es unsicher und kann nicht mehr richtig funktionieren.
Das Grundvertrauen sollte sich in der Kindheit und Jugend gebildet haben. Der junge Mensch bedarf zur gesunden Entwicklung zwar auch der Kritik und des Setzens von Grenzen. Vor allem aber bedarf er des Lobs, der Ermutigung, der Bestärkung, der Anerkennung, des Vertrauens durch Eltern, Onkel und Tanten, Lehrer, Pfarrer und so weiter. Hat es daran gefehlt, haben Kritik und Infragestellung überwogen, dann ist das Selbstvertrauen und damit die Funktionsfähigkeit des limbischen Systems gravierend gestört. Es hat lauter »Löcher«, durch die Selbstzweifel und Unsicherheit ständig emporbrechen.

Der Erwachsene braucht dann ein systematisches Training, um die »Löcher« zu verstöpseln und das Selbstvertrauen aufzubauen. Er braucht Zuspruch, Affirmation, Ermutigung, vor allem aber den Entschluss, als sein eigener Manager daran zu arbeiten. Der Therapeut hat als Erstes die Fragen zu klären: Durch wen vor allem sollte der Mensch Zuspruch finden – durch den Ehepartner, die Kinder, den Chef, den Therapeuten oder durch sich selbst? Wie viel davon täglich? Wie verpackt oder unmittelbar? In Form von netten Briefen, von kleinen Geschenken und Ansprachen, von Massagen, Tänzen, Zärtlichkeiten?
Der Versuch, das Urvertrauen, das eigentlich früher schon hätte gebildet werden sollen, künstlich zu konstruieren, bleibt natürlich ein dürftiger Ersatz. Er hilft so viel und so wenig wie das Modell: »Ich bin o.k., du bist o.k.«, ist aber jedenfalls besser als nichts.
Zunächst solltet ihr mit eurer Mimik und Gestik Selbstvertrauen und Freundlichkeit ausstrahlen, auch wo euch nicht

danach zumute ist. Das dient dem Training, kann aber nur ein erster Schritt sein. Es kommt darauf an, das Grundgefüge eurer Stimmungen anzuheben und dem Vorgespielten anzupassen. Die anderen Menschen durchschauen meistens den Mangel an Echtheit. Sie interessieren sich ja immer für die Frage: Sind die Blumen künstlich? Ist das Bild eine Fälschung? Sind die Haare gefärbt? Ist die Freundlichkeit verlässlich?

Erfolgreiche Menschen wissen ihre Tageslaune zu beherrschen. Diese Fähigkeit gilt es zu generalisieren. Der *erste Schritt* ist die Erkenntnis: Heute bin ich schlechter Laune – nichts und niemand gefällt mir. *Zweiter Schritt:* Das Einzige, was nicht in Ordnung ist, bin ich. Die Welt ist, wie sie ist, ich stimme nicht zu ihr.

Geht es nicht nur um die Tageslaune, sondern um die Grundstimmung, die euer Leben beherrscht, braucht ihr eine Rückbesinnung auf die Bezugspersonen eurer Kindheit, die euer natürliches Selbstvertrauen erschüttert haben und die aus dem psychischen Hintergrund heraus immer wieder Dinge sagen wie »Aus dir wird nie etwas!« Es gilt zu entdecken, wer euch geprägt hat und wessen Grundstimmung ihr imitiert. Erinnert euch: »Ich wollte nie werden wie zum Beispiel die Mutter mit diesen Mundwinkeln, diesen Neidspuren, diesen Zornesfalten – und nun bin ich genau wie sie, sie hat mich geprägt.«

Eine jahrzehntelange Prägung könnt ihr zwar nicht einfach abschütteln, aber in den Hintergrund drängen und ersetzen. Pferde und Hunde könnt ihr nur bis zu einem gewissen Alter dressieren, als Menschen aber seid ihr nie zu alt, um euch umprägen zu lassen. Vergegenwärtigt euch einen Menschen, von dem ihr sagt: So möchte ich sein, immer fröhlich und guter Dinge. Nehmt ihn in die Galerie der für euch wichtigen Bezugspersonen auf und gestattet ihm, die maßgebliche Bezugsperson zu werden. Blickt auf ihn als euer Vorbild – jeden Tag immer von neuem. Macht daraus ein bewusstes Training.

Sollte euch wirklich kein Mensch einfallen, dann wählt Gottvater, der sich an seiner Schöpfung freut: »Siehe, es war gut.« Oder Jesus, der abends mit seinen Jüngern scherzend zusammensitzt, oder die Mutter Maria, die mit ihrem Sohn Schabernack treibt, oder den Heiligen Geist, der herzlich lacht und dabei so bildschön ist, und euch sagt: Wenn ich lache, werde ich auch noch schön dabei.
So bekommt ihr langsam die Möglichkeit, eure Grundgefühlslage neu auszurichten. Mit der Zeit passen sich die verschiedenen Gefühlslagen des Tages an, ordnen sich der Grundstimmung ein. Die alten Bezugspersonen verblassen, verlieren ihre prägende Kraft. Eure Grundstimmung hat jetzt neue Rückendeckung gefunden.

Das »**Motto**« der Organvertreterin des limbischen Systems ist:
Der Handelnde ist immer gewissenlos, es hat niemand Gewissen als der Betrachtende.

Der »**heilende Satz**« lautet:
Liebe – und tue, wie du willst.

Das »Motto« ist ein Satz Goethes.[20] Es besagt: In den allermeisten Fällen handelt ihr spontan aus dem Gefühl heraus, und dieses Gefühl sagt euch: Das ist jetzt notwendig, angemessen und das Bestmögliche. Meldet sich das Gewissen vor der Handlung, werdet ihr diese unterlassen. Setzt ihr euch darüber hinweg, handelt ihr insofern gewissenlos und betrachtet euch gleichzeitig dabei mit zwiespältigen Gefühlen. In aller Regel aber meldet sich das Gewissen erst in der nachträglichen Betrachtung.
Es kommt also darauf an, die Welt der Gefühle zu erziehen, die Grundstimmung zu korrigieren, die Tendenz zur Lieblosigkeit zu überwinden. Deshalb bedarf das »Motto« der Karrierefrau

der Ergänzung durch den »heilenden Satz«, den der heilige Augustinus formuliert hat.[21]

Wenn eure Grundstimmung von Liebe zu Gott und den Menschen bestimmt ist, werden euch negative Emotionen auch bei spontanen Reaktionen nicht so leicht überwältigen können, ihr werdet kein Unrecht tun, andere nicht verletzen, ihr werdet keine Nörgler und Pessimisten sein. Liebende sind auch in Situationen der Bedrängnis glückliche, von Zuversicht erfüllte Menschen.

Ihr kennt ja Menschen, die stets das Haar in der Suppe finden und das Schlimmste befürchten. Wie können sie zu Menschen werden, die das Gute und Schöne immer entdecken, sich daran freuen und fröhlich durchs Leben gehen? Lassen sich negative Grundstimmungen in positive verwandeln? Das ist leichter gesagt als getan, zumal wenn sie das Leben lang oder zumindest eine längere Lebensepoche hindurch herrschend waren und zur Gewohnheit geworden sind, wenn sie womöglich auch durch eine genetische Veranlagung vorgeprägt sind.

Ihr könnt nicht einfach den Beschluss fassen: Von heute an werde ich ein liebender, positiv denkender, glücklicher Mensch sein. Was ihr aber tun könnt, ist zu beschließen: Jetzt, in diesem Moment, will ich das sein, nur gerade jetzt beim Aufstehen und Duschen, dann wieder beim Kaffeemachen, beim Frühstück, während der Fahrt zur Arbeit und so fort. Der Tageslauf besteht aus einer Aneinanderreihung von lauter kleinen Zeitabschnitten, deren Stimmung ihr – immer von neuem – mit eurer Willensentscheidung prägen könnt: Jetzt bin ich glücklich, zufrieden, wohlmeinend, zumindest offen auch für das Gute und Schöne.

Damit verschafft ihr der Karrierefrau eine neue Basis für ihre Tätigkeit in der jeweiligen Gegenwart. Sie bezieht dann ihre Energie nicht aus der trüben Vergangenheit, sondern aus einem aktuellen Beschluss. Wenn ihr das längere Zeit hindurch konsequent macht, wird sie das beeindrucken, und sie wird sich umgewöhnen.

Die dazugehörige Übung

Fertigt euch einen »Gefühlsbarometer« an: Malt auf eine runde Scheibe die Wetterlage von »sonnig und schön« über »trüb und bedeckt« bis »regnerisch und stürmisch«. Befestigt einen Zeiger und dreht ihn jeden Morgen auf die Stimmung, in der ihr euch gerade befindet. Die Frage ist also nicht: »Wie geht es mir?«, sondern: »Wie gut oder schlecht ist meine Laune?« Kennzeichnet die Wetterlage mit einer Farbe – von Dunkelgrau und Braun bis zu Violett, Blau, Grün, Gelb, Orange, Rot. Ist eure Laune nicht ideal, fasst den Beschluss: »Ich bleibe nicht beim Istzustand, sondern wähle für den heutigen Tag einen Sollzustand, der sich in einer lichten Farbe ausdrückt.«
Angenommen, ihr entscheidet euch für Gelb: Das soll die Farbe des Tages sein. Unterstützt diesen Beschluss, indem ihr für diesen Tag gelbe Kleidungsstücke, Schmuckstücke, Blumen, Nahrungsmittel wählt und indem ihr das Gelb überall in eurer Umgebung bewusst wahrnehmt und euch daran erfreut. Erneuert diesen Tagesbeschluss in kleinen Zeitabschnitten immer wieder. Ihr werdet sehen, das Dunkelgrau des Morgens gibt seine bestimmende Kraft an die frei gewählte Farbe des Tages ab.
Wenn ihr das regelmäßig übt, wird sich die Vertreterin des limbischen Systems darauf einstellen, eure Grundstimmung wird mit der Zeit immer lichter und freundlicher werden.

Das endokrine System (Hormondrüsen): Humor

Die lebensfrohe Frau

Wie kann man sich die Organvertreterin des endokrinen Systems vorstellen?

Die Hormone regeln nicht nur Stoffwechsel, Wachstum und Fortpflanzung. Sie wirken sich unmittelbar auf euer psychisches Befinden aus und werden umgekehrt von ihm beeinflusst. Das Hormonsystem oder »endokrine System« steht darüber hinaus in Verbindung mit dem vegetativen (autonomen) Nervensystem. Es wird zentral vom Hypothalamus und von der Hirnanhangsdrüse (Hypophyse) reguliert. Zu ihm gehören ferner die Schilddrüse mit Nebenschilddrüse, die Thymusdrüse, die Nebennieren, die Bauchspeicheldrüse und die Geschlechtsdrüsen, die wir bereits besprochen haben. Zur Hypophyse und zur Zirbeldrüse werden noch einige Besonderheiten zu sagen sein. Zunächst wollen wir über das Gesamtsystem der Hormondrüsen sprechen.

Stellt euch die Vertreterin des endokrinen Systems vor als eine überaus humorvolle, schelmische, lebensfreudige Frau, sehr charmant, aber mit männlich wirkenden Gesichtszügen und gekleidet im Herrenanzug. Wo sie gefragt ist, reagiert sie resolut, kraftvoll und ohne Zaudern, lieber zu stark als zu schwach, auch wenn der Hilferuf nur sehr leise war. Die Organvertreter eurer verschiedenen Hormondrüsen arbeiten sehr eng mit ihr und auch untereinander zusammen. Es ist, als würden sie im siebenstimmigen Chor singen. Die Vertreterin des gesamten endokrinen Systems sorgt dafür, dass das Zusammenspiel schön, harmonisch und reibungslos verläuft.

Was kränkt die Organvertreterin des endokrinen Systems, was rät sie uns?

Sie rät, sich selbst und andere stets mit einem Schuss Humor zu betrachten – nach dem Motto: »Ich bin schon ein komischer Kauz, und die anderen sind es auch.« Jeder hat seine Marotten, Sonderbarkeiten, Verschrobenheiten, liebgewordenen Gewohnheiten, kleinen Rituale. Befindet ihr euch in einer Grundstimmung, in der ihr über euch selbst und andere schmunzeln könnt, so werdet ihr gut mit allen auskommen und den Wechselfällen des Lebens, den Herausforderungen, Versuchungen, Verführungen besser gewachsen sein.

Es kränkt sie, wenn euch der Humor abhanden kommt, vor allem, wenn ihr euch selbst todernst nehmt und dadurch für andere unerträglich werdet, ebenso wenn ihr bitter, zynisch, aggressiv werdet, aber auch, wenn ihr in Resignation, Gleichgültigkeit, Perspektiv- und Visionslosigkeit verfallt. Sie bemüht sich, so gut sie kann, eure Blockaden, Borniertheiten, Trägheiten, Trotzreaktionen und Ängste zu bewältigen. Doch wenn ihr einfach nicht voranschreiten wollt, schafft sie es nicht mehr, das heißt, das Hormonsystem macht nicht mehr reibungslos mit.

Was ist ihre Botschaft an uns?

Es gibt zwei Arten von Relativismus: einerseits die Oberflächlichkeit, die jede Art von Bindung, Ernsthaftigkeit und Tiefgang ausschließt und deshalb alles gleich gut oder gleich schlecht findet. Der dazugehörige Humor ist nicht der ihre: Er

ist schwarz, gallig, bitter, schadenfroh, seicht oder albern wie in manchen eurer Comedy-Programme.
Andererseits gibt es aber auch einen »heiligen Relativismus«, der besagt: Nur eines ist absolut zu setzen: die göttliche Trinität und die ihr dienende himmlische Welt. Alles andere ist relativ, es kommt und geht, nichts hat Bestand. Die Zeitläufe bringen ihre Moden und Wichtigkeiten mit sich – all die Irrungen und Wirrungen, die auf- und untergehenden Kulturepochen, die Siege und Triumphe, die Meinungen und Streitigkeiten.
Ihr steht zwar mitten darin, ergreift Position, schaut genau hin – alles ist der Wahrnehmung würdig, es interessiert euch, es berührt euch. Ihr bringt euch ein, engagiert euch, verstrickt euch aber nicht so weit, dass ihr darin untergeht. Ihr seid dabei und gehört doch nirgends richtig dazu, gebt euch hin und bleibt gleichzeitig unabhängig. Ihr habt eine gesunde Mischung aus Heimatgefühl und Fremdheit.
Auf dieser Basis behaltet ihr bei allem noch so feurigen Engagement doch innere Ruhe, langen Atem und den Humor einer liebenswürdigen Nachsichtigkeit, wie ihn die Vertreterin des endokrinen Systems gern hat. Ihr könnt euch auf die Gegebenheiten einstellen, seid allem, was euch geschehen mag, gewachsen, meistert die Situationen, verfallt nicht in Verzweiflung. Ihr wisst ja: Es ist immer irgendwie weitergegangen, und es wird auch jetzt irgendwie weitergehen. Was die dunklen Mächte seit dem »Fall der Engel« auch anrichten, es vergeht nicht nur, es trägt über allerlei Umwege und Fehlentscheidungen doch zu einer Entwicklung bei, die schließlich zur Heimkehr der Schöpfung führen wird.
Wie ihr auch wisst, war Gott nach dem »Fall der Engel« zunächst geneigt, die ganze Schöpfung zurückzunehmen. Er hat es nicht getan, nicht nur weil ihn seine Gefährtin, die himmlische Mutter, darum gebeten hat, sondern auch weil die Wesen, die sich vom Ewigen abgewandt hatten und einen Teil der

Schöpfung in die Materie sinken ließen, damit zugleich das Prinzip in Geltung gesetzt haben, das sie eines Tages besiegen wird: die Zeit.
Die in die Zeit ausgebreitete Schöpfung befindet sich in Prozessen der Entwicklung und Evolution, in einem ständigen Ringen zwischen lichten und dunklen Kräften. Die Dunklen können zwar manche Triumphe feiern, auf längere Sicht ist ihr Scheitern aber programmiert. Sie sind nicht nur zahlenmäßig unterlegen. Sie können auch immer nur vorübergehend blenden, aber nicht dauerhaft überzeugen. Am Ende werden sie selbst überzeugt sein und reuig in ihre ewige Heimat zurückkehren.
Die Zeit macht alles relativ. Am Ende kann nichts absolut sein als das, was vorher schon absolut war: das Lichte, das Ewige, die Trinität. Das Dunkel ist an die Zeitlichkeit gebunden. Es kann die Zeit ausdehnen, aber ihre Qualität nicht ändern. Die Zeit kann nie Ewigkeit werden, nie eine absolute Größe sein. Vielmehr werden sich die gefallenen Wesen letztlich wieder dem Lichten zuwenden.
Allerdings versuchen sie, sich und andere immer wieder darüber zu täuschen, sie gebärden sich, als seien sie von Dauer. Das hat nicht nur eine schmerzliche, sondern auch eine komische Seite. Auf diese versucht euch die Vertreterin des endokrinen Systems auszurichten. Wo immer es euch möglich ist, solltet ihr die Vergeblichkeit dieses dunklen Treibens in den Blick nehmen und diesem etwas abgewinnen, was euch über Angst, Schmerz, Zorn und Trauer hinaus auch Anlass zum Schmunzeln gibt.
Schließt euch selbst mit euren Schwächen und Eigenarten ein: Jeder von euch ist doch – unter dem Blickwinkel des Ewigen – irgendwie ein komischer Typ, der Narrenfreiheit beansprucht und dem sie auch gewährt wird. Ist euch auch sonst nicht zum Lachen zumute – zumindest über euch selbst könnt ihr schmunzeln. Auch Gottvater schmunzelt natürlich über

die komischen Käuze, die seine Seelen im Moment so sind. Sagt euch also: Auch der Vater sollte etwas haben, worüber er schmunzeln kann.

Das **»Motto«** der Vertreterin des endokrinen Systems ist:
Alles zwischen Alpha und Omega ist relativ (also alles Zeitliche, alles zwischen Fall und Heimkehr der Schöpfung, alles außer der Trinität).

Der **»heilende Satz«** lautet:
Wenn Gott lacht, lache auch ich.

Die dazugehörige Übung

Stellt euch vor, die Zeit sei ein Gefährt, in dem ihr durchs Leben reist, durch viele Inkarnationen, durch die Epochen der Menschheitsgeschichte – immer weiter und weiter. Fragt euch einmal, was für ein Gefährt das ist: eine Kutsche, ein Rennwagen, ein Fahrrad, ein Dampfer, ein Moped, ein Flugzeug? In welcher Beziehung steht ihr zur Zeit? Reist ihr eilig oder gelassen? Schätzt und liebt ihr euer Gefährt? Seid ihr unzufrieden mit ihm, steigt in ein anderes um. Arbeitet an einer glücklichen, freundschaftlichen Beziehung zu eurem Fahrzeug. Ihr solltet bequem darin sitzen und euch wohl fühlen.
Dann blickt hinaus, winkt mal hierhin, grüßt mal dorthin. Ihr könnt auch einmal aussteigen, ein Picknick machen oder alte Freunde besuchen. Gefällt es euch irgendwo besonders gut und ihr sagt zum Augenblick: »Verweile doch, du bist so schön«, dann ist das auch nicht dramatisch. Ihr wollt »endgültig«, das heißt für den ganzen Rest des Lebens, verweilen? Nun ja, das funktioniert vielleicht vierzig Jahre lang; dann geht's wieder weiter. In diesem Bewusstsein könnt ihr lächelnd und

humorvoll auf all eure Erlebnisse und Begegnungen schauen: Alles ist relativ.
Aber vergesst darüber nicht das Absolute. Macht immer wieder Pause, um einen heiligen Ort aufzusuchen, an einer heiligen Handlung teilzunehmen und zu sagen: »Vater, ich habe nicht vergessen, dass du absolut bist. Ich weiß, dass ich immer unterwegs bin, aber ich kenne auch das Ziel meiner Reise durch die Zeiten: Ich bin mit der ganzen Schöpfung auf dem Heimweg zu dir.«

Hirnanhangsdrüse: Ehrfurcht

Die Stimme

Wie kann man sich die Organvertreterin der Hirnanhangsdrüse vorstellen?

Die Hirnanhangsdrüse (Hypophyse) hat über ihre Funktion als Regulatorin des endokrinen Gesamtsystems (zusammen mit dem Hypothalamus) hinaus auch eine eigenständige Bedeutung und ihr Organvertreter eine seltsame Eigenschaft: Er lässt sich nicht bildhaft beschreiben, weil er nicht zu sehen ist, auch nicht für eure »inneren Augen«. Ihr könnt nur seine männlich klingende Stimme hören, und auch das nur in ganz seltenen Ausnahmefällen.
Dabei stellt sich zwar ein Bild ein, aber nicht das Bild des Organvertreters, sondern eines Hintergrunds, aus dem seine Stimme ertönt. Das kann zum Beispiel eine Wolke sein oder ein Wasserfall, ein Regenbogen, ein Vorhang, ein Brunnen, eine Fontäne, ein brennender Dornbusch – das ist individuell verschieden.

Wenn ihr diese Stimme überhaupt einmal vernehmt, weist sie euch mit wenigen kurzen Worten auf das hin, was ihr wollen solltet, damit ihr das Lichte, das Gute, die Heimkehr der Schöpfung bestmöglich unterstützt. Sie macht keine darüber hinausgehenden Ausführungen und gibt keine Begründungen. Ihr könnt sie nicht fragen, nicht mit ihr diskutieren. Sie sagt, was sie zu sagen hat, und schweigt dann wieder.

Sie ist die jeder menschlichen Seele innewohnende Orientierungsinstanz, die das göttliche Wort repräsentiert und ihm als Stimmorgan zur Verfügung steht. Wenn sie in euch spricht, wendet sie sich ganz persönlich an eure Individualität und sagt nur das Allerwichtigste. Vor allem weist sie euch auf unstimmige Beziehungen der Person zur Seele und zum Himmel hin. Das löst dann eine blitzartige, zutiefst erschütternde Erleuchtung und Umkehr aus und wird euer ganzes weiteres Leben, häufig sogar mehrere Inkarnationen bestimmen. Deshalb spricht sie so selten.

Was kränkt die Organvertreterin der Hirnanhangsdrüse, was rät sie uns?

Die Organvertreterin der Hirnanhangsdrüse ist nicht zu kränken. Was sie aber veranlassen kann, ausnahmsweise einmal zu sprechen, ist, wenn ihr vergessen habt, wer ihr eigentlich seid – nämlich ein Geschöpf Gottes, eine Seele, die sich in Person und Körper inkarniert hat.
Entweder ihr habt vergessen, dass eure Seele nicht von der biologischen Evolution hervorgebracht wurde, sondern in diese eingetaucht ist. Ihr habt euch zum Beispiel eine Welterklärung zurechtgelegt, die ihr für wissenschaftlich haltet, in der aber die Frage nach eurer Seele und ihrer Herkunft gar nicht gestellt ist und deshalb auch keine Antwort findet, so dass ihr meint, Person und Körper seien das Maß aller Dinge.
Oder ihr meint, die Schöpfung bedürfe der Heimkehr nicht; denn sie befinde sich in guter Ordnung und könne allenfalls durch Fortschritte in Evolution, Politik, Technik oder Pädagogik ein bisschen besser werden. Oder ihr Zustand sei von Anfang an katastrophal und werde unaufhaltsam ins Desaster führen. In beiden Varianten kennt ihr den Sinn des Lebens nicht: die Mitarbeit an der Heimkehr der Schöpfung. Viele

Menschen meinen dann: »Da das Leben keinen Sinn hat, mache ich mir halt selbst einen.« Er soll dann zum Beispiel in der Erfüllung einer selbstgesetzten Aufgabe bestehen oder darin, alles heroisch zu bejahen oder zumindest zu überstehen.
Die Folge ist dann, dass in eurem Gesamtsystem die Kommandos nicht mehr stimmen. Sie kommen zu spät, zu früh oder gar nicht, verlangen zu wenig, zu viel oder werden überhört. Schlimmstenfalls gibt es Chaos, wie wenn in einer Großstadt alle Ampeln ausfallen. Es wird sehr schwierig und mühsam, das in Ordnung zu bringen.

Was ist ihre Botschaft an uns?

Da uns dieser Organvertreter seine grundlegende Botschaft nicht selbst darlegen wird, kannst du sie uns interpretieren?
Es geht darum, dass ihr zur Ehrfurcht vor Gott und seiner Schöpfung findet. Wer meint: »Erst soll man mir beweisen, dass es Gott gibt, dann kann ich vielleicht Ehrfurcht empfinden«, hat vorausgesetzt, dass man ohne Ehrfurcht erkennen könne, ob es Gott gibt oder nicht. Das ist unmöglich. Gotteserkenntnis ist nicht eine Sache der intellektuellen, wissenschaftlichen Beweisführung. Sie setzt eine Grundhaltung der Ehrfurcht schon voraus: erst Ehrfurcht, dann Erkenntnis.
Wer meint, diese Reihenfolge sei logisch unsinnig, ja, eine Zumutung, möge einmal einen hypothetischen Gedanken nachvollziehen: Angenommen, es gebe Gott und eine ganze himmlische Welt in seinem Dienst. Würde man zugestehen, dass man ihm dann nur mit Ehrfurcht gegenübertreten kann? Angenommen weiter, es gebe auch die Welt der gefallenen Engel. Wäre dann nicht zu erwarten, dass diese darauf bedacht sind, euch den Weg zur Gotteserkenntnis zu versperren?
Das können sie am effektivsten tun, indem sie euch einflüstern, ihr könntet sie auch ohne eine Grundhaltung der Ehrfurcht er-

langen. Denn sie wissen ja, dass ihr mit jedem Versuch in dieser Richtung zwangsläufig scheitern werdet. Damit hätten sie sichergestellt, dass ihr den wesentlichsten Teil der Realität nicht erfassen werdet und dann natürlich Körper und Psyche nicht zu einer wirklichen und vollständigen Heilung führen könnt.

Zu eurer Psyche gehört nicht nur das Denken, sondern auch das mit dem Fühlen verknüpfte Wollen, das den Entschluss fassen kann, sich der Realität in ihrer Gesamtheit zu öffnen, das Unerwartete zumindest einmal für möglich zu halten und die Bedingungen zu akzeptieren, unter denen es fassbar wird. Das ist für den Verstand nicht unzumutbar. Wer es zurückweist, tut das nicht aus Gründen des Verstandes, sondern aus Motiven des Fühlens und Wollens: Er fühlt sich wohl in einem Milieu der religiösen Indifferenz, des Desinteresses und des Spotts und will darin verbleiben.

Dann wird seine Seele Wege suchen, diese Motive so zu lockern, dass sie ihre alleinige Vorherrschaft verlieren. Das geschieht zum Beispiel durch eindrucksvolle Begegnungen mit Menschen, Büchern, neuen Milieus, auch durch Enttäuschungen im bisherigen Milieu. Mitunter bedarf es leidvoller Erfahrungen und ernstlicher Erkrankungen. Wenn das alles nicht genügt, um aus der intellektuellen Sackgasse herauszuführen, bleibt noch die Chance, dass die Stimme dieser Organvertreterin spricht und blitzartig eine erschütternde, befreiende Wendung auslöst.

Die menschliche Psyche denkt nicht nur mit dem Verstand, der erst durch eine jedermann zwingende Beweisführung zu überzeugen ist. Sie denkt auch in Bildern, die »Einsichten« in den Hintergrund der Weltzusammenhänge intuitiv »einleuchtend« machen – vorausgesetzt, man ist bereit, sich ihnen zu öffnen. Der Verstand kann dann versuchen, sie nachzuvollziehen, die Bilder zu deuten, zu klären, zu vergleichen, in Beziehungen zu setzen, ihren Erklärungswert zu ermessen. Denkt zum Beispiel an die Gleichnisse, in denen Jesus gesprochen hat, an die »archetypischen« Bilder, die C.G. Jung erforscht hat, an die Kartenbilder der Großen Arkana des Tarot, an die Valentin Tomberg so erhellende Betrachtungen anknüpfen konnte.[22]

Es gibt Dinge, die sich überhaupt nur in bildhafter Beschreibung vermitteln lassen, wie zum Beispiel die Organvertreter, aber auch die Seele, ihre Innenräume, die ganze Welt der Engel. Das bedeutet nicht, dass sie keine reale Existenz hätten. Es bedeutet nur, dass die Sinneswahrnehmungen des inkarnierten Menschen auf die Orientierung in der materiellen Welt geeicht sind. Die Orientierung in der Welt der Seele und des Himmels aber setzt die Bereitschaft voraus, sich ihr zu öffnen und intuitive Wahrnehmungen gelten zu lassen. Sie gelingt normalerweise nur auf dem Wege bildhafter Analogie.

Der Vater aber lässt sich nicht einmal in bildhafter Analogie darstellen. Wenn euch im ersten Gebot gesagt ist, dass ihr euch kein Bildnis von Gott machen sollt, so bezieht sich das zwar nur auf die Herstellung und Anbetung von Statuen wie zum Beispiel das Goldene Kalb. Damit ist euch nicht verwehrt, euch Gott als Person mit menschenähnlichen Zügen vorzustellen, zum Beispiel mit Gesicht und gütigen Augen wie auf dem Gemälde Michelangelos in der Sixtinischen Kapelle. Da ihr als sein Ebenbild und Gleichnis geschaffen seid, ist der Rückschluss, er sei euch ähnlich, logisch und legitim.

Was euch aber verwehrt ist, ist die Absolutsetzung eines Vorstellungsbildes, wie ihr es euch als Kind gebildet und vielleicht im Laufe des Lebens ein wenig verändert habt. Es genügt zu wissen: Es ist nur ein vorläufiges und gleichnishaftes Bild, mit dem sich die betende Seele einstweilen behilft; denn sie kann ja in diesem Fall nicht anders, als in Bildern zu denken.

Hier aber geht es um das *Wort* des Vaters. Wenn ihr es vernehmt, begegnet ihr Gott noch ursprünglicher, noch unmittelbarer als durch ein Bild. Sein Wort ist der Ursprung der Schöpfung und damit auch euer Ursprung: »Im Anfang war das Wort« (Joh 1, 1). Wenn er spricht, ist er dem Geschöpf

nicht sichtbar, nur hörbar. Das Ohr hat deshalb einen noch direkteren Bezug zu ihm als das Auge. Das gilt auch für die inneren Augen und Ohren.
Gott spricht nur in wenigen Worten – zum Beispiel »Es werde Licht« –, und die haben dann eine ungeheuer große Wirkung: Sie erschaffen Welten. Spricht er ausnahmsweise einmal zu euch persönlich, so seid ihr bis ins Mark erschüttert. Er spricht dann »in euch«. Er hat im Körper eines jeden von euch ein Stimmorgan angelegt, durch das er sich für eure »innere Ohren« vernehmbar machen kann, nämlich die Organvertreterin der Hypophyse.
Es werden nur zwei, drei Worte sein, die euch sagen, dass ihr so, wie ihr die letzten zwanzig Jahre gelebt und gedacht habt, auf dem falschen Weg wart: »Kehr um!« Das hat im Allgemeinen nicht zur Folge, dass ihr redselig und großartig, sondern dass ihr zu Büßern werdet, ganz still und klein. Ihr werdet euer Leben umkrempeln.
Handelt es sich um die Stimme des Gewissens?
Nein, die spricht aus dem Herzen, das heißt aus dem Innenraum der inneren Kirche, in der Christus wohnt, und sie bezieht sich auf all euer tägliches Tun und Lassen. Sie ist zwar auch streng, zugleich aber nachsichtig und verständnisvoll. Sie berücksichtigt eure Situation, eure genetische Veranlagung, eure psychischen und sozialen Prägungen. Sie fordert euch zwar zur Einsicht auf, aber auch dazu, euch selbst zu vergeben und auf die Vergebung des Himmels zu vertrauen.
Die Stimme, von der wir hier sprechen, ist zwar durch den Heiligen Geist vermittelt und sozusagen »heruntergedimmt«. Doch sie ist viel strenger, fordernder, anspruchsvoller. Sie verlangt die eine, große, grundsätzliche Kehrtwendung von euch, sie wirkt wie ein Donnerschlag. Sie äußert sich nicht zu den großen und kleinen Unstimmigkeiten eures Alltags, versucht nicht, erzieherisch zu wirken. Sie spricht sehr selten und wiederholt sich noch seltener, oft erst nach einigen Inkarnationen. Wenn ihr sie nicht

hört, so einfach deswegen, weil sie nicht spricht. Ihr könnt sie nicht bitten, etwas zu erklären und darzulegen, sie spricht nur aus eigener Initiative. Die einzig angemessene Reaktion darauf ist die demütige und bußfertige Umkehr.

Im Gebet könnt ihr euch zwar unmittelbar an Gott wenden, und ihr sollt das auch tun. Dabei braucht ihr euch nicht auf Anbetung und Lobpreis zu beschränken, sondern könnt ihm auch die kleinen Nöte und Sorgen des Alltags, eure Fragen, Bitten und Fürbitten vortragen. Er wird sie nicht ohne Antwort lassen, aber ihr werdet sie nicht unmittelbar von seiner Stimme vernehmen. Er verfügt über ein ganzes Heer von Boten, die sich in seinem Namen und Auftrag um euch und euren Alltag kümmern. Sie vermitteln seine Antwort auf euer Gebet in einer euch verträglichen Weise, suchen, euch zu helfen, zu schützen, zu leiten, glückliche Fügungen herbeizuführen, euch vor Katastrophen zu bewahren.

Es kommt nur darauf an, dass ihr euch darin trainiert, ihre leisen Stimmen zu hören, zu verstehen und ernst zu nehmen. Auch das setzt eine Grundhaltung der Ehrfurcht vor Gott voraus, die auf sie abstrahlt – sie sind schließlich seine Boten. Sie bemühen sich zwar auch um euch, wenn ihr in einem Zustand der Ungläubigkeit, des Spotts, des Besserwissens verharrt, aber dann ist es sehr schwer, euch zu erreichen und sich verständlich zu machen. Wenn ihr ihnen vertraut und dankt, ist es für sie viel leichter und auch viel erfreulicher.

Sie stehen euch auch zur Verfügung, wenn ihr euch eingehende Unterweisungen, Erklärungen, Begründungen vom Himmel wünscht. Die Fähigkeit, mit ihnen zu sprechen, ist in jedem Menschen prinzipiell veranlagt, allerdings in unterschiedlichen Graden der Begabung, nicht anders als die Fähigkeit zu singen, und bedarf, wie diese, der Ausbildung, Übung und Erfahrung. Ihr könnt auch mit eurem Bruder Jesus Christus Gespräche führen, ebenso mit eurem inneren Weisen, eurem betenden Engel und anderen Instanzen in euren Innenräumen.

Diese Möglichkeiten verkennen manche frommen Mönche und Nonnen, die klagen, dass ihre täglichen Gebete immer Monologe geblieben seien: Sie reden und reden und erhalten nie eine Antwort. Sie bekommen sie zwar, nehmen sie aber nicht wahr, weil sie sie unmittelbar von Gott hören wollen statt von denen, die er dazu geschaffen und bestimmt hat, sie zu vermitteln.

Das »**Motto**« der Organvertreterin der Hirnanhangsdrüse ist:
Ich bin der »Ich-bin«.

Der »**heilende Satz**« lautet:
Werde, der du bist!

Das »Motto« der Organvertreterin ist der Name Gottes, den dieser dem Moses aus einem brennenden Dornbusch heraus mitgeteilt hat (Ex 3, 14).
»Motto« und »heilender Satz« bedeuten, ihr sollt euch bewusst werden: »Ich bin nicht nur meine Person in meinem Körper, ich bin auch und in erster Linie eine von Gott geschaffene Seele. Auch ich bin, der ich bin, weil ich eine Facette aus seiner Innenwelt bin; ich bin ich, weil ich aus dem stamme, der von sich sagen kann: ›Ich bin der Ich-bin!‹«
Dass ihr von euch »ich« sagen könnt, ist ja nicht eine Selbstverständlichkeit, die sich funktional oder evolutionär erklären ließe. Wer das annimmt, hat sich in Wirklichkeit noch gar nicht die Frage gestellt, wie es sich erklären lässt. Er hat es als eine objektive Gegebenheit vorausgesetzt und sich noch nie darüber gewundert. Es ist aber doch zum Staunen! Mit diesem Staunen tretet ihr als Person in Beziehung zu eurer Seele, die ja auch von sich sagen kann: »Ich bin.« Ihr macht die Erfahrung eurer Identität. Lasst sie lebendig und aktiv werden, lernt, euch mit dem zu identifizieren, der ihr eigentlich seid.

Diese Organvertreterin hütet also die Ewigkeit, sie spannt den großen Bogen von eurem Sein vor der Zeit zu eurem Sein nach der Zeit, von der Schöpfung durch Gott zu ihrer Heimkehr in Gott. Damit eröffnet sich eine neue Perspektive auf euer gegenwärtiges Sein in der Zeit, nämlich auf die Schöpfung, die durch den »Fall der Engel« aus dem paradiesischen in den materiellen Zustand gesunken ist und in die hinein ihr euch inkarniert habt, und zwar mit dem selbstgesetzten Auftrag, an der Heimführung der Schöpfung mitzuarbeiten.

Es gibt euch auf Erden nur in dieser Doppelform: als ewige Seele und als sterbliche Person in einem Körper. Für den Verstand ist das schwer vermittelbar und schwierig zu denken. Aber das ist kein Grund, das Denken einfach zu lassen, sondern ein Grund, das intellektuelle Denken zu übersteigen und sich dem intuitiven Wahrnehmen zu öffnen – und dann natürlich die praktischen Folgerungen aus den gewonnenen Einsichten zu ziehen.

Die dazugehörige Übung

Denkt einmal nach über den Satz »Ich bin der ›Ich-bin‹«. Stellt euch vor, ihr hört die Stimme Gottes, die das sagt, laut und dunkel oder ganz leise, fast unhörbar. In welche Stimmung versetzt euch diese Vorstellung? Was empfindet ihr dabei? Was denkt ihr dabei? Was sagt euch dieser Satz?
Immer wenn ihr eine Antwort auf diese Fragen gefunden zu haben meint, lasst sie fallen, sie genügt nicht. Das Mysterium Gottes könnt ihr nicht erfassen – es ist zu groß, ihr seid zu klein. Ihr werdet immer nur die Antwort finden: »Ich bin der ›Ich-bin‹.« Und dann könnt ihr weiterdenken.

Zirbeldrüse: Schlaf ist heilig

Das schlafende Kind

Wie kann man sich den Organvertreter der Zirbeldrüse vorstellen?

Wer mit den Innenräumen und den Chakren vertraut ist, dem ist vielleicht aufgefallen, dass es zwischen ihnen und den Hormondrüsen gewisse Entsprechungen gibt. Dem inneren Kosmos auf der seelischen Ebene entspricht das Scheitelchakra auf der personalen und beiden die Zirbeldrüse (Epiphyse) auf der körperlichen Ebene.
Der Organvertreter der Zirbeldrüse wird euch seltsam vorkommen: ein schlafendes Kind. Stellt es euch hingekuschelt in einem Bettchen unter einer rosa Decke vor, selig schlummernd und träumend.

Was kränkt den Organvertreter der Zirbeldrüse, was rät er uns?

Er rät euch nicht in Worten, da er ja schläft. In diesem Schweigen ruft euch aber sein Antlitz auf: Lasst diesen schwebenden Zustand des Schlafs in ausreichendem Maße zu, nehmt den Stress zurück, lasst los, sorgt dafür, dass ihr gut und nicht zu wenig schlaft.
Wenn ihr längere Zeit hindurch an Schlafstörungen oder Schlafmangel leidet, macht euch das immer enger, unkonzen-

trierter, unkontrollierter. Das hemmt das spirituelle Wachstum, die gesamte Lebensführung glückt nicht, ihr könnt keine glücklichen Menschen werden. Dann wird das Kind schlecht schlafen, sich schweißgebadet in Alpträumen wälzen, schreien, vielleicht sogar kurz aufwachen und sich müde die Augen reiben, bevor es wieder einschläft.

Was ist seine Botschaft an uns?

Er weist euch auf die heilsame, regenerierende Kraft des Schlafs hin. Ihr solltet euch bewusst sein, dass der Schlaf euch weiter führt als das Wachbewusstsein. Dieses ist zwar gut und wichtig, es macht den größeren Teil eures Lebens aus und ermöglicht euch, in der materiellen Welt zu wirken. Im Schlaf aber könnt ihr in andere Welten wandern; und viele himmlische Helfer können euch in einer Weise anregen, die ihr im Wachzustand gar nicht zulassen würdet.
Wenn ihr aufwacht, werdet ihr oft die Antwort auf eine Frage, die Lösung eines Problems gefunden haben, euer Herz wird leichter, euer Körper gesünder sein. Taucht in die Ewigkeit ein, um dann in der Zeit besser arbeiten zu können. Haltet den Schlaf heilig! Begreift, was in ihm geschieht, wie arbeitsreich, orientierend, spannend es in ihm zugeht, wie unerlässlich er für euer Dasein ist. Lasst also den Schlaf angemessen zu seinem Recht kommen. Haltet die Balance von Tag und Nacht, Arbeit und Ruhe, Anspannung und Entspannung, von Planen, Vorsorgen, Alles-im-Griff-Haben einerseits und Gemütlichkeit, Sorglosigkeit, Werdenlassen, Fügenlassen andererseits.

Es ist individuell verschieden, wie viel Schlaf ein Mensch täglich braucht, ob er besser ausgeruht ist, wenn er abends früh zu Bett geht und morgens arbeitet oder wenn er morgens ausschläft und abends aktiv ist, ob er besser in einem Stück

schläft oder tagsüber ein oder zwei Nickerchen einlegt. Das hat ein jeder selbst auszutarieren. Dann aber solltet ihr in eurem familiären oder beruflichen Umfeld darauf drängen, dass eure Bedürfnisse respektiert werden, also nicht bei jedem Widerstand schnell kapitulieren, sondern mit großem Nachdruck Arrangements auszuhandeln versuchen.
Mindestens solltet ihr einen Ausgleich für Schlafmangel suchen, den ihr nicht vermeiden könnt, der zum Beispiel berufsbedingt oder durch Kleinkinder verursacht sind. Es ist keine Zumutung für andere, wenn ihr Rücksicht auf die nötigen Ruhezeiten verlangt.
Nehmt das bitte ernst, es geht nicht um Bequemlichkeit, nicht um Faulheit oder Dummheit, nicht um überzogene und egoistische Ansprüche, sondern um eure Gesundheit in körperlicher, psychischer und spiritueller Hinsicht. Denn wer nicht lang genug schläft, lebt nicht lang. Wer nicht gelassen schläft, lebt nicht gelassen. Wer nicht glücklich schläft, lebt nicht glücklich. Wer nicht heilig schläft, lebt nicht heilig.
Gott lebte in einem schlafenden, träumerischen Zustand, bevor er erwachte und beschloss, aktiv zu werden und die Welt zu erschaffen. Das schlafende Kind vermittelt euch ein Bild des göttlichen Zustands vor der Schöpfung.

Das **»Motto«** des Organvertreters der Zirbeldrüse ist deshalb:
Der Schlaf ist der Gefährte Gottes.

Der **»heilende Satz«** lautet:
Im Schlaf lasse ich Gott in mir wirken.

Im Wachzustand drängen euer personales Wollen, Denken und Fühlen das Wirken der Seele in den Hintergrund. Im Schlaf bewegen euch die Engel und andere himmlische Helfer, die sich im Dienst Gottes um euch bemühen, zu ungeahnten, heilsamen Aktivitäten. Es ist nicht stimmig, zu sagen, der Schlaf sei der kleine Bruder des Todes. Nein, er ist der Gefährte Gottes, der euch auf euer Handeln im Wachzustand vorbereitet, euch inspiriert, euch zum Guten und Lichten anregt und lenkt.

Die dazugehörige Übung

Das Schlafen lässt sich nicht üben, es stellt sich von allein ein, wenn ihr nur die äußeren Widerstände ausräumt, die euch am ausreichend langen und tiefen Schlaf hindern. Um das so gut wie eben möglich zu bewerkstelligen, bedarf es des entschiedenen Willens zu einem zwar umsichtigen, aber effektiven Umgang mit den jeweiligen äußeren Gegebenheiten. Um diesen Willen zu erwecken, genügt es, die Bedeutung des Schlafs wirklich zu verstehen und ernst zu nehmen.

Der Koordinator: Das Leben – ein Kunstwerk

Der Skulpteur

Wie kann man sich den Organvertreter des Koordinators vorstellen?

Wir haben fünf Körpersysteme besprochen, die ihre Zentrale im Gehirn haben: das Immunsystem, das sensomotorische, das autonome, das limbische und das endokrine System der Hormondrüsen. Nun stellt euch vor, die fünf Vertreter dieser Gehirnsysteme sitzen im Kreis um ein Podium herum, auf dem ihr Vorgesetzter, der Koordinator, steht, ein Künstler im weißen Kittel, der an einer Skulptur arbeitet.

Er organisiert und motiviert die Arbeit der fünf nicht durch Befehle und Sanktionen, sondern allein durch die ruhige, souveräne Ausstrahlung einer Autorität, die von allen anerkannt und respektiert wird. Die fünf halten ihn ständig mit Informationen aus ihren Arbeitsbereichen auf dem Laufenden. Der Koordinator wacht darüber, dass sie sich auch gegenseitig informieren. Er archiviert die Informationen und entscheidet, welche eventuell gelöscht, welche erhalten und wie sie bearbeitet werden. Insofern ist auch er zuständig für das Gedächtnis, das Erinnerungsvermögen des Menschen.

Was kränkt den Organvertreter des Koordinators, was rät er uns?

Es kränkt ihn, wenn einer der fünf Mitarbeiter nicht mehr arbeitet oder nicht so, wie er es idealerweise sollte. Was er euch dann rät, hängt davon ab, welches der Systeme nicht richtig funktioniert. Was dann nötig ist, wurde in ihrem jeweiligen Zusammenhang besprochen. Er rät auch, die nicht unmittelbar betroffenen Systeme zu stützen, weil sie sonst leicht in Mitleidenschaft gezogen werden können.

Was ist seine Botschaft an uns?

Das Leben ist ein Kunstwerk, und es kommt darauf an, es zu einem Meisterwerk werden zu lassen. Der Koordinator schafft eine Skulptur, ein in Stein gehauenes Bild, das euch so darstellt, wie ihr in eurem Leben geworden seid. Daran arbeitet er euer Leben lang. Er schafft es aus dem Material, das ihm die fünf Mitarbeiter liefern. Er schaut in ihre Gesichter; und jede Freude, jedes Lachen, jedes Lächeln ist ein Impuls für ihn. Je mehr Freude und gute Laune da sind, desto mehr Impulse.

Ihr wisst ja: Wenn ihr dereinst vor Christus tretet, wird er diese Skulptur mit euch betrachten und euch fragen: »Findest du das schön?« Habt ihr zum Beispiel eine Schuld auf euch geladen, wird das an unschönen Einzelheiten sichtbar. Wenn ihr die Schuld allerdings bereut und wiedergutgemacht habt, sind die hässlichen Stellen beseitigt: Die Schuld ist getilgt, sie wird nicht ins Jenseits mitgenommen und euch künftig nicht mehr belasten.
Die Skulptur wird freilich nie restlos schön sein. Ihr werdet beschämt vor Christus stehen und aus einem inneren Impuls heraus eingestehen, dass sie verbesserungsfähig wäre, dass euch

in eurem Leben dies und jenes misslungen ist, selbst wenn ihr es im Großen und Ganzen gut gemacht habt. Aus diesem Impuls heraus werdet ihr den Vorsatz fassen, in der nächsten Inkarnation eine noch schönere Skulptur zu hinterlassen. Ihr werdet entscheiden, was ihr im Himmel unternehmen wollt, um das künftige Leben vorzubereiten.[23]

Der Koordinator arbeitet alles in die Skulptur ein, was euer Leben ausmacht – alle Wege, Umwege, Irrwege, Verführungen, alles Gelungene und Misslungene, die ganze Vielfalt eures Lebens. Er integriert die Vielfalt zu einer Einheit. Er stiftet die Einheit, indem er die Vielfalt ordnet, hier etwas hervorhebt, dort etwas zurücktreten lässt und in das Ganze Perspektive hineinbringt.

Er liebt zwar die Ordnung, kann sich aber auch in der Unordnung gemütlich einrichten und ihr etwas Schönes abgewinnen. Er stellt die Ordnung nicht über die Vielfalt, sondern schätzt und unterstützt eure Vielfalt und garantiert damit eure Kreativität. Seine Kunst ist, aus der Vielfalt eine neue Ordnung zu schaffen. Nichts ist ihm zu viel, nichts zu wenig, nichts geht ihm zu schnell, nichts zu langsam. Er selbst bleibt immer in Ruhe zentriert. Er kann mit allem umgehen, alles ist ihm willkommen, er versucht, es zu einem schönen Ganzen zu fügen.

Wäre der Koordinator ein Philosoph, würde er die Ordnung über die Fülle der Realitäten stellen. Wäre er ein Wissenschaftler, würde er an der Fülle der Informationen verzweifeln. Wäre er ein Handwerker, würde er ihre innere Einheit nicht begreifen. Er ist aber ein Künstler, der die Vielfalt zu einer Einheit zu integrieren vermag. Insofern ahmt er im Kleinen nach, was Gott mit seiner Schöpfung tut.

Eine große Hilfe könnte euch die Entscheidung sein, dass ihr euch selbst intensiv mit Kunst beschäftigt, zum Beispiel mit den Meisterwerken der Literatur, der Malerei oder der Musik. Dazu gehört dann auch die Entscheidung, selbst Kunst auszuüben, zum Beispiel ein Instrument spielen zu lernen, zu singen, zu tanzen, zu malen, zu töpfern oder was euch liegt. Damit kräftigt ihr eure Zentrierung und erleichtert euch den Zugang zum Verständnis der Vielfalt in einer Einheit.

Das »**Motto**« des Organvertreters des Koordinators ist:
Die Schöpfung ist ein Kunstwerk.

Der »**heilende Satz**« lautet:
Ich will aus meinem Leben ein Kunstwerk werden lassen.

Das bedeutet: Das Kunstwerk sollte nicht ein stümperhafter Klotz, sondern möglichst ein Meisterwerk werden. Eure Seele ist eine Facette aus der Innenwelt Gottes, die er aus sich herausgesetzt und in eine selbständige, freie Existenz entlassen hat. Sie hat sich in einen Körper und eine Person inkarniert, die ihr zwar ermöglichen, in der materiellen Welt zu wirken, diese Möglichkeit aber zugleich durch ihre Mängel und Schwächen begrenzen. Am Ende eures Lebens wird die Skulptur umso meisterlicher sein, je mehr es der Seele gelungen ist, diese Widerstände zu überwinden und ihre Impulse zur Geltung zu bringen. Die Skulptur ist in dem Maße ein Meisterwerk, indem es die Facette aus der Innenwelt Gottes anschaulich werden lässt, die Impulse eurer Seele zur Darstellung bringt.
Ihr seid als Gottes Gleichnis und Ebenbild erschaffen. Da sich eure Seele aber in Person und Körper inkarniert hat, seid ihr ihm unähnlicher geworden. Es kommt darauf an, ihm wieder ähnlicher zu werden. Wenn ihr an eurer Skulptur arbeitet, versucht ihr also, ein Bild Gottes zu schaffen, genauer: eines kleinen Stückchen Gottes. Das tut ihr zum Beispiel, wenn ihr Jesus Christus nachfolgt, dem Sohn Gottes, der sich als Mensch auch deshalb inkarniert hat, damit er euch lehren und durch sein »Vorbild« demonstrieren konnte, wie ihr eure Skulptur gestal-

ten solltet. Ihr tut es auch, wenn ihr euch an der himmlischen Mutter orientiert.
Ihr sollt euch zwar kein Bild von Gott machen, das heißt keine materielle Skulptur, um die ihr dann herumtanzt. Ihr sollt nicht Gott nach eurem Ebenbild schaffen, also nicht so, wie ihr als inkarnierte Person derzeit seid. Ihr solltet vielmehr eurer Seele einen möglichst großen Entfaltungsspielraum in Person und Körper verschaffen. Je mehr euch das gelingt, desto ähnlicher wird die Person der Seele, die Gottes Ebenbild und Gleichnis ist.
Insofern also kann man sagen: Gott sitzt euch Modell für die Skulptur, an der ihr euer Leben lang arbeitet. Das ist euch nicht versagt, sondern im Gegenteil: Das ist, was Gott von euch will. Indem er mit Gewissheit erwartet, dass die Schöpfung schließlich heimkehrt, setzt er darauf, dass ihr daran mitarbeitet. Er vertraut darauf, dass euch das mehr und mehr gelingen wird.

Die dazugehörige Übung

Betrachtet einmal, wie ihr euch von Lebensabschnitt zu Lebensabschnitt verändert habt. So wie ein Bildhauer zurücktritt, um sich anzuschauen, ob seine Arbeitsgänge gelungen sind, so fragt euch: Ist die Skulptur, an der ich durch meine Lebensgestaltung arbeite, schöner geworden, oder habe ich sie beschädigt? In letzterem Falle fragt euch, was jetzt zu tun ist, damit ihr euch am Ende doch noch damit sehenlassen könnt.
Lasst das Moralisieren, verurteilt nicht den, der ihr früher wart. Messt euch auch nicht daran, was ihr im bürgerlichen Sinn erreicht habt: welche berufliche Position, welche Bekanntheit, welchen Besitz, den ihr euren Nachkommen hinterlassen werdet. Das mag alles gut und schön sein; es kommt aber nur darauf an, was und wie viel von den Impulsen, die eure

Seele vom Himmel mitgebracht hat, in eurer Person Ausdruck gefunden haben und noch finden könnten.
Dazu gehört ganz wesentlich, dass ihr alles getan habt, was nötig ist, euch gesund zu erhalten. Habt ihr den Körper vernachlässigt und rücksichtslos behandelt, wird auch der Künstler in euch geschwächt, gehemmt oder sogar in seiner Arbeit blockiert. Ist es euch gelungen, Körper und Psyche in ihren bestmöglichen Zustand zu bringen und darin zu erhalten, habt ihr etwas Heiliges vollbracht.

Zusammenfassung und Ausblick

Rückblick

Unsere Betrachtungen wollen dem Erkrankten Hinweise geben, wie er – ergänzend zu ärztlichen Maßnahmen – selbst etwas für seine Gesundheit tun kann, heilend oder vorbeugend. Sie knüpften an die bekannte Erfahrung an, dass organische Erkrankungen durch psychische Probleme bedingt sein können. Auch die medizinische Wissenschaft hat das an vielen Beispielen nachgewiesen.

Aus unserer Sicht, der Sicht der Engel, bestehen Zusammenhänge zwischen psychischen Problemen und organischen Erkrankungen nicht nur in besonderen Ausnahmefällen. Wir haben anhand einer Reihe von häufig betroffenen Organen oder Organsystemen dargestellt, welche von ihnen auf welche psychischen Probleme sensibel reagieren und die Disposition zur Erkrankung haben, wenn diese ungelöst bleiben. Wir haben Hinweise gegeben, was dann am Denken, Fühlen und Wollen des Menschen korrigiert werden sollte und welche Beziehungen zu seinem sozialen Umfeld, zu sich selbst und zum Himmel in Ordnung zu bringen sind.

Unser besonderes Augenmerk lag auf eurer Beziehung zum Himmel und damit zu eurer Seele – nicht nur, weil sie uns Engeln natürlich besonders naheliegt, sondern auch, weil sie in der medizinischen Wissenschaft und Praxis häufig zu kurz kommt oder ganz unbeachtet bleibt. Wir unterscheiden zwischen der Seele, die unsterblich ist, und der Psyche, die zur »Person« gehört und mit ihr sterben wird. Stimmige Beziehun-

gen der Psyche zur Seele tragen wesentlich zur Stabilität eurer Gesundheit bei.
Die »Organvertreter« haben ihre Heimat in den Innenräumen eurer Seele, wirken aber während eurer Erdeninkarnation in euren körperlichen Organen. Sie repräsentieren die Aufgaben und Funktionen, an denen sich die Organe orientieren, in Geist und Gestalt. Deshalb könnt ihr mit ihnen ins Gespräch kommen. Wenn euch das gelingt, können sie euch Rat geben. Dieser wird das im Buch Dargelegte eurer individuellen Situation entsprechend weiter differenzieren. Es ging darum, euch mit den Organvertretern vertraut zu machen und jeweils eine Übung an die Hand zu geben, die euch hilft, euch auf sie zuzubewegen und mit ihnen in Kontakt zu treten.
Geht ihr bei ihnen in die Lehre, so können sie euch erklären, welche psychischen Unstimmigkeiten die organische Gesundheit beeinträchtigen und die Disposition zur Erkrankung auslösen. Was dann zu tun ist, um rundherum gesund zu werden oder zu bleiben, habt ihr selbst zu bewerkstelligen. Das kann euch kein Arzt abnehmen, kein Freund, kein Priester, kein spiritueller Meister, kein Buch – auch dieses nicht. Ihr habt eure Selbstheilungskräfte zu mobilisieren. Wir können euch nur zeigen, welche Bedingungen ihr dafür zu erfüllen habt, insbesondere welche Selbsterkenntnis und welche Selbstkorrekturen dafür notwendig sind.

Zum Selbstbewusstsein

»Ihr« – das bedeutet in diesem Fall euer Selbstbewusstsein, das heißt euer »Ich« auf allen Ebenen. Wenn ihr »Ich« sagt, könnt ihr euren Körper, eure Person oder eure Seele meinen, meistens aber meint ihr eure »Person«: Ich denke, ich fühle, ich will etwas, ich lebe in Beziehungen. Das Selbstbewusstsein hält alle Zügel in der Hand – wenn es sie denn hält; das heißt, wenn es stabil und gesund ist. Fehlt es daran, verliert ihr die Führung, die Zentrierung, die Souveränität, ihr geratet schnell »außer euch«, wisst nicht, wie ihr euch verhalten sollt, kennt weder eure Fähigkeiten noch ihre Grenzen.

Entweder ihr überschätzt eure Möglichkeiten, vermögt euch nicht richtig einzuordnen. Dann werdet ihr mit euren Anstrengungen scheitern und erscheint anderen als töricht und arrogant. Oder ihr resigniert, verzweifelt an euch, begebt euch in Opferrollen. In beiden Fällen wird alles mühselig und freudlos. Am Ende wird man von einem solchen Leben sagen: »Schade drum, es hätte so viel schöner, glücklicher, freudiger, wirksamer und beeindruckender verlaufen können.«

Für eure Gesundheit auf der körperlichen und psychischen Ebene kommt es also letztlich darauf an, dass euer Selbstbewusstsein stabil und gesund ist. Dann besitzt es Autorität, wird also von allen Instanzen eurer Seele und eures Körpers, auch von den Organvertretern, als die souveräne Zentralgewalt anerkannt und respektiert. Geht einmal folgende Schritte:

1. Schaut euch euer Selbstbewusstsein genau an und verschafft euch Klarheit über seinen Zustand.
2. Fragt euch, welche Idealvorstellung ihr von ihm habt. Die ist nicht bei jedem gleich, sie ist anders zum Beispiel bei der Bäuerin, beim Feldherrn, beim Unternehmer, beim Forscher oder beim Künstler.
3. Fragt euch, was am Jetztzustand zu verbessern ist, um dem Idealzustand näherzukommen.
4. Fragt euch, wie das objektive, heilige Ideal aussieht. Häufig ist eure subjektive Idealvorstellung gar nicht weit von ihm entfernt. Soweit sie sich aber von ihm unterscheidet, fragt euch, ob ihr euren Willen loslassen, euch dem Vater zuwenden und sagen könnt: »Nicht mein, sondern dein Wille geschehe.«

Das Selbstbewusstsein lässt sich mit dem rationalen Verstand allein nicht verstehen. Dieser kann es nur als Objekt beschreiben, also als einen Gegenstand, den »es gibt« – bei euch wie bei allen Menschen. Es lässt sich aber erst erfassen, wenn ihr fragt, was es bedeuten soll, wenn ihr sagt: Es ist »mein« Selbstbewusstsein, meine Organe sind »meine« Organe, mein Leben ist »mein« Leben – »ich« bin es, zu dem das alles gehört.

Die Erfahrung »Ich bin« lässt sich nicht vergegenständlichen. Ihr könnt sie zwar zum Objekt der Betrachtung machen. Aber in dem Augenblick, da ihr das tut, ist sie euch unter den Fingern zerronnen. Ihr tretet zu ihm in Distanz und betrachtet es nicht anders als das Ich jedes anderen Menschen. Als Betrachter dieses objektiven Phänomens lebt ihr jedoch in der Erfahrung »Ich bin« erst, indem ihr euch sagt: »Ich bin es, der hier etwas betrachtet.« Das »Ich bin« ist vorausgesetzt, es ist die lebendige Erfahrung des Subjekts der Betrachtung.

Versucht der Verstand, diese Erfahrung wissenschaftlich zu erklären, so kann er zum Kern des Phänomens nicht vordringen. Er kann nur staunend zur Kenntnis nehmen, dass es etwas gibt, das seinem Verständnis, obwohl offensichtlich vorhanden, prinzipiell unzugänglich ist. Ihr könnt euch seinem Verständnis nicht anders annähern als im religiösen Kontext. Es erschließt sich erst, indem ihr euch den grundlegenden Fragen »Woher?«, »Wohin?«, »Wozu?« stellt.

Zur Bedeutung des Gottesbilds

Versetzt euch einmal in die Lage eines in vernünftiger Weise religiös orientierten Menschen. Er sieht sich dem Schöpfer gegenüber, dem Vater, der ihn aus sich herausgesetzt hat. Seither macht er nun die Erfahrung einer Abgrenzung: »Du bist du und ich bin ich. Ich war einst in dir, wir befanden uns in einer Einheit, ich werde auch einmal in dich zurückkehren. Ich bin dein Geschöpf, ich bin auf dich ausgerichtet. Du hast mir ein Ziel gesetzt. Du gibst meinem Dasein einen Sinn. Insofern ist die Einheit nicht verlorengegangen. Aber jetzt, da ich in der Zeit lebe, sind wir zwei.« Dieses Zweisein, ohne die Einheit aufzugeben, ist die Geburtsstätte des Selbstbewusstseins.

Hat ein Mensch dieses Selbstverständnis erlangt, stellt sich ihm die Frage, in welcher Beziehung zu Gott er leben will: in naher oder ferner, freundlicher oder angsterfüllter. Der Vater lässt die Art der Beziehung frei. Es stehen euch verschiedene Gottesbilder zur Verfügung, und ihr habt die freie Wahl. Indem ihr wählt, entscheidet ihr zugleich über euer Selbstverständnis und begebt euch in die ihm entsprechende Rolle.

Angenommen, ihr entscheidet euch für das Gottesbild des liebenden Vaters, der besorgt um euch ist und der, wenn ihr fortgeht, geduldig auf eure Heimkehr wartet. Dann wählt ihr die Rolle des verlorenen Sohns, der weiß, dass er gar nicht verloren ist, sondern jederzeit mit offenen Armen empfangen werden wird. Dann wisst ihr euch – trotz all eurer Umwege – behütet und habt eine tragfähige Basis für euer Selbstbewusstsein.

Oder ihr entscheidet euch für das Bild eines Gottes, der sich gar nicht für euch interessiert, der wegschaut, wenn ihr leidet, der nicht für euch da ist. Dann wählt ihr die Rolle des unbehausten Menschen (siehe Glossar: »Behaustheit«), der sich auch seinerseits nicht für Gott interessiert. Entweder ihr taumelt durchs Leben wie ein Clochard, oder ihr versucht das Dasein trotz fehlender Rückendeckung heldenhaft zu meistern.

Oder ihr entscheidet euch für das Gottesbild eines zum Zorn neigenden, strafenden Herrschers. Dann wählt ihr entweder die Rolle des trotzigen Prometheus oder die des Knechts, der aus Angst vor Schlägen gehorsam zu sein versucht und im Fall des Versagens um Gnade winselt.

Oder ihr entscheidet euch sogar für das Gottesbild eines willkürlich herrschenden Despoten, der die einen erwählt hat und den anderen keine Chance gewährt. Dann begebt ihr euch entweder in die Rolle des Erwählten, der sich seiner Gunst sicher weiß, oder in die des Sklaven, der ohne Anspruch auf Gerechtigkeit dem aussichtslosen Schicksal ausgeliefert ist.

Oder ihr entscheidet euch dafür, Gott überhaupt keine Autorität zuzuerkennen, das war der Ursprung des Falls der Engel. Diese stellten zwar seine Existenz nicht in Frage. Euch stehen aber verbreitete Denkmuster zur Verfügung, die seine Existenz schlechthin bestreiten und denen ihr euch nur anzuschließen braucht.
Dazu neigen vor allem Menschen, die schlimme Erfahrungen mit dem Missbrauch hierarchischer Ordnung und Autorität gemacht haben, vielleicht in ihrer Kindheit und Jugend oder in einer früheren Inkarnation. Wenn ihr Selbstbewusstsein zur Realität zurückfindet, werden sie in besonderem Maße geeignet sein, auch andere zu überzeugen und an der Heimkehr der Schöpfung mitzuwirken.

Schaut euch einmal genau an, zu welcher Gottesvorstellung ihr neigt oder zwischen welchen Vorstellungen ihr schwankt. Und dann beschließt, was für eine Beziehung zu Gott ihr von jetzt ab haben werdet. Das ist keine Frage der theologischen Erkenntnis, sondern des Entschlusses. Lasst euch auf keine theoretischen Diskussionen ein. Für jede dieser Gottesvorstellungen werdet ihr Belegstellen in der Heiligen Schrift, in den Theologien, Philosophien oder wissenschaftlichen Theorien finden. Jede hat ihre Verfechter, auch unter hochgebildeten

Gelehrten, die zu beweisen suchen, dass die ihre im Recht ist. Die Diskussion darüber ist ein Prozess, der zu keinem Ergebnis führen wird und dessen Ende ihr deshalb nicht abwarten könnt. Ihr habt *jetzt* zu entscheiden: »Ab heute ist für mich Gott so und so.«

Über die Art eurer persönlichen Gottesbeziehung habt ihr also, sobald ihr keine Kinder mehr seid, persönlich zu entscheiden. Das sollten weder die Familie noch die Nachbarschaft oder die Universitäten für euch tun, auch nicht die öffentlichen Medien, die euch belehren, was gerade modern ist und dem »neuesten Stand der Erkenntnis« entspricht. Ihr seid niemandem Rechenschaft schuldig und braucht euch nicht darum zu sorgen, ob eure Entscheidung als überholt oder unmodern gilt. Das Einzige, was euch interessieren sollte, ist, ob eure Entscheidung ganz und gar wahrhaftig ist und ihr sie individuell verantworten wollt.

Die getroffene Entscheidung wird euer Äußeres prägen: die Mimik, den Gang, die Haltung, den Blick, die Art, sich zu bewegen, den Tagesrhythmus, wahrscheinlich selbst die Kleidung. Wenn ihr nun so vor die Vollversammlung eurer Organvertreter tretet, werdet ihr erleben, wie diese reagieren – froh applaudierend oder aber enttäuscht, entsetzt, resigniert: »Da können wir einstweilen nicht viel machen, vielleicht wird er sich noch einmal anders entscheiden ...«

Die Organvertreter haben natürlich eine eindeutige Präferenz für ein möglichst realistisches Gottesbild – Gott ist der liebende Vater – und für ein ihnen vorsitzendes Selbstbewusstsein, das dem entspricht: mutig, zuversichtlich, gelassen, humorvoll, gütig, verständnisvoll und konsequent.

Das königliche Gottesbild

Wollt ihr dem Rat der Organvertreter folgen, so entscheidet euch für das Gottesbild eines Königs, dessen Macht sich nicht auf Gewalt, sondern auf Autorität gründet. Gott greift niemals in die Freiheit seiner Geschöpfe ein, weder in die der gefallenen Wesen noch in die der Menschen. Er will, dass sie ihren Willen aus eigenem Antrieb an dem seinen ausrichten. Und wenn sie sich anders orientieren, hat er Geduld. Er lässt sie ihre Erfahrungen machen und ist sich gewiss: Sie werden sich letztlich überzeugen lassen und heimkehren. Er hat eine Schöpfung der Freiheit geschaffen und bleibt sich selbst treu.

Auch die anderen Personen der himmlischen Trinität solltet ihr so königlich sehen: den Sohn nicht nur als den Gekreuzigten, sondern als den Auferstandenen, der ehrfurchtgebietend in Amt und Würden an der Seite des Vaters waltet, den letztlich siegreichen, den »Christkönig«, wie ihr ihn am Sonntag vor dem ersten Advent zu feiern pflegt. Die himmlische Mutter seht als die Königin aller Engel, die Königin des Himmels, die Königin der Welt, die die Schlange mit dem Fuß zertritt. Den Heiligen Geist seht als die leuchtendweiße Taube mit einem Strahlenkranz wie ein Diadem oder eine Krone. Der Aufruf, der von diesen Bildern ausgeht, ist: Wir werden siegen. Die Schöpfung wird heimkehren. Was wir wollen, wird wahr.

Stellt euch einmal vor, Gott hätte nach dem »Fall der Engel« seine Allmacht dadurch ausgeübt, dass er die ganze Schöpfung zurückgenommen und gesagt hätte: »Sie war doch nicht so gut, wie ich dachte, es ist schiefgegangen.« Er hätte also seine Krone abgenommen. Oder die Mutter hätte ihm zwar gesagt: »Ach, lass doch die Schöpfung bestehen«, aber hinzugefügt:

»Mir geht es nicht gut, ich kann nicht weiter mithelfen.« Oder der Sohn hätte seine Erdenmission zwar angetreten, dann aber kalte Füße gekriegt und sie auf halber Strecke abgebrochen, die Jünger hätten ihn eines Morgens verstorben vorgefunden. Das alles wäre nicht sehr glorreich gewesen.

So ist es nicht. Die Realität ist: Gott ist ein allmächtiger König, der Sohn ist der königliche Sieger an seiner Seite, die Mutter ist die Königin des Himmels; und was sie wollen, wird wahr werden. Da eure Seelen, die meisten der sie begleitenden und alle in ihr waltenden Wesen und ebenso eure Organvertreter in ihrem Dienst stehen, gilt auch für sie: Was sie wollen, wird wahr, vielleicht nicht jetzt, gewiss aber irgendwann.

Das königliche Selbstbewusstsein

Das bringt für euch die Verpflichtung mit sich, die Organvertreter nach Kräften zu unterstützen und die Hindernisse auszuräumen, die dem im Wege stehen. Das aber setzt voraus, dass ihr euch selbst als Könige versteht. Ihr seid ja Kinder Gottes. In den traditionellen Monarchien waren die Kinder des Königs und der Königin zu Nachfolgern berufen. In der heidnischen Antike nahm man an, ihr Ahnherr sei tatsächlich ein Gott oder ein Halbgott gewesen. Davon blieb die Vorstellung, die blutmäßige Abkunft begründe einen Anspruch auf den Thron »von Gottes Gnaden«. Das war natürlich ein kindliches Bild.

Tatsächlich ist ein jeder Mensch königlicher Herkunft, und das verpflichtet: Das Selbstbewusstsein sollte sich dem Idealbild des guten Königs annähern. Dazu gehört, dass ihr allen Menschen den Anspruch auf gleiche Würde zubilligt, ihre

Rechte verteidigt, respektvoll mit ihnen umgeht und fordert, dass auch mit euch respektvoll umgegangen wird. Dazu gehört aber ebenso, dass ihr in eurem »Herrschaftsgebiet« Autorität ausübt: für die Bedürfnisse eures Körpers Sorge tragt, eurem Denken, Fühlen und Wollen klare Direktiven gebt, eure Beziehungen in Ordnung bringt, auch die Beziehung der Person zur Seele und zum Himmel.

»Selbstbewusstsein« ist also, recht verstanden, ein anderes Wort für »Gottesbeziehung«. Das klingt nicht modern, es ist aber hilfreich, es zu wissen. Jede andere Quelle des Selbstbewusstseins wird über kurz oder lang versiegen. Ihr könnt noch so selbstbewusst auftreten – das trägt vielleicht für eine Stunde im Vorstellungsgespräch oder im Kollegenkreis, bricht aber unweigerlich zusammen, sobald ihr mit den Grundfragen von Leben und Sterben, Gott und Welt konfrontiert seid. Nur das Selbstbewusstsein, das einer Gottesbeziehung entspricht, hat Dauer bis zum Sterben. Ein Selbstbewusstsein, das einer realistischen Gottesbeziehung entspricht, trägt sogar über das Sterben hinaus – es entspricht der Innenwelt eurer Seele und bleibt euch deshalb auch im Jenseits erhalten.

Denn eure Innenwelt ist licht, das Dunkle tritt von außen heran. Es bedient sich mit Vorliebe weltanschaulicher Theorien, die euer Kopf gebildet oder übernommen hat. Der Impuls zum Handeln kommt aber aus den Innenräumen eurer Seele und aus den lichten oder dunklen Wesen, die darin wetteifern, euch zu beeinflussen – den Engeln und dem Doppelgänger. Die Freiheit des Herzens besteht darin, das Heilbringende zu tun.

Wenn ihr zu einem königlichen Selbstbewusstsein gefunden habt, habt ihr den größeren Teil eures Weges schon zurückgelegt. Unsere Bergwanderung hat euch bis kurz vor den Gipfel geführt. Nehmt ihr das Gesagte ernst, werdet ihr bald

viel gesünder sein – psychisch und körperlich. Solange ein Organ noch nicht ganz wiederhergestellt ist, solltet ihr den geeigneten Arzt ausfindig machen und seine Anweisungen befolgen, ergänzend dazu aber das Gespräch mit dem Organvertreter suchen, seinen Rat ernst nehmen und umsetzen.
So werdet ihr Autorität über *alle* Organvertreter und damit über die von ihnen vertretenen Organe ausüben, ebenso über euer Denken, Fühlen und Wollen und über eure Beziehungen zu anderen, zu euch selbst und zum Himmel. Sie alle werden harmonisch übereinstimmen. Euer Wirken wird euch Heil bringen und eurem Umfeld auch.

Nachwort

von Martin Kriele

Alexa Kriele, Jahrgang 1961, entstammt einer süddeutschen Arztfamilie und wuchs in einem von Wissenschaft und Disziplin geprägten Milieu auf. Sie studierte Philosophie und Psychologie, arbeitete sieben Jahre lang in Argentinien, sodann in Österreich als Journalistin und im Auftrag der Vorarlberger Landesregierung als Trainerin für das gehobene Management. Bis zu ihrem dreiunddreißigsten Lebensjahr hätte sie sich nicht träumen lassen, dass sie dazu bestimmt sei, eine christliche Mystikerin zu werden.

Im Jahre 1994 entdeckte sie ihre Fähigkeit, mit Engeln in geistigen Verkehr zu treten, ganz so, wie es in der Tradition der jüdisch-christlichen Mystik immer wieder beschrieben worden ist. Sie war sehr verwundert und prüfte den Vorgang in alle Richtungen. Nur Menschen in ihrer unmittelbaren Umgebung wussten davon und baten, den Engeln Fragen zu persönlichen Problemen stellen zu dürfen. Die Antworten erwiesen sich als so klärend und hilfreich, dass die Gesprächsteilnehmer die Kunde davon immer weiter verbreiteten. Ein derartiges Engelgespräch vollzieht sich so:

Alexa setzt sich nieder, schließt die Augen, spricht still das Vaterunser und einige andere Gebete, sammelt sich in entspannter Konzentration. Dann kann der Gast seine Fragen stellen, und der Engel gibt Alexa in innerer Wahrnehmung mit völliger Klarheit zu wissen, welche Antwort sie in menschliche Sprache übersetzen soll. Mitunter korrigiert er ihre Ausdrucksweise, geht auf Rückfragen ein, tritt mit ihr in freie geistige Kommunikation. Sie übermittelt seine Antworten wie eine Simultandolmetscherin.

Freunde – aber auch ich, Alexas Ehemann – nutzten die Möglichkeit zu Fragen nicht nur persönlicher, sondern grundsätzlicher Art von allgemeinem Interesse, zum Beispiel: Wenn Gott liebevoll und allmächtig ist, warum lässt er so viel Leid zu? Wovon genau hat Christus uns erlöst, da doch zum Beispiel Auschwitz nicht zur erlösten Welt gehören kann? Was geschieht nach dem Sterben? Gibt es Reinkarnation? Was ist der Sinn des Lebens? Welche Verantwortung hat der Mensch? Wie vereinbart sich eine religiöse Weltsicht mit den Erkenntnissen der neuzeitlichen Wissenschaft? Wie weit sind die Heiligen Schriften inspiriert, wie weit von zeitbedingten menschlichen Vorstellungen geprägt?

Die Engel schlugen vor, auf solche und ähnliche Fragen in einem regelrechten Kursus einzugehen. Daraus wurden das vierbändige Grundlagenwerk *Wie im Himmel so auf Erden* sowie die Bücher über den Sinn des Lebens, den Umgang mit Lebenskrisen, das Leben nach dem Sterben, den Geist in der Natur, das Beten.

Es gibt viele Menschen, die sich religiöse Fragen solcher Art gar nicht stellen, zumindest nicht in ihrer derzeitigen Lebenssituation. Es gibt aber auch Kritiker, die sie zwar ernst nehmen, die aber meinen: Wir hätten die Gelegenheit, die Engel zu fragen, ungenutzt verstreichen lassen sollen. Denn so etwas gehöre in den Bereich mittelalterlicher Mystik und nicht in unsere Zeit. Ein gläubiger Christ halte sich an Bibel, kirchliche Tradition und Lehre und ihre Interpretation durch die Theologie.

Das nehmen wir insofern ernst, als wir es nicht an Skepsis und Rationalität fehlen lassen. Von meinem väterlichen Freund und Lehrer Valentin Tomberg (Die Großen Arcana des Tarot, Verlag Herder 1983) haben wir gelernt, die Geister zu unterscheiden. Doch wo immer sich die Gelegenheit ergab, Aussagen der Engel zu überprüfen, machten wir die Erfahrung ihrer Zuverlässigkeit. Wenn sie z.B. auf persönliche Fragen antworten,

geben sie oft Hinweise auf faktische Zusammenhänge, von denen Alexa nichts wissen konnte. Die Ratsuchenden, die sie sich nicht bewusst gemacht oder die sie nicht bedacht hatten, bestätigen dann immer wieder, wie verblüffend richtig, aufschlussreich und hilfreich die Hinweise sind.
Die laienhafte Unbekümmertheit, mit der wir deshalb auch zu Fragen allgemeiner Art einfach mal die Engel fragen, erwies sich in mehrerer Hinsicht als vorteilhaft.

Erstens führt sie ganz schlicht zur Klärung vieler Unklarheiten, die die Theologie nicht aufhellen kann, schon deshalb nicht, weil es »die Theologie« gar nicht gibt, sondern eine Vielzahl von einander widersprechenden Theologien, und zwar auch innerhalb ein und derselben Konfession. Verschiedene Engel beleuchten denselben Gegenstand zwar unter verschiedenen Aspekten, aber ihre Aussagen widersprechen sich nie, sondern ergänzen sich zu einem stimmigen Ganzen. Das gilt auch, wenn man sie mit den Mitteilungen vergleicht, die sie den Großen unter den christlichen Mystikern gegeben haben – von Dionysius Areopagita bis hin zu beispielsweise Hildegard von Bingen, Franz von Assisi, Terese von Avila oder Jakob Böhme.

Zweitens bringt die Klärung stets auch eine Verlebendigung mit sich: Das Gesagte wird nicht nur einleuchtend, sondern auch für das praktische Leben des Menschen bedeutsam und umsetzbar.

Drittens: Die Engel bestätigen zwar das christliche Glaubensbekenntnis in allen Punkten, aber sie legen ihre Sicht von Gott und der Welt unmittelbar dar, d.h. ohne sich auf Konzilsbeschlüsse, Bekenntnisschriften oder andere dogmatische Texte zu beziehen und sie zu interpretieren. Sie sind ja frei von allen verbindlichen Vorgaben und damit von allen theologischen Kontroversen. Umso glaubwürdiger sind ihre Antworten.

Viertens: Die Engel brauchen sich nicht auf das zu beschränken, was überliefert ist, sondern können ausholen und mitteilen, was für unser Verständnis und für unser praktisches Leben darüber hinaus noch relevant werden kann.

Fünftens: Die Engel lassen sich durch kurzschlüssige theologische Theorien nicht beeindrucken, wie z.B.: Die Offenbarung sei ein für alle Mal abgeschlossen und die Engel hätten den Theologen das Feld überlassen. Allenfalls hätten sie sich auf kurze Prophetien, Warnungen und Ermahnungen zu beschränken. Weitergehende »Privatoffenbarungen« seien unerwünscht: Sie untergrüben die Autorität der Theologie.

Sechstens: Die Engel stehen den Methoden und Erkenntnissen der neuzeitlichen Wissenschaften z.B. in der Astronomie, der Evolutionslehre, der historischen Forschung, der Medizin oder der Hirnforschung positiv gegenüber – diese seien großenteils sogar ihren Inspirationen zu verdanken. Die früher herrschende Meinung, von den Fortschritten der Wissenschaft als solche ginge eine gefährliche Bedrohung der religiösen Wahrheit aus und man solle sich ihnen entgegenstemmen, halten sie für einen schwerwiegenden Irrtum.

Siebtens: Einen ebenso schwerwiegenden Irrtum sehen die Engel aber auch in den kurzschlüssigen, weltanschaulichen Theorien, denen zufolge die Fortschritte der Wissenschaften den religiösen Glauben mit der Zeit ersetzen, verdrängen und überflüssig machen könnten.
Am wenigsten beeindruckt sie natürlich die Behauptung, es gebe sie gar nicht, weil es keinen Geist ohne materielles Gehirn geben könne, folglich auch weder Gott noch Auferstehung noch Himmelfahrt noch Geistsendung noch ein Leben der Seele nach dem Sterben.

Die Wissenschaften beziehen sich auf die materielle Welt und können insoweit zu »richtigen« Erkenntnissen finden. Den Begriff der »Wahrheit« behalten die Engel aber den Erkenntnissen vor, die sich auf den göttlichen Ursprung des Ganzen, des Lebens, seinen Sinn, sein Ziel beziehen, auf Würde und Aufgaben des Menschen, auf die Bedingungen ethischen Verhaltens, auf die göttliche Offenbarung, kurz auf Fragen, die den Methoden der Wissenschaft gar nicht zugänglich sind. Die Engel halten die menschliche Vernunft aber für fähig, sich solchen Fragen zu öffnen und nicht nur zu wissenschaftlichen Erkenntnissen, sondern auch zur Annäherung an die Wahrheit zu finden.

Diese Sicht der Engel begegnet sich mit derjenigen Theologie, die die Zusammengehörigkeit von Vernunft und Glaube wieder ins Bewusstsein rückt. Dies war das Thema der Regensburger Vorlesung von Papst Benedikt XVI. am 12. September 2006. Sie fand viel öffentliche Beachtung wegen der Kritik an islamischen Gewaltrechtfertigungen, kaum aber wegen ihrer Kernthese, nämlich: Nur so weit wir die enge und ursprüngliche Zusammengehörigkeit von Vernunft und Glauben verstehen, wird der gegenseitige Respekt der Weltreligionen und der friedliche Dialog zwischen ihnen möglich.

Benedikt skizzierte die Wellen der sog. »Enthellenisierung« der Theologie seit dem 16. Jahrhundert, d.h. der »Befreiung« des christlichen Glaubens von Elementen und Einflüssen der griechischen Philosophie und Mystik, so als seien sie erst nachträglich und unberechtigt in die christliche Überlieferung hineingemischt worden. Dem hält er entgegen: »Das Neue Testament ist griechisch geschrieben und trägt in sich selbst die Berührung mit dem griechischen Geist.« Diesen Gedanken hat er in seinem Buch »Jesus von Nazareth« näher ausgeführt.

Aus Sicht der Engel ist das richtig: Die entscheidenden Fragen und Impulse des griechischen Denkens seien nämlich von ihnen inspiriert worden und hätten wesentlich zur Aufnahmebereitschaft für die christliche Offenbarung beigetragen. Ohne diesen Hintergrund ließe sich z.B. das Erlebnis des Saulus vor Damaskus, das ihn zum Paulus gemacht hat, gar nicht verstehen, ebensowenig das Apostolische Glaubensbekenntnis von Nizäa, ebenso wenig die Metaphysik, die die Offenbarungsereignisse einleuchtend zu machen suchte, ebenso wenig die gesamte christliche Mystik, die an Dionysius Areopagita anknüpft. »Enthellenisierung« bedeutet, all diese Zusammenhänge aus der Theologie zu löschen, den Glauben auf Subjektivität zu gründen und ihn der Relativierung preiszugeben. Es ist eine glückliche Fügung, dass ausgerechnet der wahrscheinlich bedeutendste Theologe unserer Zeit zum Papst gewählt wurde.

Je einseitiger sich die Theologen auf die im 19. Jahrhundert von Jefferson bis Harnack vorgezeichnete Bahn begaben und sich als historisch-kritische Religionswissenschaftler gaben, desto mehr gaben sie zu verstehen, dass sie die Inhalte des Glaubensbekenntnisses nicht für »wahr« hielten. Die Argumente, warum dann trotzdem Gottesdienste sinnvoll sein sollen, wirkten hilflos, die Menschen wandten sich ab.

Ein Teil von ihnen sucht Zuflucht in allerlei Sekten, charismatischen Bewegungen oder in der Anlehnung an religiöse Vorstellungen aus fernen Ländern oder aus vorchristlicher Zeit, die nicht durchweg falsch sind, die sich aber bei weitem nicht auf dem Erkenntnisniveau der christlichen Offenbarung bewegen.

Viele Menschen sahen sich durch die sog. »liberale Theologie« in ihrer Überzeugung bestätigt: Jeder religiöse Glaube beruhe auf Illusionen, mit denen man sich selbst täusche. Diese weltanschauliche Annahme stützt sich vorgeblich auf wissenschaftliche Erkenntnisse, in Wirklichkeit aber auf psychologische Vermutungen und Unterstellungen, und diese sind plausibel nur aufgrund der weiteren Vermutung, anders lasse sich Religion ja nicht verstehen. Das hohe Ross der angeblich »wissenschaftlich begründeten« materialistischen Weltanschauung steht bei näherem Zusehen auf tönernen Füßen.

Große Denker wie Kepler und Goethe waren keineswegs von dubiosen Motiven bestimmt. Sie staunten vielmehr immer wieder über die Korrespondenz zwischen den Strukturen der Natur und der menschlichen Fähigkeit zu ihrer Erkenntnis, auf die auch Benedikt XVI. hingewiesen hat. Diese aber lässt sich nicht anders erklären als durch den göttlichen Ursprung sowohl der Natur als auch unserer Innenwelt.

Das ist der Hintergrund, vor dem die Engel versuchen, uns unsere Beziehung zu Gott, zum Himmel, zu unserer unsterblichen Seele vor Augen zu stellen, und warum sie das mit so erfrischender Unmittelbarkeit tun. Sie ermahnen uns zum respektvollen Umgang mit den religiösen Traditionen der Menschheit. Sie missbilligen zwar alles Schlimme, das ihre Verfechter im Laufe der Geschichte angerichtet haben und auch heute noch anrichten, bitten aber, trotzdem die Augen nicht vor all dem Wahren, Guten und Schönen zu verschließen, das es auch gab und gibt, es gerecht zu würdigen und an seiner geläuterten Weiterführung mitzuarbeiten.
Diese Ermahnung gilt vor allem uns, die wir nicht ohne Grund in christlich geprägten Regionen zur Welt gekommen sind. In diesem Buch zeigen sie, wie wichtig diese Offenheit – neben allem anderen – auch für unsere Gesundheit ist.

Glossar

Absprachekreuz: Das Verhältnis der Person zur Seele und ihr Verhältnis zu ihrem irdischen Umfeld bilden ein Kreuz. Die Vertikale symbolisiert die Absprachen, die die Seele vor der Inkarnation getroffen hat (s. das Kap. »Lebensabsprache«). Die Waagerechte symbolisiert ihr tatsächliches Wirken in der irdischen Welt (s. das Kap. über die Lunge).

Akasha-Chronik: Das Weltgedächtnis, die »große Bibliothek«, die alle Ereignisse, Gedanken und Gefühle seit der Entstehung der Welt bewahrt. Siehe dazu: Alexa Kriele, *Wie im Himmel so auf Erden*, Bd. I S. 176f.

Archai: siehe Hierarchie der Engel.

Behaustheit: Die im Leben vollbrachte Leistung, das Vermächtnis, das ein Mensch hinterlassen wird, Herkunft, Beruf und andere Gegebenheiten, durch die er seine Identität definiert und aus denen er seinen Selbstwert bezieht.

Doppelgänger: Jeder inkarnierte Mensch wird an seiner linken Seite von einem »gefallenen Engel« begleitet, der ständig versucht, ihn zu verführen und zu verwirren, um ihn von seiner Lebensabsprache abzubringen.

Dunkle Hierarchien: siehe Fall der Engel

Fall der Engel: Ein Teil der Engel löste sich aus der paradiesischen Einheit mit Gott und trat in Opposition. Seither befindet sich die Welt in einem Prozeß des Ringens zwischen Licht und Dunkel, Gut und Böse. Dazu Alexa Kriele, *Die Engel geben Antwort auf Fragen nach dem Sinn des Lebens* S. 33–40. Die Passion Christi und seine »Höllenfahrt« haben in den gefallenen Engeln einen Funken des Heimwehs entzündet. Gefallene Engel lassen sich auch durch Menschen überzeugen. Einer nach dem anderen bittet Gott, in die lichten Hierarchien zurückkehren zu dürfen und wird dort sofort aufgenommen. S. a. »Hierarchie zur Linken«.

Gewalten: siehe Hierarchie der Engel

Herzensfamilie: Das Herz wird nicht durch einen einzigen Organvertreter repräsentiert, sondern durch drei, die eine Familie bilden: Vater, Mutter und Kind. In der Vollversammlung der Organvertreter hat die Herzensfamilie ihren Platz im Zentrum, alle anderen blicken auf sie und werden von ihrer Stimmungslage beeinflusst.

Hierarchie der Engel: Die Aufgaben der Engel sind in drei »Triaden« von je drei Engelgruppen geordnet: 1. Seraphim, Cherubim, Throne, 2. Kyriotetes (bei Luther Herrschaften), Dynameis (Mächte, Fürstentümer), Exusiai (Gewalten), 3. Archai (Kräfte), Archangelos (Erzengel), Angeloi (Engel). Es handelt sich nicht um eine Befehls- und Gehorsamshierarchie, sondern um verschiedene Aufgaben, in die sich die Engel freiwillig einordnen. Die Angeloi (Engel im engeren Sinn, z.B. Schutz- und Führungsengel) kümmern sich unmittelbar um die einzelnen Menschen, die »höheren« um ganze Gruppen, um Kulturen und Zeitepochen und so fort um - aufsteigend - immer allgemeiner werdende Aufgaben wahrzunehmen. Diese Darstellung der Hierarchie der Engel geht zurück auf Dionysius Areopagita (dazu: Wie im Himmel so auf Erden Bd. IV S. 75–79). Die Engel bestätigen ihre prinzipielle Richtigkeit. Die Hierarchie der Engel stellt sich nicht störend zwischen Gott und den Menschen, sondern wirkt im Dienst Gottes und in seinem Auftrag.

Hierarchie zur Linken: Im Apostolischen Glaubensbekenntnis heißt es: Christus »sitzt zur Rechten Gottes«. Daran angelehnt meint »zur Linken« die Welt der gefallenen Engel, die allerdings keine hierarchische Ordnung respektiert. Seraphim sind nie gefallen, die übrigen aus den höheren Hierarchien sind auf die Ebene der Exusiai gestützt und haben nicht mehr Macht als diese. Der Mensch hat es vor allem mit dem sogenannten »Doppelgänger« zu tun.

Innenräume, Innenwelt: Wenn wir sagen »in unserem Herzen«, so meinen wir meist nicht das körperliche Organ Herz und auch nicht dessen Organvertreter, sondern den seelischen Innenraum, der sich etwa in Höhe des Herzens findet. Die menschliche Seele ist ein Gefüge aus 22 Innenräumen, die während ihrer Erdeninkarnation über den ganzen Körper verteilt sind. Sie sind im einzelnen beschrieben in dem Grundlagenwerk von Alexa Kriele: *Wie im Himmel so auf Erden.*

Inneres Kind: Der göttliche Vater lebt auch als Inneres Kind in unseren Innenräumen (siehe dort). Was es da tut und bewirkt, tut es mit heiligem Ernst und zugleich mit größter schöpferischer Freude.

Lebensabsprache: Der von der Seele vor ihrer Inkarnation mit dem Sonnenengel abgesprochene Entwurf des Erdenlebens bestimmt, was sie vor allem lernen oder üben und was sie vom Himmel auf die Erde bringen will. Daran orientiert sich der Führungsengel. Die Lebensabsprache zwingt den Menschen nicht und lässt verschiedene Varianten offen. Wenn sich der Mensch aber allzu weit von ihr entfernt, kann sich das sehr schädlich auf seine psychische und körperliche Gesundheit auswirken (siehe Absprachekreuz).

Materialistische Weltanschauung: Die Annahme, es gebe keinen Geist ohne materielles Gehirn, folglich könne es Gott nicht geben (es sei denn, man entdecke sein Gehirn), ebensowenig den Heiligen Geist, den auferstandenen Christus, die Engel, ein Leben der Seele nach dem Sterben. Die sich selbst organisierende Materie habe Mutation und Selektion und durch sie Gehirn und Geist hervorgebracht.

Mächte: siehe Hierarchie der Engel.

Morphogenetisches Feld: Der Begriff wurde von Rupert Sheldrake in Analogie zum »magnetischen Feld« geprägt. Er dient dazu, das Phänomen zu erklären, dass Ereignisse und Erfahrungen aufgegriffen und verarbeitet werden, ohne dass eine äußerliche Weitergabe vorgelegen hat. Er drückt die Annahme aus, es müsse unsichtbare, von Materie und Energie unabhängige Felder geben, die Informationen über Zeit und Raum hinwegtransportieren und die Wachstum und Regenerationsfähigkeit von lebendigen Organismen bewirken.

Odem des Lebens: die Lebenskraft, die Vitalität, die Selbstheilungskräfte.

Organvertreter: Die Organvertreter sind in den Innenräumen der Seele beheimatet und ziehen während der Erdeninkarnation in die körperlichen Organe ein. Sie repräsentieren deren Aufgaben und Funktionen in Geist und Gestalt. Sie sich menschenähnlich vorzustellen, ist ein Kunstgriff, der dem Menschen ermöglicht, mit ihnen ins Gespräch zu kommen. Sie sind aber mehr als eine Fiktion der Vorstellungskraft; sie haben eine reale Existenz in der Seele des Menschen.

Person: Unter »Person« verstehen die Engel alles, was einen Menschen während seines Erdenlebens ausmacht, abgesehen von seiner Seele: also Körper, Psyche und das in ihr verankerte Geflecht von Beziehungen. Die Seele wirkt in der Person und durch sie hindurch. Die Person stirbt mit dem Körper, während die Seele unsterblich ist.

Psyche: Der Begriff »Psyche« ist für die Engel nicht identisch mit dem Begriff »Seele« (siehe dort). Zwar haben beide - Psyche und Seele - die Fähigkeiten zu wollen, zu denken, zu fühlen, Wahrnehmungen zu machen, sich zu erinnern, sich auf die Zukunft hin zu orientieren, Beziehungen zu pflegen. Die Psyche ist aber durch Abstammung und Umfeld weitgehend geprägt. Sie ist an den Körper gebunden und stirbt mit ihm. Die unsterbliche Seele hat einen anderen Erfahrungshintergrund und ein eigenes Wollen, kann dieses während ihres Erdendaseins aber nur zur Geltung bringen, soweit sie auf die Psyche Einfluß zu nehmen vermag.

Reinkarnation: »Wiederverkörprung« (wörtlich: Wiederfleischwerdung): Die Lehre, dass menschliche Seelen nach dem Sterben und längeren oder kürzeren Aufenthalten im Jenseits wiedergeboren werden und auf diese Weise Erfahrungen in verschiedenen Zeitepochen und Kulturen sammeln. Diese Lehre ist nicht Bestandteil der christlichen Tradition, steht aber nicht im Widerspruch zum Glaubensbekenntnis. Aus Sicht der Engel trifft sie zu und kann nicht Gegenstand theologisch-dogmatischer Entscheidungen sein, so wenig wie z. B. der Lauf der Gestirne oder die biologische Evolution. Zur Vereinbarkeit des Reinkarnationsgedankens mit dem christlichen Glauben s. *Der Anonymus d'Outre Tombe, Die Großen Arcana des Tarot,* mit einer Einführung von Hans Urs von Balthasar hg. von Martin Kriele und Robert Spaemann, S. 99 f. und öfter, ferner Martin Kriele, *Anthroposophie und Kirche,* Freiburg 1996, S. 53–80.

Ruach: das hebräische Wort für den Geist Gottes. Dieser wird seit dem frühen Christentum als eine der drei wesensgleichen Personen der göttlichen Trinität verstanden, als der »Heilige Geist«. Im Credo heißt es, dass er »vom Vater und vom Sohn ausgeht«. Die Engel bevorzugen die Verwendung des Wortes »ruach«, weil es weiblich ist und sich »die Heilige Geistin« schlecht sagen lässt, wie es aber eigentlich angebracht wäre.

Schwesternseelen: Zu einem Sonnenengel (siehe dort) gehören zwölf Menschenseelen, die eine enge Gemeinschaft bilden. Sie teilen sich ihre auf Erden gemachten Erfahrungen in einer so intensiven Weise mit, dass es ist, als hätte eine jede die Erfahrungen jeder anderen selbst gemacht. Sind sie gleichzeitig inkarniert und begegnen die Menschen einander auf Erden, so empfinden sie ihre Zusammengehörigkeit mit Freude. – Häufig wird der Begriff aber auch anders verwandt, nämlich für Seelen, die zwar zu verschiedenen Sonnenengeln gehören, sich aber in ihren Inkarnationen immer wieder zusammenfinden, sei es verwandtschaftlich, sei es als Freunde oder als Liebende.

Seele: Der Begriff »Seele« ist für die Engel nicht identisch mit dem Begriff »Psyche« (siehe dort), sondern bezeichnet die unsterbliche Individualität des Menschen. Die Seele hat individuelle Eigenschaften, Absichten, Erinnerungen, Beziehungen zu anderen Seelen und einen ewigen Namen. Sie hat ein umfassendes Wahrnehmungsvermögen, kann z. B. sehen und hören, sogar in die materielle Welt hinein - die körperlichen Sinnesorgane sind irdische Nachbildungen ihrer Fähigkeiten. Die Seele konnte sich erst inkarnieren, seitdem ihr die biologische Evolution geeignete Körper zur Verfügung stellte. Während ihres Erdendaseins wirkt sie in der mit dem Körper verbundenen Psyche, soweit deren durch Abstammung und soziales Umfeld bedingten Prägungen ihr das ermöglichen. Wenn sie beim Sterben von Körper und Psyche in den Himmel zurückkehrt, nimmt sie die dabei gemachten Erfahrungen mit (s. a. Innenräume).

Selbstheilungskräfte: Das Verstehen der eigenen krankmachenden Situation, das Mitfühlen und Sich-korrigieren hat erstaunliche Wirkungen auf den Organvertreter (siehe dort): Er blüht auf, hat neue Kräfte und wirkt heilend auf sein Organ.

Sonnenengel: Jede menschliche Seele hat eine himmlische Heimat bei einem Sonnenengel, der sich in der Hierarchie der Engel (siehe dort) auf der Ebene der »Exusiai« findet. Er begleitet die Seele von ihrer Schöpfung bis zu ihrer endgültigen Heimkehr zum Vater. Er kennt alle ihre Erfahrungen und deren Zusammenhänge. Manche Psychologen sprechen von ihm als dem »höheren Ich« des Menschen. Vor der Inkarnation der Seele trifft er mit dieser eine »Lebensabsprache«. Nach dem Sterben und ersten im Jenseits gemachten Erfahrungen nimmt er die Seele wieder in Empfang.

Trinität: Die göttliche Dreifaltigkeit: Vater, Sohn und Heiliger Geist. Die Engel ergänzen: Eigentlich gehört auch die himmlische Mutter hinzu. Der Heilige Geist geht, wie es im Großen Glaubensbekenntnis von Nizäa heißt, »vom Vater und vom Sohn« aus, aus Sicht der Engel aber auch von der Mutter.

Unbewusstes: Es gibt kein Unbewusstes in dem Sinn, dass es prinzipiell nicht bewusst gemacht werden könnte. Es gibt nur das derzeit nicht mehr Bewusste oder das im Moment gerade nicht Bewusste. Um es bewusst zu machen, bedarf es des Interesses, der Hinwendung, der Mühe und Geduld.

Wahrnehmung: Die Wahrnehmung ist nicht an das Inkarniertsein und damit an die Funktionsfähigkeit der äußeren Sinnesorgane gebunden. Vielmehr finden die Wahrnehmungsfähigkeiten der Seele in den Fähigkeiten der körperlichen Sinnesorgane ihre perfekten Nachbildungen. Diese Sinnesorgane sind dazu da, dem inkarnierten Menschen Wahrnehmungen in der materiellen Welt möglich zu machen.

Anmerkungen

1 Das lateinische Wort *personare* bedeutet »hindurchtönen«. Der Begriff *persona* bezeichnete ursprünglich die Maske, durch die der Schauspieler hindurchspricht. In ähnlichem Sinn verwenden wir den Begriff noch heute auf jedem Theaterzettel: »Die Personen und ihre Darsteller«.

2 An Phänomene dieser Art knüpft Hoimar v. Ditfurth die These an: »Es gibt Geist ohne Gehirn«, die er mit vielen anschaulichen Beispielen belegt (siehe vor allem sein Buch *Im Anfang war der Wasserstoff*, Hamburg 1972, auch: *Zusammenhänge, Gedanken zu einem naturwissenschaftlichen Weltbild*, Hamburg 1974): Diese These hält er für »die bedeutungsvollste Konsequenz der modernen Naturwissenschaft«. Das ist sie in der Tat: Sie befreit aus wirklichkeitsfremden Vorstellungen eines Gegensatzes von Geist und Materie und eröffnet damit ein weites Feld künftigen Fragens, Prüfens, Forschens, Interpretierens, philosophischen Nachdenkens. Derzeit ist die Diskussion dieser These aber noch durch weltanschauliche Festgelegtheiten und Denkunwilligkeiten blockiert: Sowohl Materialisten als auch manche fundamentalistische Theologen machen einen großen Bogen um sie herum.

3 Siehe dazu Martin Kriele: *Anthroposophie und Kirche, Erfahrungen eines Grenzgängers*, Freiburg 1996, insbesondere das 3. Kapitel: »Reinkarnation und biblischer Glaube«, S. 64–80. Zu diesem Buch siehe Joseph Ratzinger (Papst Benedikt XVI.): *Glaube, Wahrheit, Toleranz*, Freiburg 2003, 4. Aufl. 2005, S. 106 f. (Fn. 83 und 84).

4 Der amerikanische Wissenschaftshistoriker Thomas S. Kuhn hat in seinem Werk *The Structure of Scientific Revolutions* 1962 (deutsch *Die Struktur wissenschaftlicher Revolutionen*, Frankfurt 1973) gezeigt: Umbrüche wie die korpernikanische oder einsteinsche Wen-

de setzen sich immer nur langsam durch, indem die Anhänger der alten »Paradigmen« aussterben. Sie lassen sich ungern überzeugen.

5 Zur Hierarchie der Engel siehe Alexa Kriele: *Wie im Himmel so auf Erden*, 4 Bände, München 2005, Bd. I, S. 37, und Bd. IV, S. 75–79.

6 Siehe Alexa Kriele: *Wie im Himmel so auf Erden*, a. a. O., Bd. III, S. 257–261.

7 Siehe dazu Alexa Kriele: *Die Engel geben Antwort auf Fragen nach dem Sinn des Lebens*, München 2002, S. 74–87; und dies.: *Mit den Engeln über die Schwelle zum Jenseits*, München 2004, S. 136–148.

8 Siehe dazu Alexa Kriele: *Beten mit den Engeln*, München 2006, S. 152 ff.

9 Siehe dazu Alexa Kriele: *Die Engel geben Antwort auf Fragen nach dem Sinn des Lebens*, a.a.O., S. 53–65.

10 Siehe dazu Alexa Kriele: *Wie im Himmel so auf Erden*, a. a. O., Bd. III, S. 102 ff.

11 Siehe dazu Alexa Kriele: *Mit den Engeln über die Schwelle zum Jenseits*, a.a.O., S. 88–125.

12 Siehe dazu Alexa Kriele: *Mit den Engeln über die Schwelle zum Jenseits*, a. a. O., S. 49 ff.

13 Siehe dazu Alexa Kriele: *Wie im Himmel so auf Erden*, a. a. O., Bd. I, S. 183 ff., Bd. II, S. 79–85.

14 An anderer Stelle wurde uns gesagt, dass der Himmel in der heute üblich gewordenen Zurückhaltung des Weins einen unnötigen Verlust sieht. Den hygienischen Gesichtspunkten könne durch Eintauchen der Hostie in den Wein Rechnung getragen werden. Siehe Alexa Kriele: *Wie im Himmel so auf Erden*, Bd. III, S. 145 ff.

15 So lehnen zum Beispiel viele Ärzte ab, homöopathische Arzneimittel zu verschreiben, weil ihre Wirksamkeit wissenschaftlich noch nicht durch Doppelblindversuche erwiesen ist. Hält man ihnen die Erfahrung der Wirksamkeit vor, so erklären sie diese mit dem »Placeboeffekt«. Hält man dem die Erfahrung der Wirksamkeit bei Säuglingen und Tieren entgegen, so beharren sie: »Trotzdem: Erst muss alles durch Grundlagenforschung erarbeitet

sein«. Wenn eine Heilung gelungen ist, kommt es aber nicht darauf an, warum das theoretisch möglich ist.

16 Sokrates nach Platon: *Apologie.*

17 Ein geflügeltes Wort aus Erich Kästner: *Kurz und bündig, Epigramme*, Wien 1948.

18 Wladimir Solowjew: *Der Sinn der Geschlechtsliebe*, Köln 1971.

19 Siehe Alexa Kriele: *Die Engel geben Antwort auf Fragen nach dem Sinn des Lebens*, a.a.O., S. 27–51.

20 Goethe: *Maxinen und Reflexionen* Zif.

21 Augustinus: *Dilige et quod vis fac.*

22 Anonymus d'Outre Tombe: *Die großen Arkana des Tarot*, Herder 1983.

23 Alexa Kriele: *Mit den Engeln über die Schwelle zum Jenseits*, a.a.O., S. 113 ff.

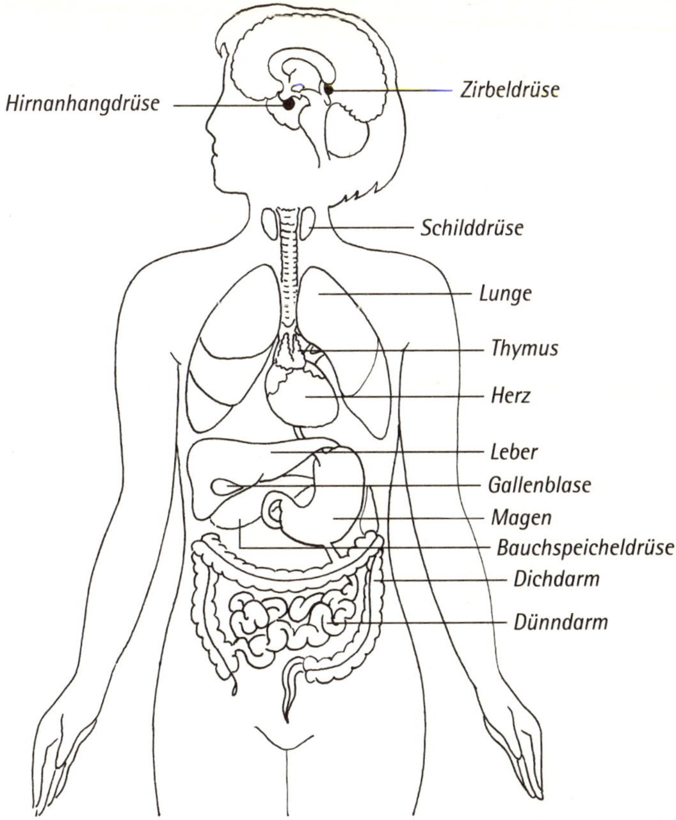
Hirnanhangdrüse
Zirbeldrüse
Schilddrüse
Lunge
Thymus
Herz
Leber
Gallenblase
Magen
Bauchspeicheldrüse
Dichdarm
Dünndarm

Rückseite

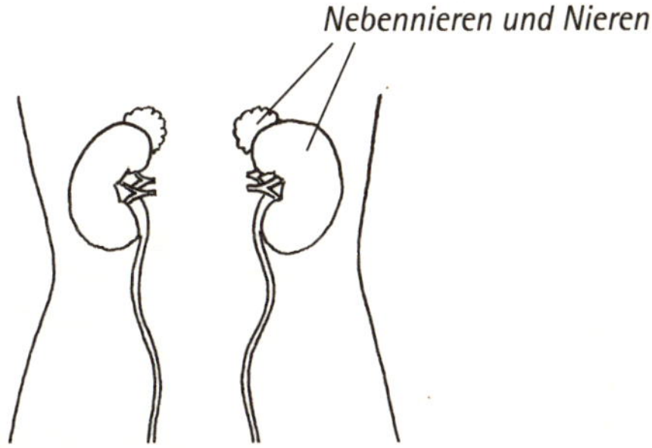
Nebennieren und Nieren

Veröffentlichungen von Alexa Kriele

Wie im Himmel so auf Erden. Die Botschaft der Engel Band 1 und 2, München 1998–2001, (Hugendubel)

Wie im Himmel so auf Erden. Die Botschaft der Engel Band 3 und 4, München 1998–2001, (Hugendubel)

Die Engel geben Antwort auf Fragen nach dem Sinn des Lebens, München 2002, (Hugendubel)

Mit den Engeln das Leben meistern. Wie sie uns durch Krisen helfen, München 2003, (Hugendubel)

Mit den Engeln über die Schwelle zum Jenseits. Bernhard Jakoby fragt, die Engel geben Antwort (Buch und CD von und mit Alexa Kriele und Bernhard Jakoby), München 2004, (Hugendubel)

Von Naturgeistern lernen. Die Botschaften von Elfen, Feen und anderen guten Geistern, München 2005, (Hugendubel)

Naturgeister erzählen, Seeon 1999 (Chr. Falk)

Beten mit den Engeln. Antworten der Engel auf Fragen zum Beten, München 2006, (Hugendubel)

ferner:

Die Botschaft der Engel (seit 2005 jährlich erscheinender Abreißkalender), München, (Hugendubel)

Die Engel geben Antwort. 42 himmlische Botschaften (Kartenset und Buch, München 2005, (Hugendubel)

Der Engelspieler-Koffer, Seeon (Chr. Falk)

Spielend abnehmen (Kartenset und Begleitheft, Chr. Falk)

In jedem Frühjahr erscheint der »Brief an die Freunde«, in dem u.a. Stellungnahmen des Himmels zu aktuellen, z.B. politischen, Fragen wiedergegeben werden.

Zu beziehen bei Steiner-Druck, Grüntenweg 3, 88175 Scheidegg

Fax: 08381-2605, E-Mail: info@steiner-druck.de

Schließlich ist noch auf die Worte des Monats auf der website zu verweisen: www.angeloi.org